普通高校专升本考试教材

病理解剖学

普通高校专升本考试教材编写组

主 编 邓洪涛

中国教育出版传媒集团
高等教育出版社·北京

图书在版编目（ＣＩＰ）数据

病理解剖学／普通高校专升本考试教材编写组编
．－－北京：高等教育出版社，2023.12
普通高校专升本考试教材
ISBN 978-7-04-061414-5

Ⅰ.①病… Ⅱ.①普… Ⅲ.①病理解剖学-成人高等
教育-升学参考资料 Ⅳ.①R361

中国国家版本馆 CIP 数据核字（2023）第 233132 号

PUTONG GAOXIAO ZHUANSHENGBEN KAOSHI JIAOCAI BINGLI JIEPOUXUE

策划编辑 刘 佳	责任编辑 李笑雪	封面设计 王凌波 王 洋	版式设计 马 云
责任校对 刘丽娴	责任印制 赵义民		

出版发行	高等教育出版社		网 址	http://www.hep.edu.cn
社 址	北京市西城区德外大街 4 号			http://www.hep.com.cn
邮政编码	100120		网上订购	http://www.hepmall.com.cn
印 刷	三河市春园印刷有限公司			http://www.hepmall.com
开 本	787mm×1092mm 1/16			http://www.hepmall.cn
印 张	12.75			
字 数	300 千字		版 次	2023 年 12 月第 1 版
购书热线	010-58581118		印 次	2023 年 12 月第 1 次印刷
咨询电话	400-810-0598		定 价	48.00 元

本书如有缺页、倒页、脱页等质量问题,请到所购图书销售部门联系调换
版权所有 侵权必究
物 料 号 61414-00

目 录

第一章　绪论

一、病理学的研究对象和任务

病理学是研究疾病的病因、发病机制、病理变化、结局和转归的医学基础学科。病理学学习的目的是通过对上述内容的了解来认识和掌握疾病本质和发生发展的规律,为疾病的诊治和预防提供理论基础。在临床医疗实践中,病理学也是对许多疾病进行诊断并为其治疗提供依据的最可靠方法,因此,病理学是临床医学的重要学科之一。

二、病理学在医学教育中的地位

在医学教育中,病理学是基础医学和临床医学之间的桥梁。因为其学习必须以解剖学、组织胚胎学、生理学、生物化学、细胞生物学、分子生物学、微生物学、寄生虫学和免疫学等基础医学学科为基础,同时其本身又是以后学习临床医学各门课程的基础。病理学是一门具有高度实践性的学科,课程的学习一般有理论课、临床病理讨论和见习尸体剖检等学习形式。对医学生来说,学习病理学要特别注意形态与功能、局部与整体、病理变化与临床疾病之间的有机联系。

三、病理学的发展

早在 2000 多年前古希腊著名医学家 Hippocrates 创立了体液病理学,指出疾病是由于外界因素使得体液(血液、黏液、黄疸汁、黑胆汁)平衡失调所致。1761 年意大利医学家 Morgagni 在对 700 多例尸体剖检的基础上创立了器官病理学,并出版了《疾病的位置与病因》一书,这是病理形态学的开端。1854 年德国病理学家 Rudolf Virchow 应用光学显微镜对组织细胞进行观察研究,创立了细胞病理学,指出疾病是由于细胞的代谢和功能异常。后来病理学出现了新的分支,如免疫病理学、分子病理学、遗传病理学和定量病理学,这标志着病理学研究进入了一个形态结构学、机能和代谢相结合的崭新历史时期。

四、病理学的基本内容

病理学包括病理学总论(普通病理)和病理学各论(系统病理)两部分。病理学总论,主要是研究和阐述存在于不同疾病中有共性的病变基础,即疾病发生的共同规律,通常称之为"普通病理学"或"基本病理过程",包括组织损伤、损伤后的修复、局部血液循环障碍、炎症、肿瘤等内容。由于机体各系统、各器官本身在形态结构、功能和代谢上的不同,每一种疾病的病因、发病机制、病变特点、转归不同,临床表现和采取的防治措施也会有所不同。病理学各论是对各系统、各器官疾病的病因、病机及其发生发展规律进行详细阐述,通常称之为"器官病理学"或"系统病理学"。病理学总论是学习病理学各论的必要基础,各论的学习离不开总论的基本知识。认识疾病的共同规律才能掌握疾病的特殊规律。在病理学的理论体系中,侧重研究患病机体形态结构改变的部分称为病理解剖学,侧重研究患病机体功能代谢改变的部分,称为病理生理学。

五、 病理学的研究方法

1. 尸体剖检

尸体剖检简称尸检,是对死者的遗体进行病理解剖和后续的显微镜观察,以确定诊断、查明死因的方法。尸检可提高临床医疗水平;及时发现和确诊某些传染病、地方病、流行病和新发生的疾病,为科研和教学积累资料和标本。

2. 活体组织检查

活体组织检查简称活检,是用局部切除、钳取、细针穿刺、搔刮和摘除等手术方法,从活体内获取病变组织进行病理诊断的方法。活检能及时、准确地对患者做出疾病的病理诊断,为指导治疗、估计预后提供依据,特别是对良恶性肿瘤的诊断有重要意义。

3. 细胞学检查

细胞学检查是通过采集病变处的细胞,涂片染色后进行病理诊断的方法。

4. 动物实验

动物实验是运用动物进行实验的方法,可在适宜的实验动物身上复制某些人类疾病的动物模型,以便研究疾病的病因、发病、病理改变及疾病的转归。

5. 组织和细胞培养

组织和细胞培养是将某种组织或单细胞用适宜的培养基在体外加以培养,以研究在各种因子作用下细胞、组织病变的发生发展的方法。

∞ 本章同步强化训练 ∞

【同步强化训练】

1. 下列哪一项不属于病理学的研究内容(　　　)

A. 病因　　　　B. 发病机理　　　　C. 经过和转归　　　　D. 诊断治疗

2. 下列哪种方法对肿瘤良恶性的诊断最为准确(　　　)

A. 尸体剖检　B. 活体组织检查　C. 大体观察　　　　D. 脱落细胞学检查

3. 病理学对人体病变的诊断和研究方法常用的是(　　　)

A. 尸体剖检、细胞学检查、免疫组织化学检查

B. 活体组织检查、免疫组织化学检查、细胞学检查

C. 细胞学检查、尸体剖检、电子显微镜检查

D. 活体组织检查、细胞学检查、尸体剖检

【同步强化训练答案】

1-3　DBD

第二章　细胞和组织的适应、损伤与修复

∞ 第一节　细胞和组织的适应 ∞

适应是指细胞、组织或器官在多种轻度有害因素作用下,通过调整自身的功能代谢和形态结构,以避免损伤的过程。适应在形态上表现为肥大、增生、萎缩、化生等。

一、萎缩

萎缩是指实质细胞数量或体积的减少导致发育正常的器官和组织的缩小。

1. 特点
实质细胞数量或者体积的减少。

2. 类型
(1) 生理性萎缩:如绝经后的卵巢、子宫和乳腺的萎缩。

(2) 病理性萎缩:① 营养不良性萎缩,动脉粥样硬化的脑缺血→脑萎缩、结核→慢性消耗性疾病等;② 废用性萎缩,长期卧床→肌肉萎缩;③ 神经性萎缩,脊髓灰质炎→肌肉麻痹;④ 压迫性萎缩,肾盂积水→肾萎缩;⑤ 内分泌性萎缩,脑垂体肿瘤→肾上腺萎缩。

3. 病变
(1) 大体观:器官均匀缩小,重量减轻。

(2) 镜下观:细胞体积缩小,数量减少。

萎缩器官的体积缩小、包膜皱缩、血管迂曲(如心脏萎缩时的冠状动脉迂回)、胞质内可见棕褐色的脂褐素颗粒,整个器官可呈现棕褐色,故称褐色萎缩。

4. 结局
(1) 轻度萎缩→原因去除→恢复正常。

(2) 持续性萎缩→细胞死亡。

二、肥大

肥大是指细胞、组织和器官体积的增大。

1. 类型
(1) 病理性肥大:如高血压病→左心室代偿性肥大。

(2) 生理性肥大:如妊娠→子宫肥大。

2. 作用
肥大的组织、器官功能增强,具有代偿意义。若过度肥大,则呈失代偿状态,如心肌过度肥大→心力衰竭。

3. 特点

（1）细胞体积增大，数目不变。

（2）常伴增生，如雌激素影响下的妊娠子宫，属内分泌性（激素性）肥大。

三、增生

增生是指细胞数目的增多，而造成器官体积的增大。

1. 分类

（1）生理性增生：① 代偿性增生，如部分肝脏被切除后残存肝细胞的增生；② 内分泌性增生，如月经周期中子宫内膜的增生。

（2）病理性增生：① 代偿性增生，如肝细胞损伤后的再生。② 内分泌性增生，如雌激素异常增高导致乳腺的增生。

2. 作用

增强细胞的功能，有代偿意义。过度增生可逐渐发展为肿瘤。

3. 特点

细胞体积及数目的增多。

四、化生

化生是指一种已分化成熟的细胞或组织转化为另一种分化成熟的细胞或组织的过程。

1. 类型

根据化生好发的组织可分为：

（1）鳞状上皮化生：如支气管黏膜假复层纤毛柱状上皮化生为复层鳞状上皮。

（2）肠上皮化生：如慢性萎缩性胃炎时，胃黏膜上皮化生为肠黏膜上皮。

（3）间叶组织化生：如纤维结缔组织化生为骨或软骨。

2. 对机体的影响

有利方面：增强局部的抵抗能力；有害方面：持续发展，可能转为恶性肿瘤。

3. 特点

化生属于适应性变化。

【模拟考场】

1. 下列哪项属于压迫性萎缩（　　　）

A. 石膏固定后引起的肢体萎缩　　　B. 脊髓损伤后引起的肌肉萎缩

C. 脑积水后引起的脑组织萎缩　　　D. 恶病质患者的全身性萎缩

2. 下列哪一项属于去神经萎缩（　　　）

A. 老年男性的睾丸　　　B. 心肌梗死后心室壁变薄

C. 脊髓灰质炎患儿的下肢肌肉　　　D. 老年女性的子宫

3. 老年男性的前列腺增生是（　　　）

A. 内分泌性增生　　　B. 代偿性增生

C. 非典型性增生　　　D. 肿瘤性增生

4. 下列哪项不属于化生（　　　）

A. 支气管柱状上皮变为鳞状上皮　　　B. 结缔组织变为瘢痕组织

C. 骨骼肌组织变为骨组织　　　D. 胃黏膜上皮变为肠黏膜上皮

5. 慢性萎缩性胃炎时，胃黏膜上皮最常见的化生为（　　　）

A. 鳞状上皮　　　B. 移行上皮　　　C. 软骨　　　D. 肠上皮

∞ 第二节　细胞和组织的损伤 ∞

细胞和组织受到的有害刺激因子作用超过其适应能力，可引起细胞和组织的损伤（如变性和坏死等）。

一、变性（可逆性损伤）

细胞可逆性损伤的形态学变化称变性，是指细胞或细胞间质受损伤后，由于代谢障碍，使细胞内或细胞间质内出现异常物质或正常物质数量显著增多的现象。

常见的变性有：细胞水肿、脂肪变性、玻璃样变性、黏液样变性等。

1. 细胞水肿（水变性）

细胞水肿：即细胞内水分增多，是最轻的也是最早出现的变性。常见于心、肝、肾等器官的实质细胞。

（1）原因。

引起细胞水肿的原因有感染、中毒、缺氧、高热等。

（2）发病机理（缺氧）。

① 细胞膜受损→通透性增高。

② 线粒体受损→ATP 生成减少→细胞膜钠钾泵功能障碍→细胞内钠、水增多。

（3）病理变化。

① 肉眼观：器官体积增大，被膜紧张，边缘外翻，切面隆起，色泽混浊，似开水烫过。

② 镜下观：细胞肿胀，胞质疏松淡染，胞浆透明，呈气球样变，比如病毒性肝炎时。

（4）临床意义。

① 轻度细胞水肿时，原因消除，病变细胞可恢复正常。

② 重度细胞水肿时，病变细胞功能下降，可引起脂肪变性或细胞坏死。

2. 脂肪变性

脂肪变性是指非脂肪细胞的胞质中出现脂滴或脂滴增多的现象，又称脂肪沉积。常见于肝脏，其次为心脏和肾脏。脂肪滴为中性脂肪，即甘油三酯。

（1）原因。

引起脂肪变性的原因有感染、中毒、缺氧、营养不良等。肝细胞脂肪变性的机制有：① 进入肝的脂肪过多；② 脂肪酸氧化障碍；③ 脂蛋白合成障碍。

（2）病理变化。

① 大体观：组织器官体积增大，颜色变黄，切面灰黄色，有油腻感。

② 镜下观：细胞体积变大，脆浆内出现大小不同的空泡，细胞核被挤到一边，切片可见到脂滴。

（3）临床意义。

① 轻度脂肪变性时，原因消除，病变细胞可恢复正常。

② 重度脂肪变性时，可导致器官功能降低，如：肝细胞脂肪变性→黄疸、肝功能障碍→肝硬化；心肌细胞脂肪变性→心肌收缩力下降→心力衰竭。

（4）脂肪肝。

① 肉眼观：肝体积增大，呈淡黄色。

② 镜下观：根据脂肪变性在肝小叶内的分布，可分为小叶中央型、小叶周边型和全小叶型。

（5）心肌脂肪变。

① 肉眼观：脂肪变的心肌呈黄色与未脂肪变的暗红色心肌相间，形似虎皮斑纹，称为虎斑心。

② 镜下观：细胞体积变大，切片可见到脂滴。有时心外膜增生的脂肪组织可沿间质伸入心肌细胞间，称为心肌脂肪浸润，并非心肌脂肪变性。心肌因伸入脂肪组织的挤压而萎缩，病变常以右心室为明显，特别是心尖区最为严重，临床上多见于重度肥胖者。重度心肌脂肪浸润可致心脏破裂，引发猝死。

3. 玻璃样变性（透明变性）

玻璃样变性是指在 HE 切片中细胞内外出现均质、红染、半透明无结构的玻璃样物质的现象。常见的玻璃样变性有三种。

（1）结缔组织玻璃样变性。

肉眼观：灰白色，半透明，质韧，无弹性。

镜下观：胶原纤维增粗、融合。

结缔组织玻璃样变性多见于瘢痕组织、动脉粥样硬化的纤维斑块。

（2）血管壁玻璃样变性。

全身多处细小动脉壁出现玻璃样物质沉积，血管壁增厚变硬，管腔狭窄，多见于良性高血压病。

（3）细胞内玻璃样变性。

各种原因引起细胞内出现大小不等的圆形均质红染物质。如病毒性肝炎时，肝细胞内出现圆形、红染的玻璃样物质 Mallory 小体（马洛里小体）；肾病时肾小管上皮细胞质内出现玻璃样小体；浆细胞内免疫蛋白蓄积，形成 Russell 小体（拉塞尔小体）。

4. 淀粉样变性

组织内有淀粉样物质沉着称为淀粉样变性。淀粉样物质的本质是蛋白质，由于其遇碘时，可被染成棕褐色，再加硫酸后呈蓝色，与淀粉遇碘时的反应相似，故称之为淀粉样变性。

淀粉样变性可为局部性的，也可为全身性的。与慢性炎症有关的局部性淀粉样变性多见于睑结膜、舌、喉、上呼吸道、肺、膀胱和皮肤等处，由于淀粉样物质沉着，局部形成结节，常伴有大量浆细胞等慢性炎细胞浸润。全身性淀粉样变性可发生在长期慢性炎症疾病如结核病、支气管扩张症、慢性骨髓炎、类风湿性关节炎、畸形性脊椎炎、溃疡性结肠炎和克罗恩病等。

5. 病理性色素沉着

正常人体内有含铁血黄素、脂褐素、黑色素及胆红素等多种内源性色素。病理情况下，上述某些色素会增多并积聚于细胞内外，称为病理性色素沉着。

（1）含铁血黄素：例如左心衰竭时，漏出到肺泡腔内的红细胞被巨噬细胞吞噬后，含铁血黄素积聚在巨噬细胞胞质中，此种细胞被称为"心衰细胞"，可在患者的痰中检出。

（2）胆红素：是吞噬细胞形成的一种血红蛋白衍生物，血中胆红素过多时把组织染成黄色，称为黄疸。

（3）脂褐素：是蓄积于胞浆内的黄褐色微细颗粒，电镜显示为自噬溶酶体内未被消化的细胞器碎片残体，其成分是磷脂和蛋白质的混合物。

（4）黑色素：由黑色素细胞产生的黑褐色微细颗粒。

6. 病理性钙化

（1）营养不良性钙化：如结核坏死灶。

（2）转移性钙化：如全身钙磷代谢异常，沉积在肾小管和胃黏膜。

二、坏死（不可逆性损伤）

当细胞发生致死性代谢、结构和功能障碍，便可引起细胞不可逆性损伤，即细胞死亡。细胞死亡表现为：坏死、凋亡。

坏死是活体内局部组织细胞的死亡。

1. 特征

质膜崩解、结构自溶，胞质溢出，并引发炎症反应。

2. 病理变化

大体观：无光泽、无弹性、无血供、无感觉。

镜下观：细胞核的改变是坏死的主要标志，表现为核固缩、核碎裂、核溶解。

3. 类型

（1）凝固性坏死。

① 特点：坏死细胞的蛋白质凝固。

② 病理改变：

大体观：坏死区呈灰白、灰黄色，干燥，与周围健康组织分界明显。好发于心、肝、脾、肾等器官。

镜下观：组织结构完全丧失，而组织结构轮廓仍可保存，坏死区周围形成充血、出血和炎症反应带。

③ 干酪样坏死：是一种特殊类型的凝固性坏死，病灶中含脂质较多，坏死区呈淡黄色、犹如干酪，在结核病时可见。

特点：细胞坏死很彻底。

病理改变：

大体观：灰白、灰黄、形似奶酪。

镜下观：与周围界限不清，不见原有组织结构的残影成为无结构的红染颗粒。

（2）液化性坏死。

坏死组织因水解酶的分解而成液态称为液化性坏死。

特点：① 常发生于蛋白质较少，脂肪和水分多（如脑）或蛋白酶多的组织。② 常见于脑组织、脂肪组织坏死，急性胰腺炎以及化脓性炎等。

【巧思妙计】

凝固性坏死和液化性坏死的常见于:脾肾心肝凝,脑胰脂脓液。

(3)纤维素样坏死。

纤维素样坏死是结缔组织和小血管壁常见的坏死形式。见于某些变态反应性疾病,如风湿病、系统性红斑狼疮、肾小球肾炎、恶性高血压的血管壁等。镜下坏死组织呈细丝状、颗粒状或块状无结构的物质。

(4)坏疽

坏疽是指局部组织大片坏死并继发腐败菌感染。

① 特征:组织坏死后继发有腐败菌感染。

② 类型:

A.干性坏疽:多发于四肢末端,病灶呈干燥、皱缩、分界清楚,全身中毒症状轻。

B.湿性坏疽:好发于与外界相通的内脏(肠、肺、子宫等),病灶组织肿胀恶臭,呈蓝绿色,分界不清。全身中毒症状严重(表2-2-1)。

表2-2-1   干性坏疽与湿性坏疽的区别

	干性坏疽	湿性坏疽
好发部位	四肢末端	与外界相通的内脏、肠、胆囊、子宫、肺、阑尾等
发病原因	动脉阻塞,但静脉回流通畅	动脉阻塞,且静脉回流受阻
全身中毒症状	轻	重
病变特点	坏死组织干燥、皱缩,呈黑色,边界清楚	坏死组织湿润、肿胀,呈蓝绿色,恶臭,边界不清
坏死类型	多为凝固性坏死	可为凝固性坏死和液化性坏死

【巧思妙计】

干性坏疽和湿性坏疽区别:干肢湿通,干清湿不清。

C.气性坏疽:主要见于深达肌肉的严重开放性创伤,坏疽组织呈蜂窝状,明显肿胀,分界不清,按之有捻发感,伴严重中毒症状。

4.坏死的结局

(1)溶解吸收:坏死灶较小,被溶蛋白酶溶解液化,由淋巴管或血管吸收,碎片被巨噬细胞吞噬。

(2)分离排出:坏死灶较大,难以吸收,形成糜烂、溃疡、空洞、窦道、瘘管或通过自然管道排出。

溃疡:浅部脓肿穿破皮肤,黏膜坏死物质崩解脱落,形成局部缺损称溃疡。

瘘管:深部脓肿向体表或自然管道穿破形成两端向外开口的流脓管道称瘘管。

窦道:深部脓肿形成一端向表面开口的管道称窦道。

空洞:肺、肾等内脏坏死物液化后,经支气管、输尿管等自然管道排出,所残留的空腔称为空洞。

（3）机化与包裹：坏死组织或者异物不能被吸收与排出，由肉芽组织取代的过程叫机化。坏死组织范围较大，或坏死组织难以溶解吸收，或不能完全机化，则由周围新生结缔组织加以包围，称为包裹。

（4）钙化：坏死组织若未被及时清除，则易吸引钙盐和其他矿物质沉积，继发营养不良性钙化，如干酪样坏死的钙化。

【巧思妙计】

坏死的结局："溶排机包钙"（溶解的排骨和鸡肉保证能补钙）。

三、凋亡（不可逆性损伤）

凋亡是指机体细胞在发育过程中或在某些因素作用下，通过细胞内基因及其产物的调控而发生的一种程序性细胞死亡。一般表现为单个细胞的死亡，且不伴有炎症反应。

凋亡与坏死的区别见表 2-2-2。

表 2-2-2　凋亡与坏死的区别

	凋亡	坏死
机制	基因调控的程序化死亡，主动进行	意外事故性细胞死亡，被动进行
诱因	生理性刺激	病理性刺激
死亡范围	散在的单个细胞	聚集的大片细胞
形态特征	细胞固缩，核染色质边集，细胞膜及细胞器膜完整，可形成凋亡小体	细胞肿胀，核染色质边集，细胞膜及细胞器膜溶解破裂，细胞自溶
周围反应	不引起周围组织炎症反应和修复再生	引起周围组织炎症反应和修复再生

【模拟考场】

6. 组织、细胞代谢障碍所引起的可逆性损伤称为（　　）

A. 变性　　　　　B. 坏死　　　　　C. 梗死　　　　　D. 钙化

7. 脂肪变性的好发部位是（　　）

A. 肝、肾、脾　　　　　　　　B. 心、脾、肺

C. 肺、脾、肾　　　　　　　　D. 心、肝、肾

8. 关于心肌脂肪浸润下列哪项是错误的（　　）

A. 属于严重的心肌脂肪变性　　　B. 脂肪组织向心肌层内伸入生长

C. 心肌细胞萎缩而致肌层变薄　　　D. 严重者可引发猝死

9. 下列哪种变化不属于脂肪变性（　　）

A. 肾近曲小管上皮细胞内出现较多脂滴

B. 肝细胞内出现较多脂滴

C. 心肌细胞内出现较多脂滴

D. 脂肪细胞内出现较多脂滴

10. 严重贫血所形成的虎斑心，其病变性质是（　　）

　　A. 萎缩　　　　　　　B. 玻璃样变性　　　　C. 心肌脂肪变性　　D. 心肌脂肪浸润

11. 哪种疾病的病变不易发生玻璃样变性(　　　)

　　A. 慢性小球肾炎　　　　　　　　　　B. 动脉粥样硬化

　　C. 高血压病　　　　　　　　　　　　D. 支气管炎

12. 下列叙述错误的是(　　　)

　　A. 胞质疏松化、气球样变属于细胞水肿

　　B. 虎斑心、槟榔肝是脂肪变性引起的

　　C. 良性高血压病的特征病变是细动脉玻璃样变性

　　D. 一般而言,萎缩、变性和坏死是一个连续的病变过程

13. 下列属于液化性坏死的病变是(　　　)

　　A. 心肌梗死　　　　B. 脾梗死　　　　　　C. 脑软化　　　　　　D. 干酪样坏死

14. 液化性坏死常发生在(　　　)

　　A. 肠和肺　　　　　B. 肝和肾　　　　　　C. 肾和脂肪　　　　　D. 脑和脊髓

15. 左小腿受伤后左下肢及左足高度肿胀,足趾及足背发黑,与正常组织分界不清,最可能的病变是(　　　)

　　A. 神经性萎缩　　　B. 干酪样坏死　　　　C. 干性坏疽　　　　　D. 湿性坏疽

16. 不宜发生湿性坏疽的器官为(　　　)

　　A. 肺　　　　　　　B. 阑尾　　　　　　　C. 手　　　　　　　　D. 子宫

17. 下列哪项不属于湿性坏疽的病变特点(　　　)

　　A. 可发生在四肢　　　　　　　　　　B. 多发生在内脏和肌肉

　　C. 肿胀,呈蓝绿色　　　　　　　　　　D. 与周围正常组织界限不清

18. 关于坏死、坏疽的描述,正确的是(　　　)

　　A. 干酪样坏死属于干性坏疽

　　B. 溶解性坏死属于湿性坏疽

　　C. 坏死属于坏疽,但不一定所有的坏疽都属于坏死

　　D. 坏疽属于坏死,但不一定所有的坏死都属于坏疽

19. 关于凋亡的叙述,下列哪项是错误的(　　　)

　　A. 可破坏组织结构　　　　　　　　　　B. 细胞质膜不破裂

　　C. 不引发急性膜性反应　　　　　　　　D. 凋亡的发生与基因调节有关

∞ 第三节　损伤的修复 ∞

修复:是指机体对损伤组织以周围同种细胞再生或纤维性修复方式进行修补恢复的过程。

一、再生

再生是指由同种细胞分裂增生来补充机体老化、消耗或坏死的细胞的过程。

1. 再生的类型

(1) 生理性再生:也称为完全性再生。是指生理过程中老化、消耗的细胞由同种细胞分裂

增生补充,如表皮角质层经常脱落,由表皮基底细胞增生、分化,予以补充。

(2)病理性再生:也称不完全再生。是指病理状态下,组织细胞损伤后发生的再生,一般由纤维组织增生代替。

2. 各种细胞的再生能力

各种组织有不同的再生能力,这是在动物长期进化过程中形成的。分化低的组织比分化高的组织再生能力强,平时易受损伤的组织及在生理条件下经常更新的组织有较强的再生能力。根据再生能力的强弱,可将人体组织细胞分为三类。

(1)不稳定细胞:不稳定细胞又称持续分裂细胞,这类细胞在生理状态下就有很强的再生能力,总在不断地增殖,以代替衰亡或破坏的细胞,当其损伤后也具有强大的再生能力,一般可达完全再生。如表皮细胞、呼吸道和消化道上皮细胞、泌尿生殖器官被覆上皮细胞、淋巴细胞及造血细胞等。

(2)稳定细胞:稳定细胞又称静止细胞,在生理情况下不表现出再生能力,但当受到损伤时,表现出较强的再生能力。这类细胞包括各种腺体或腺样器官的实质细胞,如肝、胰、内分泌腺、汗腺、皮脂腺和肾小管的上皮细胞等,还有成纤维细胞、内皮细胞、骨膜细胞和结缔组织中的原始间叶细胞。原始间叶细胞可向各种间叶成分的细胞分化,如骨细胞、软骨细胞、平滑肌细胞、脂肪细胞等。

(3)永久性细胞:永久性细胞又称非分裂细胞,这类细胞基本上无再生能力。这类细胞有神经细胞(包括中枢神经细胞及周围神经的神经节细胞)、骨骼肌细胞及心肌细胞。它们在出生后都不能分裂增生,一旦遭受破坏则便永久性缺失,但这不包括神经纤维。在神经细胞存活的前提下,受损的神经纤维有着活跃的再生能力。

3. 常见组织的再生过程

(1)被覆上皮的再生:皮肤、黏膜的上皮损伤后,由创缘或基底部残存的基底细胞分裂增生,向缺损中心覆盖。

(2)腺上皮的再生:腺上皮损伤后,由残留的上皮细胞分裂、补充。

(3)血管的再生:① 血管内皮损伤处——以生芽的方式形成实心的细胞条索——血流的冲击——以出芽方式形成新生毛细血管——互相吻合形成毛细血管血管网。② 大血管的断裂——手术吻合——断裂处通过结缔组织连接——修复。

(4)纤维组织的再生:局部损伤后,由成纤维细胞分裂、增生——胶原纤维——纤维细胞。

(5)神经组织的再生:① 脑和脊髓内的神经细胞损伤后——由神经胶质细胞及纤维修补。② 周围神经受损后——存活的神经细胞完全再生;若断离两端相差远——再生的轴突与增生的结缔组织混杂——形成创伤性神经瘤,可发生顽固性疼痛。

肌肉和神经细胞几乎都不能再生,但神经纤维可以再生。

二、　纤维性修复

纤维性修复是指先由肉芽组织填补组织缺损,再转化为瘢痕组织的过程。

1. 肉芽组织

肉芽组织是由大量新生的毛细血管和成纤维细胞及炎细胞构成的幼稚的结缔组织。

(1)肉芽组织的病理变化。

① 大体观:鲜红色、颗粒状、柔软湿润,触之出血,缺乏神经纤维无痛觉。

② 镜下观："三多一少"（毛细血管多、成纤维细胞多、炎细胞多、胶原纤维少）。

（2）肉芽组织的作用。

① 抗感染及保护创面；② 填补创伤的缺口；③ 机化或包裹坏死组织、血凝块、血栓及异物。

2. 瘢痕组织

（1）瘢痕组织的形成。

肉芽组织成纤维细胞——产生胶原纤维——转化为纤维结缔组织——瘢痕组织形成。

（2）瘢痕组织的病理变化。

① 大体观：灰白色、半透明，质硬，缺乏弹性。

② 镜下观："三少一多"（毛细血管少、成纤维细胞少、炎细胞少、胶原纤维多）。

（3）瘢痕组织的作用。

① 有利：修复组织缺损，使组织器官保持坚固性。

② 不利：造成瘢痕收缩、瘢痕性粘连、器官硬化，形成瘢痕疙瘩。

三、 创伤愈合

创伤愈合是指机体遭受外力作用，皮肤等组织出现离断或缺损后的愈合过程，是包括各种组织的再生和肉芽组织增生、瘢痕形成的复杂组合。

1. 皮肤创伤愈合

（1）皮肤创伤愈合的基本过程。

① 伤口早期的变化。伤口局部组织坏死、血管断裂出血，出现炎症反应。

② 伤口收缩。2~3 天后伤口边缘的整层皮肤及皮下组织向中心移动，于是伤口迅速缩小，直到 14 天左右停止。伤口收缩的意义在于缩小创面。

③ 肉芽组织增生和瘢痕形成。大约从第 3 天开始从伤口底部及边缘长出肉芽组织，填平伤口。第 5~6 天起成纤维细胞产生胶原纤维，随后出现瘢痕形成过程，大约在伤后一个月瘢痕完全形成。

④ 表皮及其他组织再生。创伤发生 24 h 内，伤口边缘的表皮基底增生，并在凝块下面向伤口中心移动，形成单层上皮，覆盖于肉芽组织的表面，当这些细胞彼此相遇时，则停止前进，并增生、分化成为鳞状上皮。由于异物及感染等刺激而过度生长的肉芽组织高出于皮肤表面，也会阻止表皮再生，因此临床常需将其切除。若伤口过大（一般认为直径超过 20 cm 时），再生表皮很难将伤口完全覆盖，往往需要植皮。

（2）创伤愈合的类型。

根据损伤程度及有无感染，创伤分为一期愈合和二期愈合两种类型。

一期愈合：见于组织破坏少，创缘整齐，无感染，创面对合严密，无异物的创口。

二期愈合：见于组织创伤大，坏死组织较多，创缘不整，无法整齐对合，伴有感染的创口。

2. 骨折愈合

骨折分为外伤性骨折和病理性骨折。其愈合过程为：

（1）血肿形成：骨折处大量出血——形成血肿——血肿凝固——黏合骨折断端。

（2）纤维性骨痂形成：肉芽组织取代血肿——机化——形成纤维性骨痂——连接断端。

（3）骨性骨痂形成：纤维性骨痂——类骨组织——钙盐沉积——骨性骨痂形成。

（4）骨痂改建或重塑：骨性骨痂——改建成板层骨——骨折愈合。

四、 影响再生修复的因素

1. 全身因素
① 年龄：青少年机体组织再生能力强，愈合快，老年人反之。
② 营养：再生修复能力与蛋白质关系极大，还与维生素及微量元素锌、钙、磷等有关。
③ 其他：肾上腺皮质激素影响伤口愈合，全身性疾病（如糖尿病、免疫缺陷病）影响伤口愈合。

2. 局部因素
① 局部血液循环：良好促使愈合，不良影响愈合。
② 感染与异物：影响伤口愈合，引起组织坏死，延缓愈合。
③ 神经支配：神经受损，使支配区组织再生能力降低。

【模拟考场】

20. 由损伤周围的同种细胞增殖来完成修复的过程称（ ）
A. 化生　　　　　B. 分化　　　　　C. 再生　　　　　D. 增生

21. 下列再生能力最强的细胞是（ ）
A. 胃、肠道黏膜上皮细胞　　　　　B. 肝细胞
C. 心肌细胞　　　　　D. 神经细胞

22. 缺乏再生能力的组织是（ ）
A. 结缔组织　　　B. 上皮组织　　　C. 心肌组织　　　D. 胰腺组织

23. 肉芽组织的作用不包括（ ）
A. 保持组织器官坚固性　　　　　B. 机化异物
C. 机化或包裹坏死组织　　　　　D. 抗感染和保护创面

24. 肉芽组织中抗感染的主要成分是（ ）
A. 毛细血管　　　B. 成纤维细胞　　　C. 炎细胞　　　D. 肌层纤维细胞

25. 在肉芽组织改建成瘢痕组织过程中，不正确的叙述是（ ）
A. 成纤维细胞减少　　　　　B. 炎细胞数量减少
C. 胶原纤维数量减少　　　　　D. 毛细血管减少

26. 创伤愈合过程中胶原纤维在哪一天开始形成（ ）
A. 1~2 天　　　B. 3~4 天　　　C. 5~6 天　　　D. 7~10 天

27. 下列哪项是一期愈合的特点（ ）
A. 伤口大，有感染　　　　　B. 坏死组织多
C. 形成的疤痕较小　　　　　D. 愈合慢

【模拟考场答案】

1-5 CCABD　6-10 ADADC　11-15 DBCDD　16-20 CBDAC　21-25 ACACC　26-27 CC

∞ 本章同步强化训练 ∞

【同步强化训练】

一、名词解释

1. 肥大

2. 增生

3. 萎缩

4. 化生

5. 变性

6. 虎斑心

7. 干酪样坏死

8. 坏疽

9. 机化

10. 肉芽组织

二、填空题

1. 组织器官在肥大时以细胞的_____为主,组织器官在增生时以细胞的_____为主。

2. 组织的适应性反应包括_____、_____、_____和_____四种形式。

3. 组织损伤的形态学变化包括_____、_____两种形式。

4. 常见的变性有_____、_____、_____、_____。

5. 细胞水肿和脂肪变性好发于_____、_____、_____等实质器官。

6. 玻璃样变性有_____、_____和_____三种类型。

7. 坏死在组织学上的主要标志是_____,表现为_____、_____、_____。

8. 坏死的结局有_____、_____、_____、_____。

9. 肉芽组织由_____、_____、_____构成,并伴有_____。

三、单项选择题

1. 下列哪项属于压迫性萎缩(　　　)

A. 脑动脉硬化时的脑萎缩　　　　B. 脊髓灰质炎后的肌萎缩

C. 肾盂积水时的肾实质萎缩　　　D. 消化道梗阻时的萎缩

2. 下列哪项不属于生理性萎缩(　　　)

A. 青春期后的胸腺　　　　　　　B. 停经后的卵巢

C. 切除卵巢后的子宫　　　　　　D. 停经后的乳腺

3. 下列哪一项属于废用性萎缩(　　　)

A. 脊髓灰质炎引起的肌肉萎缩　　B. 由肿瘤引起的邻近组织器官的萎缩

C. 慢性疾病后的萎缩　　　　　　D. 骨折引起相应肌肉的萎缩

4. 慢性消耗性疾病首先发生萎缩的器官、组织是(　　　)

A. 内脏　　　B. 骨骼　　　　C. 脂肪组织　　　D. 肌肉组织

5. 下列哪项属于病理性增生肥大(　　)

A. 妊娠期子宫肥大

B. 哺乳期乳腺增生肥大

C. 长期重体力劳动者的心室肥大

D. 前列腺增生肥大

6. 一侧肾脏切除后,对侧肾脏体积增大属于(　　)

A. 生理性增生　　　　　　　B. 代偿性增生

C. 内分泌失调性增生　　　　D. 再生性增生

7. 高血压病患者左心肥大属于(　　)

A. 化生　　　B. 变性　　　　C. 代偿　　　D. 完全再生

8. 慢性胃炎时胃黏膜出现吸收型上皮细胞及杯状细胞,称为(　　)

A. 胃黏膜上皮萎缩　　　　　B. 胃黏膜上皮肥大

C. 肠上皮化生　　　　　　　D. 不典型增生

9. 下列哪类变性最常见(　　)

A. 脂肪变性　　　　　　　　B. 细胞水变性

C. 结缔组织玻璃样变性　　　D. 血管壁玻璃样变性

10. 细胞水肿发生的机理主要是由于(　　)

A. 内质网受损　　　　　　　B. 高尔基体受损

C. 中心体受损　　　　　　　D. 线粒体受损

11. 关于脂肪变性,下列哪一项是不正确的(　　)

A. 慢性肝淤血可引起肝脂肪变性

B. 磷中毒时,发生肝脂肪变性

C. 严重贫血时,心肌发生脂肪变性

D. 食入过多脂肪可引起肝脂肪变性

12. 细胞水肿和脂肪变性主要发生在(　　)

A. 肺、脾、肾　　　　　　　B. 心、肝、肾

C. 心、肺、脾　　　　　　　D. 心、肝、胃

13. 判断组织细胞是否坏死的主要标志是(　　)

A. 胞浆的改变　　　　　　　B. 细胞核的改变

C. 细胞间质的改变　　　　　D. 细胞膜的改变

14. 坏死的组织不会出现下述哪种变化(　　)

A. 溶解　　　B. 液化　　　　C. 分化　　　D. 机化

15. 下述哪种改变不可能被机化(　　)

A. 金属物　　　B. 坏死组织　　　C. 血肿　　　D. 血栓

16. 湿性坏疽的表现特征中常包括(　　)

A. 四肢末端最为常见

B. 腐败菌的感染一般较轻

C. 常发生于肺、子宫、阑尾等内脏

D. 坏死组织内产生大量气体

17. 液化性坏死易发生于下列哪种器官(　　)

　A. 心　　　　　　B. 肝　　　　　　C. 肺　　　　　　D. 脑

18. 随着肉芽组织演变为瘢痕组织,可见到(　　)

　A. 毛细血管的数量逐渐增多　　　　B. 胶原纤维的数量逐渐增多

　C. 成纤维细胞的数量逐渐增多　　　D. 炎细胞的数量逐渐增多

19. 一期愈合应具备的条件是(　　)

　A. 组织缺损少、创缘整齐、无感染

　B. 组织缺损少、创缘不整齐、无感染

　C. 组织缺损少、创缘不整齐、有感染

　D. 组织缺损大、创缘整齐、无感染

四、简答题

1. 简述病理性萎缩包括哪些类型。

2. 何谓化生? 举例说明。

3. 玻璃样变性有几种类型? 各举一例说明。

4. 坏死的类型和结局有哪些?

5. 试述如何区别干性坏疽与湿性坏疽。

6. 影响创伤愈合的局部因素和全身性因素有哪些?

7. 简述肉芽组织的结构与功能。

【同步强化训练答案】

一、名词解释

1. 肥大:细胞、组织或器官体积的增大称肥大,特点是细胞肥大而细胞数目不增加。

2. 增生:增生是指组织、器官实质细胞数目的增多,而造成组织、器官体积的增大。

3. 萎缩:萎缩是指发育正常的组织器官中实质细胞的体积变小和数量减少。

4. 化生:化生是指一种分化成熟的细胞或组织转化为另一种分化成熟的细胞或组织的过程。

5. 变性:变性是指在一定强度损伤因素作用下,由于细胞代谢障碍引起的一类细胞形态改变,表现为细胞内或细胞间质出现一些异常物质或正常物质数量的异常增多。

6. 虎斑心:严重贫血时,可见心内膜尤其是乳头肌处出现成排的黄色脂变条纹,与正常心肌的暗红色相间排列,形似虎皮斑纹,称"虎斑心"。

7. 干酪样坏死:是一种特殊类型的凝固性坏死,坏死比较彻底,由于病灶含脂质较多,坏死区呈淡黄色,犹如干酪,称干酪样坏死,在结核病时可见。

8. 坏疽:坏疽是指局部组织大片坏死并继发腐败菌感染。

9. 机化:由肉芽组取代坏死组织、异物或血栓等的过程称为机化。

10. 肉芽组织:肉芽组织是由大量新生的毛细血管和成纤维细胞及炎性细胞构成的幼稚的结缔组织。

二、填空题

1. 增大　　增多

2．萎缩　　肥大　　增生　　化生

3．变性　　细胞死亡

4．细胞水肿　　脂肪变性　　玻璃样变性　　黏液样变性

5．心　　肝　　肾

6．血管壁玻璃样变性　　结缔组织玻璃样变性　　细胞内玻璃样变性

7．细胞核的改变　　核固缩　　核碎裂　　核溶解

8．溶解吸收　　分离排出　　机化与包裹　　钙化

9．新生的毛细血管　　成纤维细胞　　炎细胞　　浸润

三、单项选择题

1．C　2．C　3．D　4．C　5．D　6．B　7．C　8．C　9．B　10．D　11．D　12．B　13．B
14．C　15．A　16．C　17．D　18．B　19．A

四、简答题

略。可参考正文。

第三章 局部血液循环障碍

∽ 第一节 充血和淤血 ∽

一、充血

1. 充血的原因和类型

充血是指因细动脉扩张致组织或器官内动脉输入血量增多的状态,也叫动脉性充血或主动性充血,主要是由于神经、体液因子使血管舒张神经兴奋性升高或血管收缩神经兴奋性下降使血液过多流入血管。

(1)生理性充血:为适应器官和组织生理需要和代谢增强需要而发生的充血称生理性充血。

(2)病理性充血:指各种病理状态下局部组织或器官发生的充血,如炎症性充血、减压后充血、侧支性充血。

2. 病理变化

(1)大体观:器官增大,颜色鲜红,局部温度增加。

(2)镜下观:细动脉及毛细血管扩张。

3. 后果

充血是短暂的血管反应,多数情况下对机体有利。充血能够给局部带来大量的氧和营养物质,促进物质代谢,增强组织和器官的功能,比如运用透热疗法治疗疾病。但在有高血压或动脉粥样硬化等疾病的基础上,由于情绪激动等原因可造成脑血管(如大脑中动脉)充血、破裂,后果严重。

二、淤血

局部组织或器官静脉血液回流受阻,血液淤滞在小静脉和毛细血管内,导致血量增加称淤血,也叫静脉性充血或被动性充血。

1. 淤血的原因

淤血的原因有静脉阻塞、静脉受压和心力衰竭。

2. 病理变化

(1)大体观:局部组织或器官体积增大,切面湿润多血;组织颜色暗红,皮肤黏膜发绀;局部温度降低。

(2)镜下观:小静脉和毛细血管扩张。

3. 后果

(1)淤血性水肿和出血。

(2)实质细胞萎缩、变性、坏死。

(3)淤血性硬化。

（4）引起侧支血管的开放。

4. 重要器官的淤血

（1）慢性肺淤血

① 原因:左心衰竭→肺静脉回流受阻→肺淤血。

② 病理变化:

A. 大体观:肺叶肿胀,切面有淡红色泡沫状液体流出,肺淤血性硬化时质地变硬,呈棕褐色。

B. 镜下观:肺泡壁毛细血管扩张、充血。肺泡腔内有水肿液、巨噬细胞(心衰细胞)、红细胞,肺间质纤维组织增生及网状纤维胶原化。

长期慢性肺淤血,可引起肺间质纤维组织增生,引起肺实变,加之大量含铁血黄素的沉积,肺呈棕褐色,故称肺褐色硬化。

心衰细胞:慢性肺淤血时,肺泡内渗出的红细胞被巨噬细胞吞噬,故在肺泡内可见大量含有含铁血黄素颗粒的巨噬细胞。因多发生在心力衰竭时,故名。

（2）慢性肝淤血

① 原因:右心衰竭→体静脉回流受阻→肝淤血。

② 病理变化:

A. 大体观:肝体积增大,质地实变,包膜紧张,颜色暗红。

B. 镜下观:小叶中央静脉及其附近的肝窦扩张充血。严重时,中央静脉附近的肝细胞萎缩、消失,肝小叶周围的肝细胞出现脂肪变性。慢性肝淤血时,扩张淤血的中央静脉和肝窦与脂肪变性的肝窦细胞形成红黄相间的条纹,形似槟榔切面的条纹,故称槟榔肝。

【巧思妙计】

淤血部位:左肺右体,门胃肠脾。

慢性肺淤血和慢性肝淤血的对比见表 3-1-1。

表 3-1-1 慢性肺淤血和慢性肝淤血的对比

		肺淤血	肝淤血
病因		左心衰竭	右心衰竭
大体观	颜色	暗红(静脉血增多)	
	体积	增大(血量增多)	
	质地重量	质地实,重量增大	
	切面	流出泡沫血性液体	红黄相间,隆起
镜下观	静脉 毛细血管 水肿 出血	肺泡壁增厚,静脉和毛细血管高度扩张,出现漏出液,巨噬细胞吞噬红细胞	肝小叶中央静脉扩张,肝窦扩张,充满红细胞
	萎缩	—	肝小叶周边肝细胞萎缩
	变性	—	肝细胞脂肪变性
	坏死	—	肝细胞崩解
	硬化	肺褐色硬化	淤血性肝硬化

【模拟考场】

1. 下列关于充血意义的描述,正确的是(   )

A. 临床上透热疗法属于动脉性充血,对机体利大于弊

B. 炎症充血可引起水肿,对机体弊大于利

C. 减压后充血只对机体有害

D. 生理性充血对机体有利,病理性充血对机体有害

2. 门静脉回流受阻时,可引起下列哪个脏器淤血(   )

A. 脑   B. 肝   C. 肾   D. 脾

3. 不符合淤血的描述是(   )

A. 可引起出血   B. 可引起实质细胞增生

C. 可引起器官硬化   D. 可引起器官水肿

4. 下列哪项不是淤血的后果(   )

A. 水肿、出血   B. 实质细胞萎缩、变性和坏死

C. 间质纤维组织增生   D. 小静脉和毛细血管扩张充血

5. 下列关于肺淤血的描述,不正确的是(   )

A. 急性发作期咳铁锈色痰

B. 常见于慢性左心衰竭

C. 可形成肺褐色硬化

D. 镜下可见肺泡壁毛细血管扩张充血

6. 引起肺褐色硬化的是(   )

A. 慢性肺淤血   B. 肺脓肿   C. 硅肺   D. 大叶性肺炎

∞ 第二节 出   血 ∞

血液从血管或心腔逸出的现象,称为出血。

一、类型

生理性出血:如月经期的子宫内膜出血。

病理性出血:如创伤、血管病变等引起的出血。

二、原因

1. 破裂性出血:破裂性出血的原因有血管机械性损伤、血管壁或心脏病变、血管壁周围病变侵蚀、静脉破裂。

2. 漏出性出血:漏出性出血的常见原因有淤血与缺氧、感染与中毒、过敏、维生素 C 缺乏、血小板减少和功能障碍、凝血功能障碍。

7. 肾梗死周围可见充血、出血带,其形成的原因是(　　　)

A. 淤血性出血　　　B. 炎性充血　　C. 漏出性出血　　　D. 破裂性出血

∞ 第三节　血 栓 形 成 ∞

血栓形成是指在活体心血管内,血液成分凝固成固体质块的过程。血栓是该过程所形成的固体质块。

一、条件与机制

(1) 心血管内膜损伤暴露出内膜下胶原纤维是血栓形成最重要的因素。

(2) 血流缓慢,涡流形成。

(3) 血液凝固性增高。

二、血栓形成的过程

(1) 血管内皮损伤,暴露内皮下胶原,血小板与胶原黏附。

(2) 血小板释放 α 颗粒和 δ 颗粒。

(3) 腺苷二磷酸(ADP)、5-羟色胺(5-HT)、血栓素 A_2(TXA$_2$)激活血中血小板,血小板发生变形,并相互黏集。

(4) 血小板黏集堆形成,凝血酶释放,将纤维蛋白原转变为纤维蛋白,最后形成血栓。

三、血栓的类型(表 3-3-1)

表 3-3-1　血栓的类型

血栓类型	部位	组成	位置	其他
白色血栓	动脉及心瓣膜内	血小板和纤维蛋白	延续性血栓的头部	可发展为混合血栓
混合血栓(层状血栓)	静脉内	血小板和红细胞	延续性血栓的体部	二尖瓣狭窄和心房纤颤时可产生
红色血栓	静脉内	纤维蛋白和红细胞	延续性血栓的尾部	造成栓塞
透明血栓(微血栓、纤维素性血栓)	微循环内	纤维蛋白	—	最常见于弥散性血管内凝血(DIC)

四、血栓的结局

1. 软化、溶解和吸收

新形成的血栓内的纤溶酶激活及白细胞崩解释放的溶蛋白酶,使血栓软化并逐渐被溶解吸收。

2. 机化和再通

在血栓形成的1~2天,已开始有内皮细胞、成纤维细胞和肌成纤维细胞从血管壁长入血栓并逐渐取代血栓,这个由肉芽组织逐渐取代血栓的过程称为血栓机化;出现新生血管使被阻塞的血管部分重建血流,称为再通。

3. 钙化

血栓中出现固体钙盐的沉积称钙化,表现为静脉石和动脉石。

五、血栓对机体的影响

1. 有利方面

(1)止血和预防出血。

当血管受到损伤而破裂时,形成血栓可以使出血停止;当某些病变发生,如溃疡病时,病变部位形成血栓,可以防止血管破裂出血。

(2)防止炎症扩散。

炎症病灶周围血管的血栓形成可以防止病原体扩散。

2. 不利方面

(1)阻塞血管。

动脉血栓形成,动脉血管管腔未被完全阻塞时,可引起局部器官或组织缺血,实质细胞萎缩;若完全阻塞且无有效的侧支循环时,则引起局部器官或组织缺血性坏死(梗死)。静脉血栓形成,若未能建立有效的侧支循环,可引起局部淤血、水肿、出血,甚至坏死。

(2)栓塞。

当血栓与血管壁黏着不牢固时,或在血栓软化、碎裂过程中,血栓的整体或部分脱落成为栓子,随血流运行,可引起栓塞。深部静脉形成的血栓或在心室、心瓣膜上形成的血栓最容易脱落成为栓子。若栓子内含有细菌,可引起栓塞组织的败血性梗死或脓肿形成。

(3)心瓣膜变形。

风湿性心内膜炎和感染性心内膜炎时,心瓣膜上反复形成的血栓发生机化,可使瓣膜增厚变硬、瓣叶之间粘连,造成瓣膜口狭窄;瓣膜增厚、卷缩,腱索增粗缩短,则引起瓣膜关闭不全。

(4)广泛性出血。

弥散性血管内凝血(DIC)时微循环内广泛性纤维素性血栓形成可导致广泛性出血。由于严重创伤、大面积烧伤、羊水栓塞、癌肿等原因致使促凝物质释放入血液,启动外源性凝血过程;或由于感染、缺氧、酸中毒等引起广泛性内皮细胞损伤,启动内源性凝血过程,引起微血管内广泛性纤维素性血栓形成,主要发生在肺、肾、脑、肝、胃肠、肾上腺和胰腺等器官,导致组织广泛坏死及出血。在纤维蛋白凝固过程中,凝血因子大量消耗,加上纤维素形成后促使血浆素原激活,血液凝固障碍,可引起患者全身广泛性出血和休克,称耗竭性凝血障碍病。

【巧思妙计】

血栓形成条件:损、慢、凝。

血栓的类型:白头混体红尾,微循环是透明。

血栓的结局:软、溶、机、通、钙。

【模拟考场】

8. 血栓形成条件,下列哪项是错误的(　　　)
A. 血管内膜损伤　　　　B. 血管中层坏死
C. 血流状态的改变　　　D. 血液凝固性增高
9. 下列关于血栓形成的描述,错误的是(　　　)
A. 脉管炎和动脉粥样硬化的患者易形成血栓
B. 白色血栓主要见于 DIC
C. 血栓形成可防止出血
D. 血栓形成只发生在活体的心血管内,可溶解吸收

∞ 第四节　栓　　塞 ∞

栓塞是指不溶于血液的异常物质,随血流运行阻塞血管腔的现象。阻塞血管腔的物质称栓子。

一、栓子运行的途径

栓子运行的途径与血流方向一致。
(1)左心和体循环动脉的栓子:常引起肾、脾、脑、下肢栓塞。
(2)右心和体循环静脉的栓子:进入肺动脉主干及其分支,引起肺栓塞。
(3)门静脉系统的栓子:可引起肝内门静脉分支的栓塞。
(4)交叉性栓塞。
(5)逆行性栓塞。

【巧思妙计】

栓子阻塞部位:左动体,右静肺。

二、栓塞的常见类型及其对机体的影响

1. 血栓栓塞(最常见)
(1)肺动脉栓塞:造成肺动脉栓塞的栓子95%以上来自下肢静脉,主要是腘静脉、股静脉和髂静脉。栓塞小分支影响不大,如已有肺淤血,侧支循环不能代偿,可引起肺组织的出血性梗死。栓塞主干、大分支或广泛性的肺小动脉栓塞可发生猝死。
(2)体循环动脉栓塞:常栓塞在脑、肾、脾和下肢,引起梗死。
(3)门静脉系统栓塞:来自肠系膜静脉等门静脉系统的栓子,可引起肝内门静脉分支的栓塞,但肝脏有肝动脉和门静脉双重供血,故很少发生梗死。
2. 气体栓塞
大量空气迅速进入血液循环或原溶于血液内的气体迅速游离,形成气泡而阻塞心血管,称为气体栓塞。若大量气体(大于 100 ml)迅速进入静脉,形成泡沫状血液充斥在右心腔和肺动

脉口,影响静脉血液回流和向肺动脉血液输出,可以引发猝死。深潜潜水员迅速浮出水面或飞行员迅速升入高空时易发生气体栓塞,叫作沉箱病或潜水员病,主要是氮气栓塞。

3. 羊水栓塞

分娩过程中子宫强烈收缩,致羊水压入破裂的子宫壁静脉窦内,进入肺循环,造成栓塞,称为羊水栓塞。羊水栓塞的主要病理诊断根据是:在显微镜下观察到肺小动脉和毛细血管内有羊水成分。羊水栓塞引起猝死的机制:① 羊水中胎儿代谢产物入血引起过敏反应;② 羊水栓子阻塞肺动脉及羊水内含有血管活性物质引起反射性血管痉挛;③ 羊水具有凝血致活酶的作用,引起 DIC。

4. 脂肪栓塞

循环血流中出现脂滴并阻塞小血管,称为脂肪栓塞。脂肪栓塞的栓子常来源于长骨骨折、脂肪组织严重挫伤以及烧伤时脂肪细胞破裂,主要发生在患者损伤后的 1~3 天内。脂肪栓塞的后果取决于栓塞部位及脂滴数量的多少。少量脂滴进入血液,可被巨噬细胞吞噬吸收,或由血中脂酶分解清除,无不良后果。若大量脂滴(9~20 g)短期内进入肺循环,使 75% 的肺循环面积受阻时,可引起窒息和因急性右心衰竭而死亡。

【模拟考场】

10. 左心房球形血栓破裂不会引起下列哪支动脉栓塞(   )

A. 冠状动脉   B. 肺动脉   C. 脑动脉   D. 支气管动脉

11. 栓塞最常见的类型是(   )

A. 气体栓塞   B. 血管栓塞   C. 羊水栓塞   D. 脂肪栓塞

12. 右下肢深静脉血栓脱落主要栓塞于(   )

A. 肠系膜动脉   B. 肺动脉   C. 肝门静脉分支   D. 肾静脉

13. 股骨骨折患者术后 2~3 周下床活动时出现肺栓塞而死亡,应考虑为(   )

A. 血栓栓塞   B. 脂肪栓塞   C. 气体栓塞   D. 其他栓塞

∞ 第五节   梗   死 ∞

梗死是指因血管阻塞造成血供减少或停止而引起的局部组织缺血性坏死。

一、 梗死形成的原因

(1) 血栓形成(最常见)。

(2) 动脉栓塞。

(3) 血管受压闭塞。

(4) 动脉持续痉挛。

(5) 弥散性血管内凝血(DIC)。

二、病变特点

1.病变与血管分布
（1）肾血管呈锥形分布——梗死灶呈锥形，切片呈扇形或楔形，其尖端朝该器官的门部。
（2）冠状动脉分支不规则——梗死呈不规则的地图状。
（3）肠系膜动脉分支呈辐射状支配某一肠段——梗死灶呈节段性。

2.病变与梗死部位
脑梗死为液化性坏死。肾、脾、心、肺、肠梗死为凝固性坏死。

3.出血性梗死的条件
（1）组织结构疏松。
（2）血管侧支循环丰富。
（3）严重的淤血。

三、梗死的类型

根据梗死灶含血量的多少，梗死可分为贫血性梗死和出血性梗死。
（1）贫血性梗死：① 发生于组织结构比较致密，侧支循环不丰富的心、肾、脾等实质器官。② 梗死灶呈灰白色。③ 梗死灶周围有出血带。
（2）出血性梗死：① 发生于组织结构疏松、侧支循环丰富的肺、肠等。② 梗死灶呈暗红色。

梗死是局部组织的坏死，其形态特点因不同组织器官而有所差异（表3-5-1）。

表3-5-1 各脏器的梗死特点

	肾	脾	肺	心	肠	脑
血液供应	锥形	锥形	锥形，双重血供	不规则	扇形，双重血供	不规则
侧支血管	不丰富	不丰富	丰富	不丰富	丰富	不丰富
组织结构	致密	致密	疏松	致密	疏松	较疏松
梗死形状	锥形（切面为三角形）		地图状	节段性	地图状
梗死类型	贫血性	贫血性	出血性	贫血性	出血性	贫血性
坏死种类	凝固性	凝固性	凝固性	凝固性	凝固性	液化性

四、梗死对机体的影响和结局

梗死对机体的影响大小取决于发生梗死的器官、梗死灶的大小和部位，以及有无细菌感染等因素。重要器官的大面积梗死可引起器官严重功能障碍，甚至导致患者死亡。梗死灶形成后，引起病灶周围的炎症反应，血管扩张、充血，中性粒细胞和巨噬细胞渗出，继而形成肉芽组织。在梗死发生24~48 h后，肉芽组织已开始从梗死灶周围长入病灶内。小的梗死灶被肉芽组织完全取代机化，日久变为纤维瘢痕；大的梗死灶不能完全机化时，则由肉芽组织和日后转变成的瘢痕组织加以包裹，梗死灶内部可发生钙化。脑梗死可液化成囊腔，周围由增生的胶质瘢痕包裹。

【模拟考场】

14. 贫血性梗死常发生于(　　)

A. 脾、肾、肠　　　　B. 肺、肾、脑　　　　C. 肾、心、脾　　　　D. 脾、肝、肺

15. 下列哪项不符合出血性梗死的条件(　　)

A. 多发生于组织结构致密的器官　　　　B. 器官组织严重淤血

C. 动脉血流阻断　　　　　　　　　　　D. 组织充血水肿

16. 下列关于脑梗死的描述,不恰当的是(　　)

A. 脑梗死属于液化性坏死　　　　　　　B. 脑梗死后由胶质瘢痕完成修复

C. 脑梗死通常为出血性梗死　　　　　　D. 脑梗死后液化可形成囊腔

17. 下列有关出血、淤血、血栓形成、栓塞和梗死关系的描述,错误的是(　　　)

A. 淤血可引起漏出性出血　　　　　　　B. 血栓形成可引起梗死

C. 栓塞可引起淤血　　　　　　　　　　D. 梗死最常见的原因是栓塞

【模拟考场答案】

1-5 ADBCA　　6-10 ACBBB　　11-15 BBBCA　　16-17 CD

∞ 本章同步强化训练 ∞

【同步强化训练】

一、名词解释

1. 肺褐色硬化

2. 静脉性充血

3. 槟榔肝

4. 血栓形成

5. 栓塞

6. 梗死

二、填空题

1. 根据血管壁损伤的情况,局部出血可分为_____和_____两类。

2. 充血根据发生机理可分为_____和_____两种类型。

3. 静脉性充血的主要原因有_____、_____和_____。

4. 肺淤血多由_____心衰竭引起,而_____心衰竭可引起肝淤血。

5. 持续淤血的常见后果有_____、_____、_____和_____。

6. 血栓形成的条件有_____、_____、_____。

7. 血栓的类型_____、_____、_____和_____。

8. 微血栓主要由_____构成,最常见于_____。

9. 血栓的结局有_____、_____、_____。

10. 来自体静脉及右心的栓子常栓塞到_____，来自门静脉系统的栓子栓塞于_____。

11. 栓塞的类型有_____栓塞、_____栓塞、_____栓塞、_____栓塞等,其中最常见的是_____栓塞。

12. 梗死根据含血量的多少可分为_____和_____两大类。

13. 梗死的原因有_____、_____、_____和_____。

三、单项选择题

1. 下列哪项不是慢性淤血所引起局部组织的改变(　　)

A. 水肿

B. 破裂性出血

C. 实质细胞萎缩、变性,甚至坏死

D. 间质纤维组织增生

2. 梗死常为液化性坏死的器官是(　　)

A. 脑　　　　　B. 肠　　　　　C. 心　　　　　D. 肺

3. 透明血栓的主要成分是(　　)

A. 红细胞　　　B. 白细胞　　　C. 血小板　　　D. 纤维蛋白

4. 心力衰竭细胞是由于(　　)

A. 心衰时肺泡内巨噬细胞吞噬了色素颗粒

B. 心衰时肺泡内巨噬细胞吞噬了纤维样坏死物

C. 心衰时肺泡内巨噬细胞吞噬了红细胞

D. 心衰时巨噬细胞集聚在红细胞周围

5. 混合性静脉血栓对机体造成最严重损害是(　　)

A. 血栓脱落后引起栓塞

B. 阻塞血管引起局部淤血

C. 阻塞血管引起血管局部坏死

D. 血栓形成时消耗大量凝血因子造成机体出血

6. 栓塞最常见的类型是(　　)

A. 血栓栓塞　　B. 气体栓塞　　C. 羊水栓塞　　D. 脂肪栓塞

7. 下列哪种血栓形成后可诱发引起全身广泛性出血(　　)

A. 动脉内延续性血栓　　　　　B. 红色血栓

C. 白色血栓　　　　　　　　　D. 透明血栓

8. 心力衰竭患者下肢深静脉内的血栓脱落后最有可能引起以下哪个器官的梗死(　　)

A. 脑梗死　　　B. 肺梗死　　　C. 脾梗死　　　D. 肾梗死

9. 槟榔肝镜下可见(　　)

A. 急性大片肝细胞坏死　　　　B. 慢性肝淤血伴肝细胞脂肪变

C. 肝细胞淤血伴假小叶形成　　D. 肝细胞萎缩伴纤维组织增生

10. 出血性梗死一般不出现在(　　)

A. 肠系膜扭转的小肠　　　　　B. 二尖瓣狭窄时淤血的肺脏

C. 淤血的脾脏   D. 肠套叠

11. 白色血栓可见于（   ）

A. 静脉内柱状血栓的尾部   B. DIC 时的毛细血管内

C. 心室内附壁血栓   D. 急性风湿性心内膜炎的瓣膜闭锁缘

12. 血栓通常不会发生（   ）

A. 化生   B. 机化   C. 阻塞血管   D. 溶解

13. 引起肺动脉肺塞的栓子通常来自（   ）

A. 上肢静脉   B. 下肢静脉   C. 门静脉   D. 盆腔静脉

14. 脾梗死的坏死类型为（   ）

A. 液化性坏死   B. 脂肪性坏死   C. 纤维素性坏死   D. 凝固性坏死

四、简答题

1. 简述淤血的原因、病变及结局。

2. 简述血栓形成的条件及其对机体的好处。

3. 简述栓塞的类型及其产生的后果。

4. 简述梗死的原因、类型及不同类型梗死的形成条件。

5. 描述梗死的病理变化。

6. 简述血栓形成、栓塞、梗死三者的相互联系。

【同步强化训练答案】

一、名词解释

1. 肺褐色硬化：慢性肺淤血时，由于肺间质纤维组织增生和大量含铁黄素的沉积使肺质地变硬、呈棕褐色，故称肺褐色硬化。

2. 静脉性充血：静脉血液回流受阻，血液淤积在小静脉和毛细血管内，使器官或组织含血量增多，称为静脉性充血，又称淤血。

3. 槟榔肝：慢性肝淤血时，肝脏的切面上可见红（淤血）黄（脂肪变性）相间的花纹，状似槟榔的切面，故称为槟榔肝。

4. 血栓形成：血栓形成是指在活体的心血管内，血液发生凝固或血液中有形成分黏集形成固体质块的过程。

5. 栓塞：栓塞是指不溶于血液的异常物质随血流运行，堵塞血管腔的现象。

6. 梗死：梗死是指因血管阻塞造成血供减少或停止而引起的局部组织缺血性坏死。

二、填空题

1. 破裂性出血   漏出性出血

2. 动脉性充血   静脉性充血

3. 静脉受压   静脉阻塞   心力衰竭

4. 左   右

5. 淤血性水肿   淤血性出血   淤血性硬化   实质细胞变性和坏死   侧支血管的开放

6. 血管内膜损伤   血流状态的改变   血液凝固性升高

7. 白色血栓   红色血栓   混合血栓   透明血栓

8. 纤维蛋白   弥散性血管内凝血

9. 软化、溶解和吸收　机化和再通　钙化

10. 肺动脉或其分支　肝内门静脉分支

11. 血栓　羊水　脂肪　气体　血栓

12. 贫血性梗死　出血性梗死

13. 血栓形成　动脉栓塞　动脉持续痉挛　血管受压闭塞

三、单项选择题

1. B　2. A　3. D　4. C　5. A　6. A　7. D　8. B　9. B　10. C　11. D　12. A　13. B

14. D

四、简答题

略。可参考正文。

第四章　炎症

∞ 第一节　炎症的概述 ∞

一、炎症的概念

炎症是具有血管系统的活体组织对各种损伤因子的刺激所发生的以防御反应为主的基本病理过程。血管反应是炎症的中心环节。

二、炎症的原因

（1）生物性因子:细菌、病毒等,是引起炎症最常见的原因。由生物病原体引起的炎症又称感染。

（2）物理性因子:高温、低温、放射线等。

（3）化学性因子:强酸、强碱等。

（4）免疫反应:超敏反应和自身免疫属非感染性炎症,不需要使用抗生素治疗。

【模拟考场】

1.炎症本质是（　　　）

A.以损伤为主的反应　　　　　　　B.以防御为主的反应

C.出现红、肿、热、痛、功能障碍　　D.出现变质、渗出和增生

2.引起炎症最常见的因素是（　　　）

A.物理性因子　　　B.化学性因子　　　C.生物性因子　　　D.变态反应

∞ 第二节　炎症的基本病理变化 ∞

炎症的基本病理变化包括局部组织的变质、渗出和增生。

一、变质

变质是指炎症局部组织和细胞的变性、坏死。

1.形态学改变

实质细胞:细胞水肿、脂肪变性、细胞凝固性坏死和液化性坏死等。

间质细胞:黏液样变性、纤维素样坏死等。

2. 代谢变化

局部组织酸中毒,组织渗透压升高。

二、渗　出

渗出是指局部组织血管内的液体和细胞成分经血管壁进入组织间隙、体腔、体表及黏膜表面的过程。

1. 血流动力学改变——炎性充血、淤血

① 细动脉短暂收缩;② 动脉炎性充血;③ 血流速度减慢。

2. 血管通透性增加——炎性水肿

(1)渗出原因:血管壁通透性增高,液体渗出(炎性水肿或积液)。

(2)渗出液与漏出液区别(表4-2-1)。

表4-2-1　渗出液与漏出液区别

	渗出液	漏出液
原因	炎症	非炎症
外观	混浊	澄清
蛋白含量	>30 g/L	<30 g/L
相对密度	>1.018	<1.018
细胞数	通常>0.50×10^9/L	通常<0.10×10^9/L
Rivalta 试验	阳性	阴性
凝固	易自凝	不自凝

【巧思妙计】

渗出液与漏出液区别:渗出炎症多混凝,漏出非炎清少凝。

3. 白细胞渗出——炎细胞浸润

(1)白细胞渗出过程。

白细胞渗出是复杂的连续过程,包括白细胞边集和滚动、黏附、游出和趋化作用等阶段。

① 白细胞边集和滚动:炎症时血管扩张、血流缓慢,白细胞离开轴流(生理情况下,血液在血管内流动,血液中的有形成分在血流中心带流动称轴流)靠近血管壁,并沿着血管壁向前缓慢滚动称为白细胞边集。

② 白细胞黏附:白细胞和内皮细胞表面黏附分子相互识别、相互作用,使白细胞黏附于内皮细胞表面。

③ 白细胞游出:白细胞以阿米巴样运动穿出血管壁。

④ 趋化作用:趋化作用指白细胞离开血管后向着炎症区域的趋化因子所在部位做定向移动。不同类型白细胞的游走能力不同,中性粒细胞>单核细胞>淋巴细胞。

⑤ 吞噬作用:吞噬细胞主要为中性粒细胞和巨噬细胞。吞噬过程包括识别和附着、吞入、杀伤和降解三个阶段。

（2）炎细胞种类、功能及临床意义（表4-2-2）。

表4-2-2 炎细胞种类、功能及临床意义

单核细胞及巨噬细胞	运动及吞噬能力很强，可发挥免疫效应，释放内源性致热原，见于急性炎症后期、慢性炎症以及病毒、寄生虫感染时
嗜酸性粒细胞	能吞噬抗原-抗体复合物，主要见于变态反应性炎症、寄生虫感染及急性炎症后期
淋巴细胞及浆细胞	T淋巴细胞参与细胞免疫，B淋巴细胞在抗原刺激下转变为浆细胞，产生抗体参与体液免疫过程，主要见于慢性炎症和病毒感染时
中性粒细胞	运动活跃、吞噬功能强，可释放内源性致热原，见于急性炎症的早期，特别是化脓性炎症

4. 渗出液的意义

渗出液的产生是由于血管通透性增高和白细胞主动游出血管所致。渗出液若集聚在组织间隙内，称为炎性水肿；渗出液若集聚于浆膜腔，则称为炎性浆膜腔积液。

通常情况下，渗出液对机体具有积极意义：① 稀释和中和毒素，减轻毒素对局部组织的损伤作用；② 为局部浸润的白细胞带来营养物质和运走代谢产物；③ 渗出液中所含的抗体和补体有利于消灭病原体；④ 渗出液中的纤维素交织成网，不仅可限制病原微生物的扩散，还有利于白细胞吞噬消灭病原体，在炎症后期的纤维素网架可成为修复的支架，并有利于成纤维细胞产生胶原纤维；⑤ 渗出液中的白细胞吞噬和杀灭病原微生物，清除坏死组织；⑥ 炎症局部的病原微生物和毒素随渗出液的淋巴回流而到达局部淋巴结，刺激细胞免疫和体液免疫的产生。

但渗出液过多有压迫和阻塞作用，例如肺泡内渗出液过多可影响换气功能，过多的心包或胸膜腔积液可压迫心脏或肺脏，严重的喉头水肿可引起窒息。另外，渗出物中的纤维素吸收不良可发生机化，例如引起肺肉质变、浆膜粘连甚至浆膜腔闭锁。

三、 增生

增生是指在致炎因子作用下，炎症局部细胞增殖、数目增多的现象。

【模拟考场】

3. 白细胞向着化学刺激物做定向移动的现象称为（   ）

A. 白细胞游出   B. 白细胞渗出   C. 趋化作用   D. 白细胞边集

4. 白细胞在炎症局部聚集的现象称为（   ）

A. 白细胞游出   B. 白细胞趋化   C. 炎细胞浸润   D. 炎细胞吞噬

5. 白细胞在炎症灶局部的作用没有（   ）

A. 机化作用   B. 吞噬作用   C. 组织损伤作用   D. 免疫作用

6. 病毒感染的炎症病灶内，最常见的细胞是（   ）

A. 中性粒细胞   B. 嗜酸粒细胞

C. 淋巴细胞、单核细胞   D. 浆细胞

7. 葡萄球菌感染的病灶中最主要的炎细胞是（   ）

A. 淋巴细胞   B. 中性粒细胞

C. 嗜酸性粒细胞　　　　　　　　　D. 巨噬细胞

8. 下列有关炎症防御作用的描述,不恰当的是(　　)

A. 液体渗出有利于稀释毒素

B. 白细胞渗出有利于吞噬病原体和坏死组织

C. 渗出液越多,防御作用越明显

D. 炎症局部淋巴结肿大具有一定的防御作用

∞ 第三节　炎症介质在炎症中的作用 ∞

炎症介质是指参与炎症反应并对炎症起重要介导作用的化学活性物质。主要炎症介质及其作用见表4-3-1。

表 4-3-1　主要炎症介质及其作用

介质	来源	血管扩张	血管通透性升高	趋化作用	发热	致痛	组织损伤
组胺	肥大细胞、嗜碱性粒细胞	+	+				
5-羟色胺	血小板		+				
前列腺素	细胞质膜磷脂成分	+	+	+	+	+	
白三烯	白细胞、肥大细胞	+	+				
白细胞溶酶体酶	中性粒细胞	+	+			+	+
淋巴因子	T淋巴细胞	+	+				
缓激肽	血浆蛋白质	+	+			+	
补体	血浆蛋白质	+	+	+			
纤维蛋白多肽	凝血系统		+	+			
纤维蛋白降解产物	纤溶系统		+				

【模拟考场】

9. 解热镇痛药退热的机制主要和下列哪种炎症介质有关(　　)

A. 前列腺素　　　B. 组胺　　　C. 缓激肽　　　D. 白三烯

∞ 第四节　炎症的局部表现和全身反应 ∞

一、局部表现

1. 红:动脉性充血(鲜红)或静脉性充血(暗红)所致。

2. 肿:急性炎症炎性水肿所致,慢性炎症局部组织增生所致。

3. 热:血管扩张、代谢增强、产热增加所致。

4. 痛：① 代谢产物刺激神经末梢；② 局部肿胀压迫神经末梢；③ 炎症介质刺激神经末梢。

5. 功能障碍：① 实质细胞变性、坏死、代谢障碍；② 渗出物的压迫与阻塞；③ 局部疼痛。

二、全身反应

1. 发热

发热是外源性致热原和内源性致热原共同作用的结果。细菌产物等外源性致热原，可以刺激白细胞释放内源性致热原。内源性致热原作用于下丘脑的体温调节中枢，体温调节中枢调定点上移，散热减少产热增加。

2. 白细胞变化

① 急性炎症组织中以中性粒细胞为主。

② 慢性炎症、肉芽肿性炎以单核巨噬细胞为主。

③ 细菌性炎症以中性粒细胞为主。

④ 寄生虫感染和过敏以嗜酸性粒细胞为主。

⑤ 病毒感染以淋巴细胞为主。

3. 巨噬细胞系统增生

巨噬细胞系统增生的目的是吞噬、消化病原体及坏死组织碎片。

∞ 第五节　炎症的类型 ∞

一、按病程分类

依据病程长短，炎症可分为超急性炎症、急性炎症、慢性炎症、亚急性炎症。

二、按局部基本病变分类

依据局部基本病变性质，炎症可分为变质性炎、渗出性炎和增生性炎。

1. 变质性炎

变质性炎以组织和细胞变性、坏死为主。常见于肝、肾、心、脑，如重症肝炎和流行性乙型脑炎。

2. 渗出性炎

渗出性炎以渗出性改变为主，根据渗出物的主要成分和病变特点，进一步分为浆液性炎、纤维素性炎、化脓性炎、出血性炎等。

（1）浆液性炎。

这类炎症主要以体腔内浆液渗出为特征。渗出物主要为血浆，含3%~5%蛋白质（主要为白蛋白，少量白细胞和纤维蛋白）。多发生于黏膜、浆膜和疏松结缔组织，黏膜的浆液性炎又称为浆液性卡他性炎。

（2）纤维素性炎。

纤维素性炎的渗出物主要为纤维蛋白原，多发生于黏膜、浆膜和肺。

① 黏膜：黏膜发生的纤维素炎又称假膜性炎。白喉部的假膜不易脱落，称固膜性炎；气管

的假膜较易脱落,称浮膜性炎,可引起窒息。

② 浆膜:发生在心包的纤维素性炎,由于心脏的搏动使心外膜形成绒毛状物因而又称绒毛心。

③ 肺:发生在肺的纤维素性炎如大叶性肺炎。

（3）化脓性炎。

化脓性炎以中性粒细胞渗出为主,伴坏死和脓液形成。

① 表面化脓:表面化脓是指发生在黏膜或浆膜表面的化脓性炎。当化脓性炎发生于浆膜、胆囊和输卵管时,脓液在浆膜腔、胆囊和输卵管腔内积存,称为积脓。

② 蜂窝织炎:蜂窝织炎是发生于疏松结缔组织的弥漫性化脓性炎,常发生在皮下组织和阑尾,多由溶血性链球菌所致。表现为疏松结缔组织内明显水肿及大量中性粒细胞弥漫性浸润,病灶与周围组织无明显界线。蜂窝织炎轻者可完全吸收消散;重者常经淋巴道扩散而致局部淋巴结肿大及全身中毒症状。

③ 脓肿:脓肿是指器官或组织内的局限性化脓性炎症,其主要特征是组织发生溶解坏死,形成充满脓液的腔,即脓腔。多由金黄色葡萄球菌引起。发生在毛囊和皮脂腺及其周围组织的脓肿叫作疖,多个疖融合以后称为痈。

（4）出血性炎。

出血性炎是指炎症病灶的血管损伤严重,渗出物中含有大量红细胞。常见于流行性出血热、钩端螺旋体病和鼠疫等。

3. 增生性炎

增生性炎以组织、细胞增生为主。

（1）一般增生性炎。

一般增生性炎增生的成分有成纤维细胞、血管内皮细胞、上皮组织、实质细胞浸润的炎细胞(淋巴细胞、浆细胞、单核细胞)等。在致炎因子长期刺激下,局部黏膜上皮和腺体及间质增生而形成的突出于黏膜表面的带蒂的赘生物,称炎性息肉。在致炎因子作用下,局部炎性增生所形成的境界清楚的肿瘤样肿块,称炎性假瘤。

（2）肉芽肿性炎。

肉芽肿性炎以炎症局部巨噬细胞及其衍生细胞增生形成境界清楚的结节状病灶(即肉芽肿)为特征,是一种特殊类型的慢性炎症。根据其病原性质的不同,可分为感染性肉芽肿和异物性肉芽肿两大类。

（1）感染性肉芽肿。

感染性肉芽肿指由生物病原体如结核杆菌、伤寒杆菌、寄生虫等感染引起的肉芽肿,其增生的细胞成分在形态学上常具有一定的特殊性,对诊断有一定的意义。如结核杆菌引起的结核性肉芽肿(结核结节)由大量上皮样细胞、朗汉斯巨细胞、成纤维细胞及淋巴细胞构成,中央可见干酪样坏死。

（2）异物性肉芽肿。

异物性肉芽肿指由外科缝线、粉尘、滑石粉、隆乳术的填充物、移植的人工血管等异物引起的肉芽肿。病变以异物为中心,周围有大量巨噬细胞、异物巨细胞和成纤维细胞包绕,形成结节状病灶。异物巨细胞体积大,胞质丰富、边界不清,细胞多核。

【模拟考场】

10.绒毛心的病变性质是(　　)

A.肉芽肿性炎　　　　　B.纤维素性炎　　　　C.变质性炎　　　　D.假膜性炎

11.下列哪项不属于肉芽肿(　　)

A.结核结节　　　　　B.硅结节　　　　C.伤寒小结　　　　D.胶质小结

∞ 第六节　炎症的结局 ∞

一、痊愈

痊愈是最好的结局。

二、迁延不愈

急性炎症转为慢性炎症。

三、蔓延扩散

1.局部蔓延

2.淋巴道蔓延

3.血道蔓延

(1)毒血症:细菌毒素入血,严重时出现中毒休克。

(2)菌血症:细菌入血,血中可查到细菌但无症状。

(3)败血症:细菌在血中大量繁殖并产生毒素,引起全身中毒症状和病理变化,称为败血症。

(4)脓毒败血症:化脓菌所引起败血症可进一步发展为脓毒败血症。

【模拟考场】

12.细菌进入血中并大量繁殖,同时引起全身中毒细胞症状,称之为(　　)

A.菌血症　　　　B.病毒血症　　　　C.毒血症　　　　D.败血症

13.败血症是指(　　)

A.细菌及其毒素在血中,有全身中毒表现

B.细菌不在血中,毒素入血,有全身中毒表现

C.细菌入血,无全身中毒表现

D.细菌入血,有多发性脓肿

【巧思妙计】

血道蔓延分类:

毒血症:血中有毒。

菌血症：血中有菌。

败血症：有菌有毒。

脓毒血症:有脓败血。

【模拟考场答案】

1-5 BCCBA　　6-10 CBCAB　　11-13 DDA

∞ 本章同步强化训练 ∞

【同步强化训练】

一、名词解释

1. 败血症

2. 炎症

3. 变质

4. 渗出

5. 趋化作用

6. 假膜性炎

7. 化脓性炎症

8. 脓肿

9. 蜂窝织炎

10. 炎性肉芽肿

二、填空题

1. 引起蜂窝织炎的主要细菌是_____,渗出的主要炎细胞是_____。

2. 具有吞噬功能的炎症细胞主要是_____和_____。

3. 炎症局部的基本病变有_____、_____、_____。

4. 实质细胞常出现的变质性变化包括_____、_____、_____、_____;间质常出现的变质性变化包括_____、_____、_____等。

5. 炎症局部的临床表现有_____、_____、_____、_____和_____。

6. 急性炎症病程一般不超过_____,病变常以_____为主,局部浸润的炎细胞主要是_____。

7. 慢性炎症病程超过_____,局部病变常以_____为主,局部浸润的炎细胞主要是_____。

8. 肝硬化时的腹水属于_____液,结核性腹膜炎时腹水属于_____液。

9. 急性炎症血道蔓延可形成_____、_____、_____和_____。

10. 浆液性炎常发生于_____、_____和_____。

11. 纤维素性炎好发于_____、_____和_____。

12. 化脓性炎根据病因和发生部位不同可分为_____、_____和_____三种类型。

13. 脓肿是指 _____，主要由 _____ 引起；蜂窝织炎是 _____，主要由 _____ 引起。

三、单项选择题

1. 下列哪种疾病的病变属于变质性炎（   ）

A. 急性肾盂肾炎   B. 伤寒   C. 急性阑尾炎   D. 急性重症肝炎

2. 只有一个开口的病理性盲管称为（   ）

A. 糜烂   B. 溃疡   C. 窦道   D. 瘘管

3. 蜂窝织炎最常见的致病菌是（   ）

A. 金黄色葡萄球菌   B. 淋球菌   C. 结核杆菌   D. 溶血性链球菌

4. 过敏性疾病中炎症细胞主要是（   ）

A. 中性粒细胞   B. 嗜碱性粒细胞   C. 嗜酸性粒细胞   D. 单核细胞

5. 可引起发热的炎症介质是（   ）

A. 组胺   B. 缓激肽   C. 前列腺素   D. 补体 C3a

6. 肉芽肿性炎增生的细胞主要是（   ）

A. 中性粒细胞   B. 嗜酸性粒细胞   C. 淋巴细胞   D. 巨噬细胞

7. 某患者发病时寒战、高热，近日出现中毒性休克，三次血细菌培养均（-）。该患者目前最可能是（   ）

A. 菌血症   B. 毒血症   C. 败血症   D. 病毒血症

8. 下列哪种疾病不是真正的化脓性炎（   ）

A. 流行性脑脊膜炎   B. 淋病

C. 急性蜂窝织炎性阑尾炎   D. 阿米巴肝脓肿

9. 炎症渗出最主要的机制是（   ）

A. 血管内胶体渗透压升高   B. 血管内流体静压升高

C. 组织内胶体渗透压升高   D. 血管壁通透性升高

10. 急性炎症最主要的病理改变是（   ）

A. 肉芽组织增生   B. 间质纤维组织增生

C. 炎性充血、渗出   D. 实质细胞增生

11. 渗出液与漏出液的主要区别在于（   ）

A. 蛋白含量多少不同   B. 透明度不同

C. 比重不同   D. 含红细胞数多少不同

12. 炎症时白细胞由血管内渗出，朝向化学刺激物所在部位做定向移动称为（   ）

A. 炎性渗出   B. 趋化作用   C. 炎性浸润   D. 炎性漏出

13. 气管白喉的病变属于（   ）

A. 蜂窝织炎   B. 脓肿   C. 假膜性炎   D. 出血性炎

四、简答题

1. 简述炎症的防御作用。

2. 急性炎症局部血管壁通透性增高的机制有哪些？

3. 何为化脓性炎症？简述其类型并举例。

4. 什么是纤维素性炎症？简述黏膜纤维素性炎症的主要特点。

5. 简述漏出液和渗出液的区别。

6. 渗出液在炎症防御中的作用。

7. 比较脓肿和蜂窝织炎的区别。

8. 试述炎症时细胞渗出的过程及意义。

9. 何为肉芽肿性炎症？简述肉芽肿性炎症的主要特点。

【同步强化训练答案】

一、名词解释

1. 败血症：细菌在血中大量繁殖并产生毒素，引起全身中毒症状和病理变化，称为败血症。

2. 炎症：机体对致炎因子引起的局部组织损伤所发生的防御反应，称为炎症。

3. 变质：炎症局部组织和细胞发生的变性和坏死称为变质。

4. 渗出：炎症局部组织血管内的液体成分和白细胞通过血管壁进入组织、体腔、体表和黏膜表面的过程称为渗出。

5. 趋化作用：白细胞游出后，受某些化学物质的吸引，沿组织间隙，向着炎症灶定向游走称为趋化作用。

6. 假膜性炎：发生在黏膜者，渗出的纤维素、坏死组织和中性粒细胞共同形成灰白色膜状物为特点的炎症，称假膜性炎，又称伪膜性炎。

7. 化脓性炎症：炎症病灶以中性粒细胞渗出为主，伴不同程度的组织坏死和脓液形成为特点，称为化脓性炎症。

8. 脓肿：器官或组织内局限性化脓性炎症称为脓肿。

9. 蜂窝织炎：在疏松结缔组织中发生的弥漫性化脓性炎称为蜂窝织炎。

10. 炎性肉芽肿：炎症局部以巨噬细胞及其衍生细胞增生形成境界清楚的结节状病灶（即肉芽肿）为特征，称为炎性肉芽肿。

二、填空题

1. 溶血性链球菌　中性粒

2. 中性粒细胞　巨噬细胞

3. 变质　渗出　增生

4. 细胞水肿　脂肪变性　凝固性坏死　液化性坏死　黏液变性　纤维素样坏死

5. 红　肿　热　痛　功能障碍

6. 一个月　渗出和变质　中性粒细胞

7. 半年　增生　单核细胞和淋巴细胞

8. 漏出液　渗出液

9. 毒血症　菌血症　败血症　脓毒败血症

10. 黏膜　浆膜　疏松结缔组织

11. 黏膜　浆膜　肺

12. 脓肿　蜂窝织炎　表面化脓和积脓

13. 组织内局限性化脓性炎　金黄色葡萄球菌　疏松结缔组织弥漫性化脓性炎　溶血性链球菌

三、单项选择题

1. D　2. C　3. D　4. B　5. C　6. D　7. B　8. D　9. D　10. A　11. A　12. B　13. C

四、简答题

略。可参考正文。

第五章　肿瘤

∞ 第一节　肿瘤的概念 ∞

肿瘤是一种基因病,在各种致瘤因素作用下,机体局部组织的细胞基因变异或基因表达异常,丧失了对细胞生长的正常调控,导致机体细胞异常增殖而形成新生物,常在局部形成异常组织团块。

肿瘤细胞具有异常的形态结构、代谢和功能。在一定程度上失去分化成熟的能力,甚至接近幼稚的胚胎细胞。肿瘤细胞具有旺盛的增殖能力,其生长有相对的自主性,即使致瘤因素已消除,仍能持续性生长。肿瘤细胞可将这些异常特性遗传给子代细胞。

肿瘤性增生与一般性增生不同,不仅与机体不协调,且会对机体造成很大危害。一般性增生指机体在生理状态下或某些病理状态下出现的增生,如炎症、损伤后修复时组织、细胞的增生,又称非肿瘤性增生或反应性增生(表5-1-1)。

表 5-1-1　肿瘤性增生与非肿瘤性增生的区别

	肿瘤性增生	非肿瘤性增生
细胞亲缘	单克隆性	多克隆性
基因变化	细胞的基因(DNA分子)发生改变	细胞的基因(DNA分子)不发生改变
分化程度	不同程度地丧失分化成熟的能力	分化成熟为正常的组织细胞
调节控制	不受机体调控,生长具有相对自主性,去除病因仍持续生长	受机体调控,生长具有自限性,去除病因则停止生长
形态结构	形态结构及功能异常	形态结构及功能正常
对机体的影响	对机体有害,破坏组织器官,影响其功能	对机体有利,有修复功能

∞ 第二节　肿瘤的基本特征 ∞

一、肿瘤的大体形态

多数肿瘤通常会形成肿块,其形态多种多样,并可在一定程度上反映肿瘤的良恶性。观察肿瘤的形状、体积、数目、颜色和质地等,有助于初步判定肿瘤的类型和性质。

1. 肿瘤的形状

肿瘤的形状取决于肿瘤的生长部位、组织来源、生长方式及肿瘤的良恶性等。肿瘤的形状多种多样,发生在深部组织和器官的良性肿瘤常呈结节状;恶性肿瘤则常呈蟹足状;体表或有腔器官的肿瘤常常形成突起的乳头状、息肉状;腺上皮发生的肿瘤可形成囊状。

2. 肿瘤的体积

即肿瘤的大小,早期肿瘤体积小,甚至在显微镜下才能发现,随着肿瘤的生长,直径可达数十厘米,重量可达数千克乃至数十千克。一般而言,肿瘤的体积与肿瘤的性质、生长时间以及发生部位有一定关系。良性肿瘤通常生长缓慢,生长时间较长;恶性肿瘤一般生长迅速,短期内即可转移甚至造成机体死亡。生长于体表或大的体腔(如腹腔)内的肿瘤有时可长得很大;生长于狭小的腔道(如颅腔、椎管)内的肿瘤则一般较小。

3. 肿瘤的数目

肿瘤通常为单发(单克隆性起源),称为单发性肿瘤;有时可为多个(多克隆性起源),称为多发性肿瘤。

4. 肿瘤的颜色

一般肿瘤多呈灰白或灰红色。肿瘤颜色与其起源组织相似,有时可从肿瘤的色泽推测其为何种肿瘤,如脂肪瘤为黄色,血管瘤为红色或暗红色,黑色素瘤多呈黑褐色等。肿瘤是否发生变性、坏死、出血、钙化,以及是否含有色素等,也会影响到肿瘤的颜色,有时可呈现多种颜色混杂。

5. 肿瘤的质地

肿瘤通常较周围正常组织硬,且肿瘤的质地与其起源组织、实质与间质的比例有关,如骨肿瘤质地较硬,脂肪瘤质地较软;纤维瘤、平滑肌瘤质地较韧;实质多于间质的肿瘤质地较软,反之则质地较硬。此外肿瘤有无变性、坏死、钙化、骨化等也会影响肿瘤的质地,如瘤组织发生坏死时变软,有钙盐沉着(钙化)或骨质形成(骨化)时则变硬。

二、 肿瘤的组织结构

肿瘤的组织结构多样,但通常每一种肿瘤的组织可分为实质和间质两部分。少数肿瘤没有肿瘤间质,如白血病、原位癌。

1. 肿瘤的实质

肿瘤的实质指肿瘤细胞,是肿瘤的主要成分。它决定了肿瘤的生物学特性和对机体的影响。肿瘤细胞的形态、结构及其代谢产物是判定肿瘤组织来源和性质以及恶性肿瘤的恶性程度的重要依据,也是对肿瘤进行分类和命名的依据。肿瘤通常只有一种实质成分,但少数肿瘤可以含有两种甚至多种实质成分,如乳腺纤维腺瘤、癌肉瘤、畸胎瘤等。

2. 肿瘤的间质

肿瘤的间质不具有特异性,主要由结缔组织和血管组成,有时还有淋巴细胞,对肿瘤的实质有支持和营养作用,在不同的肿瘤中没有本质的区别。间质血管的多少对肿瘤的生长有一定的影响,间质血管较少的肿瘤,通常生长缓慢;间质血管较丰富的肿瘤,生长较迅速。

三、 肿瘤的分化

肿瘤的分化指肿瘤组织在形态和功能上与其起源的正常组织的相似之处,相似的程度称为肿瘤的分化程度。

四、肿瘤的异型性

肿瘤无论在细胞形态还是组织结构上,都与其起源的正常组织有不同程度的差异,这种差异称为肿瘤的异型性。肿瘤异型性的大小反映了肿瘤组织的成熟程度(即分化程度)。肿瘤异型性小,表明它与起源的正常组织和细胞相似,因而分化程度高;异型性大,表明其与来源的正常组织和细胞有很大的不同,肿瘤组织分化程度低,往往其恶性程度较高。肿瘤的异型性是诊断肿瘤、确定肿瘤的良恶性以及恶性程度高低的重要组织学依据。

1. 肿瘤组织结构异型性

肿瘤组织结构异型性是指肿瘤组织在排列方式上与其起源组织的差异,包括瘤细胞的排列、层次、极向及其与间质的关系等方面。无论是良性肿瘤还是恶性肿瘤在组织结构上均有不同程度的异型性。良性肿瘤的组织结构异型性小,且一般不表现出细胞的异型性,瘤细胞与起源组织相似,因此,良性肿瘤的诊断主要依赖于组织结构的异型性。如平滑肌瘤的瘤细胞与正常平滑肌细胞很相似,只是其排列与正常组织不同,呈编织状结构。恶性肿瘤组织结构异型性大,表现为肿瘤实质与间质关系紊乱,瘤细胞排列紊乱,失去正常的结构与层次,极向紊乱或消失。

2. 肿瘤细胞异型性

良性肿瘤细胞的异型性小,一般与其来源的正常细胞相似。恶性肿瘤细胞具有高度的异型性,表现为:

（1）瘤细胞多形性

肿瘤细胞的体积异常且大小不一,形态不一。分化程度越差、恶性程度越高的肿瘤,瘤细胞的多形性越明显,有时出现奇异瘤巨细胞。

（2）瘤细胞核多形性

恶性肿瘤细胞核体积增大,细胞核与细胞质的比例增大(正常细胞的核质比为 1∶4~1∶6,恶性肿瘤细胞则接近 1∶1)。瘤细胞核大小不一、形状不一、染色不一,甚至可出现巨核、双核、多核或奇异形核。由于核内 DNA 增多,核染色深,染色质呈粗颗粒状,分布不均匀,常堆积于核膜下,使核膜显得增厚,核仁肥大,数目增多。核分裂象增多,并可出现病理性核分裂象,如不对称性、多极性、顿挫性等,对于诊断恶性肿瘤具有重要意义。

（3）瘤细胞胞质的改变

恶性肿瘤细胞的胞质内核蛋白体增多,胞质呈嗜碱性染色。有些肿瘤细胞内尚可出现黏液、糖原、脂质、角蛋白、色素等肿瘤分泌或代谢的产物,特殊染色可显示,对判断肿瘤的组织来源有帮助。

∞ 第三节　肿瘤的生长和扩散 ∞

一、肿瘤的生长

1. 肿瘤的生长方式

肿瘤的生长方式主要有三种:膨胀性生长、浸润性生长和外生性生长。

（1）膨胀性生长

实质器官的良性肿瘤多呈膨胀性生长。肿瘤逐渐增大,不侵袭周围正常组织,似逐渐膨胀的气球,推开或挤压周围组织。肿瘤往往呈结节状,有完整包膜,与周围组织分界清楚。临床检查时肿瘤移动性良好,易于手术摘除,术后不易复发。这种生长方式对局部器官、组织的影响主要是挤压或压迫。

（2）浸润性生长

浸润性生长为大多数恶性肿瘤的生长方式。恶性肿瘤生长迅速,并向周围浸润,破坏周围组织,似树根长入土壤一样。一般无包膜,与邻近组织紧密连接、界限不清。触诊时肿瘤固定,不活动,手术不易切除干净,术后易复发,破坏器官的结构,影响其功能。

（3）外生性生长

发生在体表、体腔或自然管道腔面的肿瘤,常向表面生长,形成突起的乳头状、息肉状、蕈状、菜花状新生物,称为外生性生长。良性肿瘤和恶性肿瘤都可呈外生性生长,但恶性肿瘤在外生性生长的同时,其基底部往往向组织深部呈浸润性生长,其表面由于生长迅速,肿瘤中央血供不足,易发生坏死脱落而形成火山口状溃疡。

2. 肿瘤的生长速度

肿瘤的生长速度主要取决于肿瘤细胞的分化程度。良性肿瘤和恶性肿瘤由于分化程度的差异,生长速度不一样。分化好的良性肿瘤生长缓慢,肿瘤生长的时间可长达数年甚至数十年;分化差的恶性肿瘤生长较快,短期内即可形成明显肿块。

肿瘤的生长受许多因素的影响,如肿瘤细胞的倍增时间（细胞分裂繁殖为两个子代所需的时间）、生长分数（肿瘤细胞群体中处于增殖状态 S 期和 G_2 期的细胞的比例）、肿瘤细胞的生成和死亡的比例及肿瘤血管的生成等。诱导血管生成的能力是恶性肿瘤细胞能否生长、浸润和转移的重要前提。

3. 肿瘤的演进与异质性

恶性肿瘤在生长过程中侵袭性增加的现象称为肿瘤演进,可表现为生长速度加快、浸润周围组织和发生远处转移等。这些生物学现象的出现与肿瘤的异质性有关。恶性肿瘤虽然是从一个发生恶性转化的细胞单克隆性增殖而来,但在生长过程中,经过许多代分裂繁殖产生的子代细胞,可出现不同的基因改变或其他大分子的改变,其生长速度、侵袭能力、对生长信号的反应、对抗癌药物的敏感性等方面都可能有差异,此时这一肿瘤细胞群体不再是由完全一样的肿瘤细胞组成,而是具有异质性的肿瘤细胞群体,是具有各自特性的"亚克隆"。在获得这种异质性的肿瘤演进过程中,具有生长优势和较强侵袭力的细胞压倒了没有生长优势和侵袭力弱的细胞。

二、 肿瘤的扩散

肿瘤的扩散是指呈浸润性生长的肿瘤,向周围组织直接蔓延或经多种途径扩散到身体其他部位。这是恶性肿痛最重要的生物学特点。

1. 直接蔓延

瘤细胞可连续不断地沿着组织间隙、淋巴管或神经束衣侵入并破坏邻近正常组织或器官,继续生长,称为直接蔓延,也称为局部浸润。例如,晚期乳腺癌的瘤细胞可穿过胸肌和肋骨侵入胸腔甚至到达肺脏。

2. 转移

恶性肿瘤细胞从原发部位侵入淋巴管、血管或体腔,迁徙到他处继续生长,形成与原发肿瘤相同组织学类型的肿瘤,这个过程称为转移,所形成的肿瘤称为转移瘤或继发瘤。常见的转移途径有以下几种。

（1）淋巴道转移

淋巴道转移是癌的主要转移方式。

肿瘤细胞侵入淋巴管后,随淋巴流到达局部淋巴结,聚集于边缘窦,继续增殖发展为淋巴结内转移瘤,称淋巴道转移。淋巴结肿大,质地变硬,切面常呈灰白色,无疼痛、压痛。淋巴道转移一般是由近到远,局部淋巴结发生转移后,可继续转移至下一站的淋巴结。如肺癌首先转移到肺门淋巴结;胃癌首先转移到左锁骨上淋巴结;宫颈癌首先转移到宫旁淋巴结;鼻咽癌首先转移到颈上深淋巴结;乳腺癌常先转移到同侧腋窝淋巴结,最后可经胸导管进入血流,再继发血道转移。但绒毛膜癌除外,常经血道转移至肺。

（2）血道转移

血道转移是肉瘤的主要转移方式,也可见于癌晚期。

肿瘤细胞易侵入静脉血管,可随血流到达远处的器官,继续生长,形成转移瘤,称血道转移。侵入体循环静脉系统的瘤细胞可到达肺,在肺内形成转移瘤,如骨肉瘤的肺转移。侵入门静脉系统的瘤细胞,到达肝脏形成转移瘤,如胃癌、肠癌。侵入肺静脉的瘤细胞进入主动脉系统,造成瘤细胞在全身各组织器官广泛播散,常见于脑、肾、肾上腺等处。侵入胸、腰、骨盆静脉的瘤细胞可经吻合支进入脊椎静脉丛,引起椎骨及脑的转移,如前列腺癌可以没有肺转移而发生脊椎的转移,进而转移到脑。

恶性肿瘤可以通过血道转移累及许多器官,但最常见的是肺,其次是肝和骨。转移瘤的形态学特点是边界清楚,常为多个,散在分布,多位于器官表面,呈圆形结节状。转移瘤的中央可因缺血坏死而塌陷,形成所谓"癌脐"。

肿瘤的血道转移部位和器官分布具有一定的选择性,称亲和性。如肺癌易转移到肾上腺和脑;甲状腺癌、肾癌和前列腺癌易转移到骨;乳腺癌常转移到肺、肝、骨、卵巢和肾上腺等。

（3）种植性转移

发生于胸腹腔等体腔内器官的恶性肿瘤,当肿瘤蔓延至器官表面时,瘤细胞可脱落,像播种一样种植在体腔其他器官的表面,形成多个转移瘤的过程,称为种植性转移。

种植性转移多见于腹腔内的恶性肿瘤,如胃癌肿瘤细胞破坏胃壁侵及浆膜后可脱落种植于大网膜、腹膜甚至卵巢等处,在卵巢可形成 Krukenberg 瘤。肺癌常在胸腔形成广泛的种植性转移。脑部恶性肿瘤,如小脑的髓母细胞瘤亦可经过脑脊液转移到脑的其他部位,形成种植性转移。

三、 肿瘤的分级与分期

肿瘤的分级和分期一般用于描述恶性肿瘤的恶性程度。病理学上,根据恶性肿瘤分化程度的高低、异型性的大小及核分裂象的多少来确定其恶性程度的级别。现在多采用简单易掌握的三级分级法,即Ⅰ级为高分化,属低度恶性;Ⅱ级为中分化,属中度恶性;Ⅲ级为低分化,属高度恶性。这种分级法对临床治疗和判断预后有一定参考意义。

肿瘤分期目前有多种不同的方案,其主要原则是根据原发肿瘤的大小、浸润的深度和范围、邻近器官受累情况,局部和远处淋巴结有无转移、远处转移等来确定肿瘤的分期。目前国际上广泛使用的是国际抗癌协会提出的 TNM 分期。T 表示肿瘤原发病灶的情况,随着肿瘤体积的增大依次用 $T_1 \sim T_4$ 来表示;N 表示局部淋巴结受累情况,无淋巴结转移时用 N_0 表示,随着淋巴结受累程度和范围的扩大,依次用 $N_1 \sim N_3$ 表示;M 表示远处转移(通常是血道转移),无远处转移者用 M_0 表示,有远处转移者用 M_1 表示。

∞ 第四节　肿瘤对机体的影响 ∞

一、良性肿瘤对机体的影响

1. 局部压迫和阻塞

局部压迫和阻塞是良性肿瘤对机体的主要影响。消化道良性肿瘤(如突入肠腔的平滑肌瘤)可引起肠梗阻或肠套叠;呼吸道良性肿瘤(如支气管良性肿瘤)可引起严重的呼吸困难;颅内良性肿瘤(如脑膜瘤)压迫脑组织可引起相应的神经系统症状。

2. 继发性改变

良性肿瘤也可发生继发性改变,并对机体造成不同程度的影响,但是远比恶性肿瘤少。如肠的乳头状腺瘤、膀胱的乳头状瘤和子宫黏膜下肌瘤等肿瘤,表面可发生溃疡而引起出血和感染;卵巢囊腺瘤发生蒂扭转,使瘤体坏死出血,引起急腹症;支气管壁的良性肿瘤阻塞气道后引起分泌物潴留可导致肺内感染。

3. 激素增多症状

内分泌腺发生的良性肿瘤,因某种激素分泌过多而对全身产生影响。如垂体前叶腺瘤可分泌大量的生长激素,引起巨人症或肢端肥大症;胰岛细胞瘤可分泌过多的胰岛素,引起阵发性低血糖;甲状旁腺瘤可产生过多的甲状旁腺激素,导致纤维囊性骨病等。

二、恶性肿瘤对机体的影响

恶性肿瘤由于分化不成熟,生长较迅速,可发生浸润或转移,对机体产生严重的影响,治疗效果尚不理想,患者死亡率高,生存率低。

1. 破坏器官结构和功能

恶性肿瘤能破坏原发部位及浸润和转移部位器官的结构和功能。如子宫颈癌晚期,肿瘤可侵及临近的阴道、膀胱、直肠,引起这些组织器官的功能障碍,甚至可转移到肺、肝、骨,引起其功能障碍。

2. 继发改变

恶性肿瘤可因浸润、坏死而并发溃疡、出血、穿孔、感染等。出血是肿瘤侵袭造成的,如肺癌可出现咯血,大肠癌可出现便血,鼻咽癌可出现涕血,子宫颈癌可出现阴道出血,肾癌、膀胱癌可出现无痛性血尿,胃癌可出现大便潜血等,这些出血常常是肿瘤引起医生和患者警觉的信号。坏死可导致自然管道之间的瘘管形成(如食管癌造成的食管气管瘘、子宫颈癌造成的直肠阴道瘘),胃肠道癌的穿孔可导致急性腹膜炎。恶性肿瘤患者常出现发热,多为肿瘤代谢产物、坏死组织、毒性物质和继发感染所致。肿瘤压迫、浸润神经组织可引起顽固性疼痛。

3. 恶病质

恶性肿瘤晚期患者可发生严重消瘦、乏力、贫血、全身衰竭、皮肤干枯呈黄褐色,称恶病质,可致机体死亡。恶病质的发生机理尚未完全阐明,可能是由于肿瘤患者缺乏食欲,进食减少,出血、感染、发热或因肿瘤组织坏死所产生的毒性产物等引起机体的代谢紊乱所致。此外恶性肿瘤生长迅速,消耗大量营养物质,以及晚期癌肿引起的疼痛影响患者的进食和睡眠等,也是导致恶病质的重要因素。

4. 异位内分泌综合征

一些非内分泌腺肿瘤也可产生和分泌激素或激素类物质,引起内分泌紊乱而出现相应的临床症状,称为异位内分泌综合征。如促肾上腺皮质激素(ACTH)、甲状旁腺素(PTH)、胰岛素、抗利尿激素(ADH)、人绒毛膜促性腺激素(hCG)、促甲状腺激素(TSH)、生长激素(GH)、降钙素等。这类肿瘤被称为异位内分泌肿瘤,大多数为恶性肿瘤,其中以癌为多,如肺癌的小细胞癌分泌促肾上腺皮质激素,甲状腺癌的髓样癌分泌降钙素等。

5. 副肿瘤综合征

由于肿瘤的产物(包括异位激素)或异常免疫反应(包括交叉免疫、自身免疫、免疫复合物沉着等)或其他不明原因间接引起内分泌、神经、消化、造血、骨关节、肾脏及皮肤等系统发生病变,出现相应的临床表现,称为副肿瘤综合征。血液的高凝状态引起的血栓形成、痛风、高血钙、自身免疫性关节炎等都属于副肿瘤综合征,前述的异位内分泌综合征也属于副肿瘤综合征。

【模拟考场】

1. 肿瘤的实质是指(   )
A. 神经组织　　　　B. 纤维组织　　　　C. 血管　　　　D. 肿瘤细胞
2. 在肿瘤患者的周围血液中查见恶性肿瘤细胞,说明该患者的肿瘤(   )
A. 肯定已发生血道转移　　　　B. 有可能发生转移
C. 肯定已是恶性肿瘤晚期　　　　D. 已并发白血病
3. 下列有关肿瘤特征的描述,正确的是(   )
A. 镜下观一定与生物学行为一致
B. 生物学行为决定肿瘤对机体的影响
C. 镜下观决定肿瘤对机体的影响
D. 肿瘤对机体影响是判断良恶性的主要依据

∞ 第五节　肿瘤的命名与分类 ∞

人体肿瘤的种类繁多,命名复杂,一般根据肿瘤的组织来源和生物学特性来命名。

一、肿瘤的一般命名

1. 良性肿瘤的命名

良性肿瘤的命名是在来源组织或细胞类型名称后加"瘤"字。如来源于纤维组织的良性肿瘤称为纤维瘤;来源于腺上皮的良性肿瘤称为腺瘤;含有腺体和纤维两种成分的良性肿瘤称纤维腺瘤。

有时还结合肿瘤的形态特点命名,如来源于皮肤鳞状上皮的良性肿瘤,外观呈乳头状,称为鳞状上皮乳头状瘤或简称乳头状瘤;如腺瘤呈乳头状生长并有囊腔形成者称为乳头状囊腺瘤。

2. 恶性肿瘤的命名

恶性肿瘤的命名比较复杂,根据组织来源的不同有不同的命名。

(1)癌

上皮组织的恶性肿瘤命名时在其来源组织名称之后加"癌"字。如来源于鳞状上皮的恶性肿瘤称为鳞状细胞癌,简称鳞癌;来源于腺上皮的恶性肿瘤称为腺癌。有时还结合其形态特点命名,如形成乳头状及囊状结构的腺癌称为乳头状囊腺癌。通常所称的"癌症"泛指所有的恶性肿瘤。

(2)肉瘤

间叶组织(包括纤维组织、脂肪、肌肉、血管、骨、软骨组织等)发生的恶性肿瘤,其命名是在来源组织名称之后加"肉瘤"二字,如纤维肉瘤、脂肪肉痛、骨肉瘤等。

(3)癌肉瘤

恶性肿瘤中既有癌的成分,又有肉瘤的成分时称为癌肉瘤。

二、 肿瘤的特殊命名

有少数肿瘤的命名不能套用上述的命名方式,这类肿瘤的命名通常有以下几种方法。

1. 以"母细胞瘤"命名的肿瘤

有些肿瘤的形态类似发育过程中的某种幼稚细胞或组织,称为母细胞瘤,其中大多数是恶性,少数为良性。恶性者有神经母细胞瘤、肾母细胞瘤、视网膜母细胞瘤、髓母细胞瘤等;良性者有肌母细胞瘤、骨母细胞瘤、软骨母细胞瘤、脂肪母细胞瘤等。

2. 冠以"恶性"的肿瘤

在肿瘤前加上"恶性"二字,如恶性脑膜瘤、恶性畸胎瘤。

3. 以人名命名的肿瘤

如尤因肉瘤(Ewing 肉瘤,恶性)、霍奇金淋巴瘤(Hodgkin 淋巴瘤,恶性)、肾母细胞瘤(Wilms 瘤,恶性)。

4. 以"瘤"结尾的恶性肿瘤

如精原细胞瘤、无性细胞瘤。

5. 习惯用名

如白血病、色素痣。

6. 瘤病

常用于多发性良性肿瘤,如神经纤维瘤病、息肉状腺瘤病。

7. 以瘤细胞形态命名的肿瘤

如燕麦细胞癌、透明细胞肉瘤、印戒细胞癌。

8. 含有两个以上胚层组织的肿瘤

畸胎瘤是性腺或胚胎剩件中的全能细胞发生的肿瘤,多发生于性腺,一般含有两个以上胚层的多种成分,结构混乱,分为成熟畸胎瘤(良性)和不成熟畸胎瘤(恶性)两类。

9. 以解剖学部位命名的肿瘤

如听神经瘤(良性)、颅咽管瘤(良性)。

∞ 第六节 肿瘤的鉴别 ∞

一、 良性肿瘤和恶性肿瘤的鉴别

良、恶性肿瘤的生物学特性明显不同,对机体的影响有极大的差别。一般来说良性肿瘤对机体影响小,治疗效果好;恶性肿瘤对机体的危害较大,治疗效果不够理想。因此,区别良性肿瘤与恶性肿瘤,对于正确诊断和治疗具有重要的实际意义。目前对于肿瘤性质的判定主要是依据病理形态学上的异型性,并结合其生物学行为(浸润、转移)等多项指标。良、恶性肿瘤的区别见表5-6-1。

表 5-6-1 良、恶性肿瘤的区别

	良性肿瘤	恶性肿瘤
组织分化程度	分化好,异型性小,与原有组织的形态相似	分化不好,异型性大,与原有组织的形态差别大
核分裂象	无或稀少,不见病理性核分裂象	多见,可见病理性核分裂象
生长速度	生长缓慢	生长较快
生长方式	膨胀性或外生性生长,常有包膜形成,与周围组织一般分界清楚,故通常能推动	浸润性或外生性生长,无包膜,一般与周围组织分界不清楚,通常不能推动
继发改变	很少发生坏死、出血	常发生出血、坏死、溃疡形成等
转移	不转移	常有转移
复发	手术切除后很少复发	手术切除等治疗后复发较多
对机体的影响	对机体的影响较小,主要为局部压迫或阻塞	对机体影响较大,除压迫、阻塞外,还可以破坏原发处和转移处的组织,引起坏死、继发感染,甚至造成恶病质

【巧思妙计】

良、恶性肿瘤的区别:良小慢外不转不发,恶大快润又转又发。

有时良性肿瘤与恶性肿瘤之间并没有严格的界限,我们将组织形态和生物学行为介于良性肿瘤与恶性肿瘤之间的某些肿瘤称为交界性肿瘤。交界性肿瘤易复发,但通常不发生转移,发生恶性变的概率比良性肿瘤要高,如卵巢交界性浆液性乳头状囊腺瘤和交界性黏液性囊腺瘤、中间型内皮瘤等。

二、癌与肉瘤的鉴别

恶性间叶组织肿瘤统称为肉瘤。有些类型的肉瘤较多发生于儿童或青少年,例如胚胎性横纹肌肉瘤多见于儿童,60%的骨肉瘤发生在 25 岁以下;有些类型的肉瘤则主要发生于中老年人,如脂肪肉瘤。肉瘤体积常较大,切面多呈灰红色或灰白色,质地柔软、细腻、湿润,似鱼肉状。肉瘤易发生出血、坏死、囊性变。镜下肉瘤细胞大多弥漫分布,不形成瘤实质细胞团块,因此实质与间质分界不清,网状纤维染色可见瘤细胞间存在网状纤维。肉瘤结缔组织少,血管丰富,故常经血道转移。上述各肉瘤特点均与癌有所不同,正确掌握癌与肉瘤的区别,对肿瘤的病理诊断及临床治疗均有重要意义(表 5-6-2)。

表 5-6-2   癌与肉瘤的区别

	癌	肉瘤
组织来源	上皮组织	间叶组织
发病率	较高,约为肉瘤的 9 倍,多见于 40 岁以后成人	较低,有些类型主要发生在年轻人或儿童;有些类型主要见于中老年人
年龄	中年以上	青少年多见
部位	皮肤、黏膜、内脏多见	四肢、躯干多见
大体特点	质较硬、色灰白、较干燥	质软、色灰红、湿润、鱼肉状
组织学特征	多形成癌巢,实质与间质分界清楚,纤维组织常有增生,腺管状、索状排列	肉瘤细胞多弥漫分布,实质与间质分界不清,间质内血管丰富,纤维组织少
网状纤维	癌细胞间多无网状纤维	肉瘤细胞间多有网状纤维
转移	多经淋巴道转移	多经血道转移

【巧思妙计】

癌与肉瘤的区别:上癌多成白清无网淋;间肉少青红不清有网血。

【模拟考场】

4.肿瘤一般命名法必须反映肿瘤的(　　　)

A. 部位　　　　　　　B. 组织来源　　　　　　C. 性质　　　　　　D. 形态

5.交界性肿瘤是指(　　　)

A. 介于良性与恶性之间的肿瘤　　　　　　B. 既有鳞癌,又有腺癌的肿瘤

C. 同时具有癌和肉瘤结构的肿瘤　　　　　D. 发生于表皮与真皮交界处的肿瘤

6.下列哪项属于良性肿瘤(　　　)

A. 多行性腺瘤　　　B. 精原细胞瘤　　　C. 黑色素瘤　　　　D. 淋巴瘤

7.由两个或两个以上胚层组织构成的肿瘤是(　　　)

A. 癌肉瘤　　　　　B. 未分化癌　　　　C. 畸胎瘤　　　　　D. 错构瘤

8.癌与肉瘤的根本区别是(　　　)

A. 镜下特点不同　　　B. 恶性程度不同　　　C. 转移途径不同　　　D. 组织来源不同

9. 诊断肉瘤的主要依据是(　　)

A. 恶性肿瘤细胞弥漫性分布,并与间质分界不清

B. 青年人

C. 异型性明显

D. 肺部转移

10. 癌与肉瘤的最主要区别是(　　)

A. 发生部位不同　　　B. 组织来源不同　　　C. 发生的年龄不同　　　D. 转移的途径不同

∞ 第七节　癌前病变、不典型性增生、原位癌、浸润癌 ∞

一、癌前病变

癌前病变(癌前疾病)是指某些具有癌变潜在可能性的良性病变,如长期存在,有少数病例可能转变为癌。因此早期发现并积极治疗癌前病变对肿瘤的预防具有重要意义。正常细胞从增生到癌变,要经过一个缓慢而渐进的演变过程,取决于多种因素。并非所有的癌前病变均会转变成癌,大多数的癌并没有明确的癌前病变。常见的癌前病变有以下几种。

1. 黏膜白斑

常发生于口腔、外阴、阴茎、子宫颈及食管等处,主要病理变化是该处的鳞状上皮过度增生和过度角化,并出现一定异型性。因肉眼观呈干燥、粗糙的白色斑块而得名。长期不愈有可能转变为鳞状细胞癌。

2. 纤维囊性乳腺病

纤维囊性乳腺病也称为乳腺纤维囊性改变,由内分泌失调引起,常见于40岁左右的女性。主要表现为乳腺小叶导管和腺泡上皮细胞增生,甚至形成乳头并可发生囊性扩张,小叶周围纤维组织也有增生。伴导管内乳头状增生者较易发生癌变。

3. 结肠、直肠多发息肉病

本病常有家族史,癌变率很高。据统计其癌变率可达40%～50%。

4. 慢性 B 型萎缩性胃炎及胃溃疡

慢性萎缩性胃炎伴胃腺体肠上皮化生者与胃癌发生有一定关系,如久治不愈者可发生癌变。慢性胃溃疡边缘因刺激而不断增生可发生癌变,癌变率约为1%。

5. 溃疡性结肠炎

溃疡性结肠炎在溃疡反复发作和增生的基础上可发展为结肠癌。

6. 皮肤慢性溃疡

经久不愈的皮肤慢性溃疡,特别是发生在小腿者可发展为鳞癌。在长期慢性炎症的刺激下,鳞状上皮过度增生可转变为鳞癌。

7. 肝硬化

由慢性病毒性肝炎所致的肝硬化患者,相当一部分可发展为肝细胞性肝癌。

二、不典型增生

不典型增生也称非典型增生、异型增生,指细胞增生活跃并出现一定的异型性,但还不足以诊断为癌。多指上皮的病变,包括被覆上皮(如鳞状上皮、尿路上皮)和腺上皮(如乳腺导管上皮、宫内膜腺上皮)。镜下见细胞增生活跃,层次增多,排列紊乱,极向消失;细胞大小不等,形态多样;核大而深染,核浆比例增大,核分裂增多,但多为正常核分裂象。

根据其异型性程度和累及范围,可分为轻、中、重三级,如子宫颈的鳞状上皮不典型增生可分为:(1)轻度不典型增生:异型增生的上皮累及上皮层下部的 1/3(Ⅰ级);(2)中度不典型增生:累及上皮层下部的 2/3(Ⅱ级);(3)重度不典型增生:累及上皮层下部的 2/3 以上,但尚未达到全层(Ⅲ级);轻度异型增生可恢复正常;中重度则较难逆转。

三、原位癌

原位癌指异型增生的细胞在形态和生物学特性上,与癌细胞相同,常累及上皮的全层,但尚未突破基底膜向下浸润,是一种早期癌。如子宫颈、食管及皮肤的原位癌。乳腺癌未突破小叶腺泡侵及小叶外组织时,称小叶原位癌。原位癌可发展为浸润癌。早期发现,积极治疗,可防止其发展为浸润癌而提高肿瘤的治愈率。

目前,较多使用"上皮内瘤变"这一概念来描述上皮从不典型增生到原位癌这一连续的过程。将轻度不典型增生称为上皮内瘤变Ⅰ级,中度不典型增生称为上皮内瘤变Ⅱ级,重度不典型增生和原位癌称为上皮内瘤变Ⅲ级。例如,子宫颈上皮内瘤变Ⅰ级、Ⅱ级和Ⅲ级。将重度不典型增生和原位癌统称为上皮内瘤变Ⅲ级主要是因为重度不典型增生和原位癌二者实际上难以划分,而且其处理原则基本一致。

四、浸润癌

原位癌侵蚀基底膜后称为浸润癌。侵袭深度不超过基底膜下 5 mm 且宽度不超过 7 mm 者称为早期浸润癌。

【模拟考场】

11. 下列哪项属于癌前疾病(　　)

A. 胃溃疡　　　　　　　B. 慢性浅表性胃炎　　C. 皮肤瘢痕　　　　　　D. 肺结核球

12. 早期癌包括(　　)

A. 癌前病变和不典型增生　　　　　　　B. 上皮内瘤变和原位癌

C. 原位癌和早期浸润癌　　　　　　　　D. 不典型增生和上皮内瘤变

13. 原位癌的特点不包括(　　)

A. 上皮全层细胞不典型增生　　　　　　B. 有时癌细胞累及腺体,基底膜完整

C. 属良性病变　　　　　　　　　　　　D. 不发生转移

∞ 第八节　常见肿瘤举例 ∞

一、上皮组织肿瘤

上皮组织包括被覆上皮和腺上皮。上皮组织发生的肿瘤最为多见，人体的恶性肿瘤大部分来源于上皮组织，对人体危害极大。

1. 上皮组织良性肿瘤

（1）乳头状瘤

由被覆上皮发生的良性肿瘤，可由鳞状上皮、柱状上皮、移行上皮发生。肉眼观，肿瘤向表面呈外生性生长，形成许多手指样或乳头状突起，并可呈菜花状或绒毛状。肿瘤根部常有细蒂与正常组织相连。镜下见乳头表面覆盖增生的上皮，乳头轴心由血管和结缔组织等间质成分构成。常见于皮肤、鼻、鼻窦、喉、外耳道、膀胱等处。应该引起重视的是膀胱、阴茎、结肠和外耳道的乳头状瘤易恶变为乳头状癌。

（2）腺瘤

由腺上皮发生的良性肿瘤，多见于甲状腺、卵巢、乳腺、涎腺、胃肠道，也见于汗腺、皮脂腺、垂体、肾上腺等处。结肠、直肠的腺瘤常为息肉状，腺器官内的腺瘤则多呈结节状，且常有包膜，与周围组织分界清楚。腺瘤的腺体与其起源腺体相似，且具有一定的分泌功能。不同的是，腺瘤的腺体大小不一、形态不规则，排列紧密，即存在一定的组织结构异型性。

根据腺瘤的组成成分和形态特点，通常可将腺瘤分为以下几种类型：① 纤维腺瘤；② 囊腺瘤；③ 管状腺瘤；④ 多形性腺瘤；⑤ 绒毛状腺瘤。

2. 上皮组织恶性肿瘤

癌是由上皮组织发生的恶性肿瘤，是人类最常见的一类恶性肿瘤，多见于 40 岁以上的人群。癌的特点：常以浸润性生长为主，故与周围组织分界不清，早期经淋巴道转移，晚期可经血道转移。发生在皮肤、黏膜表面的癌，肉眼观，常呈息肉状、蕈伞状或菜花状，表面常有坏死及溃疡形成。发生在器官内的癌常为不规则的结节状并呈树根状或蟹足状向周围组织浸润，切面常为灰白色，干燥，质地较硬。镜下，癌细胞可呈巢状（癌巢）、条索状、腺管状或腺泡状排列，与间质分界清楚。低分化或未分化癌的癌细胞在间质内呈弥漫浸润性生长，与间质分界不清。网状纤维染色可见网状纤维位于癌巢周围，而癌细胞间无网状纤维。癌细胞表达上皮性标记如细胞角蛋白（CK）、上皮细胞膜抗原（EMA）等有助于组织学诊断。较常见的癌有以下几种。

（1）鳞状细胞癌

简称鳞癌，发生在身体原有鳞状上皮覆盖的部位或发生鳞状上皮化生的部位。如皮肤、口腔、唇、食管、喉、子宫颈、阴道、阴茎等处；支气管、胆囊、肾盂在鳞状上皮化生的情况下也可发生鳞癌。肉眼观呈菜花状向表面生长，同时向深层浸润性生长，表面可因坏死脱落而形成溃疡。镜下癌细胞呈巢状分布，界限清楚。分化好的鳞癌癌巢内，癌细胞间可见到细胞间桥，在癌巢的中央可出现同心圆状红染的层状角化物，称为角化珠或癌珠；分化较差的鳞癌无角化珠形成，甚至也无细胞间桥。细胞异型性明显并见较多的核分裂象。

（2）基底细胞癌

由基底细胞或表皮原始上皮发生,多见于老年人头面部。癌巢由深染的基底样细胞构成。基底细胞癌生长缓慢,表面常因坏死形成溃疡,并可浸润破坏深层组织,但几乎不发生转移,对放射治疗很敏感,临床上呈低度恶性的病程。

（3）尿路上皮癌

又称移行细胞癌,来自膀胱、输尿管或肾盂等处的移行上皮,肿瘤常为多发,呈乳头状或菜花状,可溃破形成溃疡或广泛浸润深层组织。镜下癌细胞似移行上皮,呈多层排列,有异型性。无痛性血尿往往是其临床表现的第一信号。

（4）腺上皮细胞癌

从腺体、导管或分泌上皮发生的恶性肿瘤。根据其形态结构和分化程度,可分为腺癌(分化较好、有腺样结构),单纯癌(低分化、形成实体癌巢),黏液癌(腺癌分泌黏液较多)。

① 腺癌。多见于胃肠道、胆囊、甲状腺、卵巢、子宫体等。肉眼观,肿瘤常呈息肉状、结节状、菜花状,可有溃疡形成。镜下癌细胞形成大小不等、形态不一、排列不规则的腺体或腺样结构。癌细胞不规则地排列成多层,异型性明显,核分裂象多见。主要由腺管构成的腺癌称为管状腺癌;有大量乳头状结构形成时称为乳头状腺癌;腺腔高度扩张呈囊状时称为囊腺癌;伴乳头状生长的囊腺癌称为乳头状囊腺癌。

② 单纯癌。属低分化的腺癌,恶性程度较高。多发生于乳腺,少数可发生于胃腺及甲状腺。癌巢为实体性,无腺样结构,癌细胞异型性明显,核分裂象多见。有的结缔组织多,癌巢小而少,质地硬,称为硬癌;有的癌巢较大而多,结缔组织相对较少,并可伴有较丰富的淋巴细胞浸润,质软如脑髓,称为髓样癌。

③ 黏液癌。腺癌组织中黏液成分超过50%,则称其为黏液腺癌。因分泌大量的黏液,肉眼观,癌组织呈灰白色半透明胶冻样,又称为胶样癌,常见于胃肠道。镜下黏液可堆积在腺腔内使腺腔扩张,甚至破裂形成黏液湖,成片的癌细胞脱落后漂浮于黏液湖中。有时呈弥漫分布,产生的黏液聚积在癌细胞内,将核挤向一侧,细胞呈印戒状,称为印戒细胞。印戒细胞癌早期即可有广泛的浸润和转移,预后不佳。

二、 间叶组织肿瘤

1. 间叶组织良性肿瘤

这类肿瘤的分化程度高,组织结构异型性小,细胞形态、质地、颜色等均与起源组织相似。肿瘤多呈膨胀性生长,有包膜,生长慢。常见的类型有以下几种。

（1）纤维瘤

常见于四肢及躯干的皮下。肉眼观肿瘤呈结节状,有包膜,切面呈灰白色、编织状的条纹结构,质地较硬。镜下瘤细胞由于分化良好,与正常的纤维细胞形态相似,但是排列方式上有改变,呈编织状排列,瘤细胞间有丰富的胶原纤维。生长缓慢,手术切除后一般不再复发。

（2）脂肪瘤

常见于背、肩、颈及四肢近端的皮下组织,是最常见的良性肿瘤。肉眼观呈圆形、扁圆形或分叶状,有包膜、质地柔软,切面为淡黄色,有油腻感。常为单发,亦可为多发。镜下与正常脂肪组织的主要区别在于有包膜和纤维间隔。脂肪瘤一般无症状,极少恶变,手术易切除。

（3）血管瘤

常见，可发生在许多部位，如皮肤、肌肉、内脏器官等。多为先天性，常见于儿童的头面部皮肤。内脏血管瘤以肝脏最多见。病理学将血管瘤分为毛细血管瘤（由增生的毛细血管构成）、海绵状血管瘤（由扩张的血窦构成）及混合型血管瘤（即两种改变并存）三种。肉眼观，无包膜，呈浸润性生长，在皮肤或黏膜可呈突起的鲜红斑块，或呈暗红、紫红色斑。内脏血管瘤多呈结节状。血管瘤可随身体发育而长大，成年后一般停止发展，甚至可以自然消退。

（4）平滑肌瘤

最多见于子宫，其次为胃肠道，预后好。肉眼观肿瘤为球形或结节状，界限清楚，质硬，色灰白或灰红，切面常为编织状或漩涡状。单发或多发，子宫平滑肌瘤常为多发。镜下瘤细胞呈梭形，近似于正常的平滑肌细胞。瘤细胞互相编织呈束状或呈栅状排列，核呈长杆状，两端钝圆，核分裂象少见。

（5）软骨瘤

软骨瘤是最常见的骨肿瘤。自骨膜发生并向外突起者，称外生性软骨瘤；发生于短骨和长骨骨干髓腔内者，称为内生性软骨瘤。肉眼观，切面呈淡蓝色或银白色，半透明，可有钙化或骨化，有时可发生囊性变。镜下可见瘤组织由分化成熟的软骨细胞和软骨基质组成，呈不规则分叶状结构，小叶由疏松的纤维血管间质包绕。发生在指（趾）骨的软骨瘤极少恶变；盆骨、胸骨、肋骨、四肢长骨或椎骨的软骨瘤易恶变。

2. 间叶组织恶性肿瘤

间叶组织恶性肿瘤统称为肉瘤，多见于青少年。肉瘤比癌的发生概率要低。常见的肉瘤有以下几种。

（1）纤维肉瘤

由纤维结缔组织发生，其发生部位与纤维瘤相同，以四肢皮下组织多见。肉眼观，肿瘤呈结节状或不规则状，无包膜或有假包膜，切面灰白或灰红色，质地细腻。分化好的纤维肉瘤，瘤细胞多呈梭形，异型性小，与纤维瘤有些相似；分化差者有明显异型性。分化程度高的纤维肉瘤，生长缓慢，极少复发和转移；分化差的则生长快，手术切除后易复发，且易发生转移。

（2）脂肪肉瘤

是肉瘤中较常见的一种。多见于40岁以上的成人，常发生在大腿及腹膜后等深部软组织。肉眼观，大多数肿瘤呈结节状或分叶状，表面常有一层假包膜。切面分化好的脂肪瘤呈黄色或黄红色，有油腻感；分化差的有时可呈鱼肉状或黏液样。镜下肿瘤细胞大小形态各异，可见分化差的瘤细胞呈星形、梭形、小圆形，出现明显异型性和多样性的脂肪母细胞，胞质内含有大小不等的脂肪空泡，也可见成熟的脂肪细胞。

（3）平滑肌肉瘤

好发部位与平滑肌瘤相似，多发生于子宫及胃肠道，偶可见于腹膜后、肠系膜、大网膜及皮下软组织。软组织平滑肌肉瘤多见于中老年人。肉眼观，肿瘤常为不规则结节状肿块，部分有假包膜，切面灰红或灰白色，鱼肉状或编织状。可继发出血、坏死、囊性变。肿瘤细胞凝固性坏死和核分裂象的多少对平滑肌肉瘤的诊断及其恶性程度的判断很重要。

（4）横纹肌肉瘤

是除白血病以外儿童最常见的恶性肿瘤。主要见于10岁以下婴幼儿和儿童，少见于成人。好发于头颈部、泌尿生殖道等，偶可见于四肢。肿瘤由不同分化阶段的横纹肌母细胞组成。横纹肌肉瘤有胚胎性横纹肌肉瘤、腺泡状横纹肌肉瘤和多形性横纹肌肉瘤等组织类型。

（5）血管肉瘤

血管肉瘤起源于血管内皮细胞，有时又称恶性血管内皮瘤，可发生在各器官和软组织。发生于软组织者多见于皮肤，尤以头面部多见。肿瘤多隆起于皮肤，呈结节状或丘疹状，暗红或灰白色。肿瘤极易坏死出血。镜下，分化好的瘤组织形成大小不一、形状不规则的管腔样结构，肿瘤性血管内皮细胞有不同程度异型性，可见核分裂象；分化差者瘤细胞常呈团片状增生，血管腔可不明显，瘤细胞异型性明显，核分裂象多见。

（6）骨肉瘤

骨肉瘤起源于骨母细胞，是最常见、恶性度最高的骨组织恶性肿瘤。常见于青少年，好发于四肢长骨干骺端，尤其是股骨下端和胫骨上端。肉眼观，肿瘤呈梭形膨大，切面灰白色、鱼肉状，常见出血坏死；侵犯破坏骨皮质，若肿瘤性骨质形成较多，则质地较硬。肿瘤位于干骺端的髓腔中央或偏中心生长，随着肿瘤逐渐增大，可侵犯破坏骨皮质，引起病理性骨折。瘤组织向周围软组织内生长，形成梭形肿块。肿块内可形成放射状新生骨小梁，与骨干纵轴垂直或斜行，X线片上形成日光放射状条纹。此外，在肿瘤与正常组织交界处的上下两端，肿瘤表面的骨外膜常被瘤组织掀起，上下两端可见骨皮质和掀起的骨外膜之间形成三角形隆起，在X线上称为 Codman 三角。日光放射状的骨小梁和 Codman 三角的形成，是骨肉瘤的重要 X 线特征。镜下见肿瘤由明显异型性的梭形或多边形肉瘤细胞组成，肉瘤细胞可直接形成肿瘤性骨样组织或骨组织，这是诊断骨肉瘤最重要的组织学依据。骨肉瘤恶性程度高，生长迅速，预后差，早期经血道转移至肺。

（7）软骨肉瘤

发病年龄多在 40~70 岁。多见于盆骨，也可发生在股骨、胫骨等长骨和肩胛骨等处。肉眼观，肿瘤位于骨髓腔内，呈灰白色、半透明的分叶状肿块。镜下见软骨基质中有异型的软骨细胞，核大深染，核仁明显，核分裂象多见，出现较多的双核、巨核和多核瘤巨细胞。软骨肉瘤一般比骨肉瘤生长慢，转移也较晚。

三、淋巴造血组织肿瘤

1. 白血病

白血病是骨髓造血干细胞发生的恶性肿瘤，是世界范围内常见的恶性肿瘤。在儿童和青少年的恶性肿瘤中，白血病居第 1 位。

造血干细胞分化和生长的各个阶段都可能发生变异，形成具有恶性肿瘤特性的白血病细胞。白血病细胞侵袭和取代正常的骨髓组织，并大量进入外周血液，进而浸润肝、脾、淋巴结等全身组织和器官，造成贫血、出血、感染等。

白血病的分类：（1）根据病情急缓和白血病细胞分化程度分为急性白血病和慢性白血病；（2）根据异常细胞的来源分为淋巴细胞性白血病和粒细胞性（髓细胞性）白血病；（3）根据外周血白细胞的数量分为白细胞增多性白血病和白细胞不增多性白血病；（4）目前国内外通用的是法、美、英三国协作组的 FAB 分类，即根据白血病细胞的来源和分化程度将急性白血病分为急性淋巴细胞白血病和急性粒细胞（髓细胞性）白血病；将慢性白血病分为慢性淋巴细胞白血病和慢性粒细胞（髓细胞性）白血病。在我国以急性白血病居多。

各型白血病的组织器官病损相似，幼稚的白细胞持续增生和浸润累及所有的胚胎期造血器官,同时也浸润破坏正常组织。骨髓白血病细胞弥漫增生,导致正常造血细胞受抑制甚至摧毁,骨髓呈灰白或灰绿色。患者在临床上出现严重的贫血、出血和继发感染是导致白血病患者死亡的直接原因。骨皮质受浸润可发生病理性骨折,白血病细胞大量增生导致骨髓腔内压力升高可引起骨痛。白血病细胞浸润可导致全身淋巴结、脾脏、肝脏肿大和结构破坏。此外,白血病细胞的浸润可出现在神经组织、消化道、肺、皮肤、肌肉等处,造成相应部位的结构破坏和功能障碍。

2. 淋巴瘤

淋巴瘤也称恶性淋巴瘤,是原发于淋巴结和淋巴结外淋巴组织的恶性肿瘤,是儿童和青年较常见的恶性肿瘤之一,占我国全部恶性肿瘤的 3%~4%。根据瘤细胞的形态特点,可将淋巴瘤分为霍奇金淋巴瘤和非霍奇金淋巴瘤两大类,我国以非霍奇金淋巴瘤患者居多,占80%~90%。

(1)霍奇金淋巴瘤

以往称为霍奇金病,是恶性淋巴瘤的一个特殊类型。霍奇金淋巴瘤最常累及颈部和锁骨上淋巴结,其次为腋下、纵隔、腹膜后、主动脉旁等处的淋巴结。病变常从一个或一组淋巴结开始,很少开始即为多发性。晚期可累及脾、肝、骨髓等处。临床上最常见的表现为局部淋巴结无痛性肿大(通常是颈部淋巴结),伴发热、贫血、体重下降、瘙痒、局部的压迫等症状,可伴有肝、脾肿大。肉眼观,受累淋巴结肿大,相邻淋巴结可发生相互粘连或形成巨大肿块,不易推动。切面呈灰白色、鱼肉状,可见黄色坏死区。镜下见肿瘤细胞,即 Reed-Sternberg 细胞(R-S细胞)及其变异细胞。典型的 R-S 细胞,直径 15~45 μm,呈圆形或卵圆形,胞质丰富,呈嗜酸性;双核或多核,核圆形或卵圆形,核膜厚,核中央见大而圆的嗜酸性的核仁,核仁周围有空晕。双核面对面排列,彼此对称,形成所谓的镜影细胞,这对霍奇金淋巴瘤最具诊断意义。

(2)非霍奇金淋巴瘤

指霍奇金淋巴瘤以外的淋巴瘤,占所有淋巴瘤的 80%~90%,好发于 40~60 岁的人群,男性多于女性。根据免疫学标记,该肿瘤大多起源于 B 淋巴细胞,部分来源于 T 淋巴细胞,极少数来源于组织细胞。非霍奇金淋巴瘤 65%原发于淋巴结,好发部位为颈部淋巴结,其次为腋下与腹股沟淋巴结等;35%原发于淋巴结以外的淋巴组织,如消化道、呼吸道、肺、皮肤、涎腺、甲状腺及中枢神经系统等。晚期可侵犯肝、脾和骨髓,此时可于血液中出现瘤细胞,发生"白血病血象"。非霍奇金淋巴瘤由形态较一致的瘤细胞组成,较少见到反应性成分。其发病部位的随机性或不定性,病理形态的复杂性和临床表现的多样性是非霍奇金淋巴瘤与霍奇金淋巴瘤不同之处。

肉眼观,淋巴结肿大,切面灰白或淡粉红色,鱼肉状,可见坏死区。镜下淋巴结结构破坏,为肿瘤细胞所占据,肿瘤细胞排列有两种方式,一种为弥漫性,另一种为结节性。淋巴滤泡的发生中心是 B 淋巴细胞转化场所,在淋巴细胞分化成熟过程中的任何阶段都可发生异常,导致恶变,形成相应类型的肿瘤。B 细胞淋巴瘤是不同转化阶段的 B 淋巴细胞肿瘤,多数来自滤泡中心细胞,分为滤泡型和弥漫型两种形态学结构。T 淋巴细胞分布于副皮质区,其转化过程不经过核分裂阶段,而转化为免疫母细胞。T 细胞淋巴瘤形态多样,其发生在皮肤者,因早期表现为湿疹样病变伴皮肤瘙痒,故名蕈样霉菌病。

【模拟考场】

14. 下列肿瘤中属于上皮组织良性肿瘤的是(　　　　)

A. 毛细血管瘤　　　　B. 肾母细胞瘤　　　　C. 腺瘤　　　　　　D. 畸胎瘤

15. 下列哪种瘤组织中可形成角化珠(　　)

A. 腺瘤　　　　　　　B. 骨内瘤　　　　　　C. 鳞状细胞癌　　　D. 纤维腺瘤

16. 高分化鳞癌最主要的特征是(　　)

A. 癌巢形成　　　　　B. 癌珠形成　　　　　C. 异型性小　　　　D. 分化程度高

∞ 第九节　肿瘤的病因与发病机制 ∞

一、肿瘤发生的分子生物学基础

机体正常的细胞中存在着原癌基因、癌基因和肿瘤抑制基因等,它们对细胞的生长、分化起正向或者反向调节,在保持机体正常功能方面起重要作用,如果这些基因发生异常改变,就可能引起细胞转化和肿瘤发生。

1. 癌基因

(1)原癌基因、癌基因及其产物

原癌基因是在正常细胞基因组中发现与病毒癌基因十分相似的 DNA 序列,在正常细胞内以非激活形式存在,可在多种因素的作用下被激活成为癌基因。

(2)原癌基因的激活

① 结构改变(突变)。产生具有异常功能的癌蛋白。引起原癌基因突变的 DNA 结构改变有:点突变、染色体重排或易位、启动子插入和基因扩增。原癌基因突变使癌基因适当或过度表达;或使表达功能的基因受抑制;或开启只在胚胎时期才有活性的基因等,使其表达产物发生异常。

② 基因表达调控异常。并非原癌基因的结构异常,而是基因调节发生改变,导致基因过度表达,产生过多的生长促进蛋白。细胞受到持续的过度的生长信号刺激而发生转变。

2. 肿瘤抑制基因

肿瘤抑制基因是正常细胞存在的,对细胞的分裂、生长起负调节作用的基因。其编码的蛋白质能抑制细胞的分裂增殖,又称抑癌基因。其功能丧失可能促进细胞的转化。肿瘤抑制基因根据其作用机制分为管理基因和看门基因,前者的作用是通过修复 DNA 损伤以维持基因组完整性,如 *BRCA1*、*BRCA2* 等;后者的作用是抑制带损伤 DNA 的细胞增殖或促进其死亡,如 *p53*、*RB*、*APC* 等。

3. 凋亡调节基因和 DNA 修复调节基因

细胞凋亡受抑、细胞死亡不足是肿瘤发病的另一个重要因素。调节细胞凋亡的基因及其产物在某些肿瘤的发生上也起着重要的作用。研究表明 Bcl-2 蛋白可以抑制细胞凋亡,Bcl-2 蛋白增多,细胞则长期存活;Bax 蛋白可以促进细胞凋亡,Bax 蛋白增多,细胞则进入凋亡。正常情况下 Bcl-2 和 Bax 在细胞内保持平衡。p53 基因就是通过诱导肿瘤细胞凋亡而发挥抑癌作用的,野生型的 p53 蛋白可以诱导 Bax 蛋白合成,促使 DNA 受损的细胞进入凋亡。凋亡在肿瘤发生、发展过程中具有双重作用。在肿瘤形成前,经过凋亡过程去除基因受损害或不能修复的细胞,可有效地防止其转化为恶性细胞;而在肿瘤形成后瘤细胞凋亡基因失活或抗凋亡基因功能增强,则会使肿瘤迅速生长。

正常细胞内存在有 DNA 修复调节基因,损伤因素引起 DNA 损伤较轻微时,细胞内的 DNA 修复调节基因能够对 DNA 进行及时的修复。当造成 DNA 损伤较严重不能修复时,细胞则发生凋亡。因此,与凋亡调节基因一样,DNA 修复调节基因对维持机体遗传基因组的稳定也是非常重要的。

二、环境致癌因素及致癌机制

1. 化学致癌因素

化学致癌因素是最主要的致癌因素,占人类肿瘤病因的 80%~85%。目前为止,已经确定对动物有致癌作用的化学致癌物有 1 000 多种,其中有些可能与人类致癌密切相关。随着环境污染的日趋严重,某些恶性肿瘤的发病率呈不断上升的趋势。化学致癌已成为主要的肿瘤病因,主要的化学致癌因素如下。

(1)间接作用的化学致癌物

大多数化学致癌物需在体内进行代谢并活化后才有致癌性,因而称为间接作用的化学致癌物。

① 多环芳烃。是数量最多、分布最广、与人的关系最密切、对人的健康威胁最大的一类致癌物,主要存在于石油、煤焦油中。近几十年肺癌发病率日益增加,与吸烟和城市大气污染有密切关系。烟熏和烧烤的鱼、肉等食品也含有较多的多环芳烃,这可能和某些地区胃癌的发病率较高有一定关系。

② 芳香胺类与氨基偶氮染料。致癌的芳香胺类有乙萘胺、联苯胺、4-氨基联苯等,在印染工业和橡胶工业中常用到这些原料,与印染工人和橡胶工人的膀胱癌发生率较高有关。

③ 亚硝胺类。具有较强烈的致癌作用,且致癌谱广,能诱发多种肿瘤。广泛存在于食物与水中,在变质的蔬菜和食物中含量更高。亚硝酸盐可作为肉类食品的保存剂与着色剂;细菌分解硝酸盐可产生亚硝酸盐;亚硝酸盐和食物中的各种二级胺可在胃内的酸性环境中合成亚硝胺。亚硝胺在体内经过羟化作用而活化,形成具有很强反应性的烷化碳离子而致癌。我国河南林县的流行病学调查表明,该地区食管癌发病率高与食物中亚硝胺含量高有关。

④ 真菌毒素。黄曲霉菌广泛存在于霉变的食品中,尤以霉变的花生、玉米及谷类含量最多,其中黄曲霉毒素 B1 致癌性最强,其化学结构为是异环芳烃,这种毒素主要诱发肝细胞癌。乙型肝炎病毒(HBV)感染与黄曲霉毒素 B1 污染的协同作用可能是我国某些地区肝癌高发的主要致癌因素。

(2)直接化学致癌物

直接化学致癌物较少,主要为烷化剂和酰化剂。一些重金属元素如镍、镉、铬等对人类也有致癌作用。

2. 物理致癌因素

紫外线(UV)可引起皮肤鳞状细胞癌、基底细胞癌和恶性黑色素瘤。

电离辐射可引起癌症。放射工作者如长期接触射线而又缺乏有效防护措施,皮肤癌和白血病的发生率较一般人高。

3. 生物致癌因素

生物致癌因素主要是病毒、细菌和某些寄生虫,其中最重要的是病毒。

（1）病毒

现已知有上百种可引起动物肿瘤的致瘤病毒，与人类肿瘤发生密切相关的 DNA 病毒主要有以下几种。

① 人乳头瘤病毒（HPV）。近年来已证实 HPV 与人类上皮性肿瘤，主要是子宫颈、肛门、外生殖器区域的鳞癌关系密切，约 85% 的子宫颈癌及其癌前病变（重度不典型增生和原位癌）的病例中发现 HPV16、18 型的 DNA 序列，并已整合到宿主细胞的 DNA 中。HPV 的致癌作用是作为始动因子，需要其他基因突变的协同。HPV 的基因产物 E6 和 E7 蛋白过度表达，且容易与抑癌基因 *RB* 和 p53 蛋白结合，使后者失去活性，若再转染一个突变的原癌基因 *ras* 基因，可完成完全的恶性转化。

② Epstein-Barr 病毒（EBV）。该病毒是一种疱疹病毒，与伯基特（Burkitt）淋巴瘤、鼻咽癌、某些霍奇金淋巴瘤和 B 细胞淋巴瘤有关。

③ 乙型肝炎病毒（HBV）。慢性 HBV 感染与肝细胞性肝癌的发生关系密切。

（2）幽门螺杆菌（Hp）

许多研究报道指出，Hp 引起的慢性胃炎与胃癌和胃低度恶性 B 细胞性淋巴瘤的发生有关。理由是绝大多数的胃癌和胃淋巴瘤都伴有 Hp 的感染。但 Hp 与胃癌和胃淋巴瘤发生的因果关系和作用机制尚不十分清楚。

三、影响肿瘤发生、发展的内因及其作用机制

肿瘤发生和发展是一个十分复杂的问题，除了受外界致癌因素的作用外，机体的内在因素也起着重要作用，如宿主对肿瘤的反应、肿瘤对宿主的影响等。机体的内在因素主要为遗传因素与免疫因素。

【模拟考场答案】

1-5 DBBBA　6-10 ACDAB　11-15 ACCCC　16 B

∞ 本章同步强化训练 ∞

【同步强化训练】

一、名词解释

1. 肿瘤的分化
2. 异型性
3. 转移
4. 恶病质
5. 癌前病变

二、填空题

1. 肿瘤一般由_____和_____两部分构成。

2. 肿瘤的异型性越大，其分化程度越_____，恶性程度越_____。

3. 肿瘤的生长方式有_____性生长、_____性生长和_____性生长三种。

4. 良性肿瘤多呈_____性生长,有_____,与周围组织分界_____,触诊时肿瘤_____,术后_____。

5. 恶性肿瘤多呈_____性生长,无_____,与周围组织分界_____,触诊时肿瘤_____,术后_____。

6. 肿瘤有_____和_____两种扩散形式。

7. 肿瘤常见的转移途径有_____、_____和_____。

8. 癌多经_____转移;肉瘤多经_____转移。

9. _____是指上皮组织起源的恶性肿瘤;_____是指间叶组织起源的恶性肿瘤。

10. 乳头状瘤生长的部位不同,表面覆盖的上皮类型不同。发生在皮肤的为_____,发生在胃肠道的为_____,发生在肾盂、膀胱等处的为_____。

11. 分化好的鳞状细胞癌,癌巢中央可出现_____,细胞间可见_____。

三、单项选择题

1. 原位癌即(　　　)

A. 早期癌　　　　　B. 未突破基膜的癌　　C. 癌前期病变　　　　D. 原发癌

2. 来源于骨组织的恶性肿瘤的正确命名是(　　　)

A. 恶性骨瘤　　　　B. 恶性骨癌　　　　　C. 骨癌　　　　　　　D. 骨肉瘤

3. "癌"是指(　　　)

A. 来源于间叶组织的肿瘤　　　　　　　B. 来源于间叶组织的恶性肿瘤

C. 上皮源性的肿瘤　　　　　　　　　　D. 上皮源性的恶性肿瘤

4. 混合性肿瘤是指(　　　)

A. 来自同一胚层的两种或两种以上的不同类型的组织构成的肿瘤

B. 来自不同胚层的两种或两种以上的不同类型的组织构成的肿瘤

C. 两种肿瘤

D. 由两种或两种以上的不同类型的组织构成的肿瘤

5. 肿瘤的异质性是指(　　　)

A. 一种肿瘤转变为另一种性质的肿瘤

B. 肿瘤变得越来越恶性过程

C. 肿瘤细胞生长过程中形成新的亚克隆过程

D. 恶性肿瘤变得良性化过程

6. 轻度上皮内瘤变是指(　　　)

A. 累及上皮层的上 1/2　　　　　　　　B. 累及上皮层的上 1/3

C. 累及上皮层的上 2/3　　　　　　　　D. 累及上皮层的下 1/3

7. 最能体现腺癌的特点是(　　　)

A. 发生于腺上皮　　　　　　　　　　　B. 呈结节状外观

C. 有癌巢形成　　　　　　　　　　　　D. 癌细胞呈腺样排列

8. 良性肿瘤对机体的影响最主要决定于(　　　)

A. 肿瘤生长时间的长短　　　　　　　　B. 肿瘤的大小

C. 肿瘤组织的来源　　　　　　　　　　D. 肿瘤发生的部位

9. 癌前病变是指( )

A. 良性肿瘤

B. 有明显癌变倾向的良性肿瘤

C. 在统计学上有明显癌变倾向的良性病变

D. 可癌变的良性病变

10. 肿瘤性增生与非肿瘤性增生的根本区别是( )

A. 细胞不同程度失去了分化能力　　　　B. 可伴有成纤维细胞、炎症细胞浸润

C. 有肿块形成　　　　　　　　　　　　D. 有核分裂象

11. 癌可发生于下列哪个组织( )

A. 纤维组织　　　　B. 肌肉组织　　　　C. 上皮组织　　　　D. 滑膜

12. 肿瘤的生物学特点以及每种肿瘤的特殊性的决定因素是( )

A. 肿瘤的血管　　B. 肿瘤的结缔组织　　C. 肿瘤的实质和间质 D. 肿瘤的实质

13. 下列关于癌基因与抑癌基因错误的是( )

A. *RAS* 是癌基因　　　　　　　　　　B. *BCR-ABL* 是癌基因

C. *RB* 是癌基因　　　　　　　　　　　D. *p16* 是抑癌基因

14. 血道转移的确切根据是( )

A. 恶性瘤细胞侵入静脉　　　　　　　　B. 恶性瘤细胞侵入动脉

C. 血液中发现肿瘤细胞　　　　　　　　D. 在远隔器官形成同一类型肿瘤

15. 关于肿瘤的质地错误的是( )

A. 继发坏死者常较硬　　　　　　　　　B. 继发出血者常较硬

C. 钙化者常较硬　　　　　　　　　　　D. 实质成分多者常较硬

四、简答题

1. 简述异型性的概念,并简述异型性与分化程度及肿瘤恶性度的关系。

2. 何为肿瘤的演进和异质性?

3. 试述恶性肿瘤的播散方式。

4. 何谓肿瘤的转移? 常见的转移途径有哪几种?

5. 简述肿瘤对机体的影响

6. 试述高分化鳞癌的结构特点。

7. 何谓实体癌? 简述其病理特点。

8. 论述癌与肉瘤的区别。

【同步强化训练答案】

一、名词解释

1. 肿瘤的分化:肿瘤的分化指肿瘤组织在形态和功能上与其起源的正常组织的相似之处。

2. 异型性:肿瘤无论在细胞形态上还是组织结构上,都与其起源的正常组织有不同程度的差异,这种差异称异型性。

3. 转移:恶性肿瘤细胞从原发部位侵入淋巴管、血管或体腔,迁徙到他处继续生长,形成与原发肿瘤相同组织学类型的肿瘤,这个过程称为转移。

4. 恶病质:恶性肿瘤晚期患者可发生严重消瘦、乏力、贫血、全身衰竭、皮肤干枯呈黄褐色,称恶病质。

5. 癌前病变:癌前病变指某些具有癌变倾向,但不一定发展为癌的良性病变。

二、填空题

1. 实质　　间质

2. 低　　高

3. 膨胀　　浸润　　外生

4. 膨胀　　完整包膜　　清楚　　可以推动　　不易复发

5. 浸润　　包膜　　不清　　固定　　易复发

6. 局部浸润或直接蔓延　　转移

7. 淋巴道转移　　血道转移　　种植性转移

8. 淋巴道　　血道

9. 癌　　肉瘤

10. 鳞状上皮　　柱状上皮　　移行上皮

11. 癌珠　　细胞间桥

三、单项选择题

1. B　2. D　3. D　4. D　5. C　6. D　7. D　8. D　9. C　10. A　11. C　12. D　13. C
14. D　15. D

四、简答题

略。可参考正文。

第六章　心血管系统疾病

∞ 第一节　动脉粥样硬化 ∞

　　动脉粥样硬化是一种与血脂异常及血管壁成分改变有关的动脉疾病,其病变特征是血中脂质在动脉内膜沉积,引起内膜灶性纤维性增厚及其深部成分坏死,坏死组织崩解,形成粥样物质,使动脉壁增厚。主要累及大动脉和中等动脉。

　　在我国动脉粥样硬化的发病率有明显上升的趋势,多见于中、老年人,临床上患者主要的并发症有缺血性心脏病、心肌梗死、脑血栓、脑出血和四肢坏疽等。

一、病因和发病机制

　　动脉粥样硬化的确切病因尚不明确。目前认为与下列因素有关。

1. 高脂血症

　　高脂血症是动脉粥样硬化的重要危险因素。高脂血症实际上也可认为是高脂蛋白血症,是指血浆总胆固醇和(或)甘油三酯异常增高。大量流行病学调查证明,血浆低密度脂蛋白(LDL)、极低密度脂蛋白(VLDL)水平持续升高与动脉粥样硬化的发病率呈正相关。高密度脂蛋白(HDL)有抗氧化作用,防止 LDL 氧化,并可通过竞争性抑制 LDL 与内皮细胞的受体结合而减少其摄取,因此,HDL 有抗动脉粥样硬化的作用。

2. 高血压

　　据统计,高血压患者冠状动脉粥样硬化的患病率比正常血压者高 4 倍;与同年龄组、同性别的人相比较,其动脉粥样硬化发病较早、病变较重。动脉粥样硬化的病灶分布有一定的规律性,多见于大动脉的分支部、分叉处,高血压时血流对血管壁的剪应力(即血流冲击力)较高,同时,高血压可引起内皮损伤和(或)功能障碍,促进动脉粥样硬化发生。

3. 动脉内膜损伤

　　各种原因(LDL、机械性、免疫性、毒素、病毒等)引起血管内皮损伤,使之分泌生长因子,并黏附于内皮。吸引单核细胞迁移入内皮下间隙,摄取脂质,形成单核细胞源性泡沫细胞。而动脉中膜的平滑肌细胞(SMC)在 SMC 源性趋化因子的作用下,经内弹力膜的窗孔迁入内膜,并发生表型转化,摄取脂质,形成平滑肌源性的泡沫细胞。上述变化导致动脉内膜脂斑和脂纹形成。

4. 吸烟

　　吸烟是心肌梗死主要的独立危险因子,大量吸烟可使血液中 LDL 易于氧化,并导致血液内一氧化碳浓度升高,从而造成内皮缺氧性损伤;烟内含有一种糖蛋白,可引起血管壁平滑肌细胞增生。吸烟可使血小板聚集功能增强及血液中儿茶酚胺浓度升高,使不饱和脂肪酸及高密度脂蛋白水平降低。这些均有助于动脉粥样硬化的发生。

5. 遗传因素

冠心病的家族聚集现象提示遗传因素是本病的危险因素。家族性高胆固醇血症、家族性高甘油三酯血症,由于细胞的 LDL 受体基因突变以致其功能缺陷,导致血浆 LDL 水平极度升高。

6. 其他因素

(1)年龄

大量资料表明,动脉粥样硬化的检出率和病变程度的严重性均随年龄的增加而增高。

(2)性别

女性的血浆 HDL 水平高于男性,而 LDL 水平却较男性为低。女性绝经期前动脉粥样硬化的发病率低于同龄组男性,绝经期后两性发病率差异消失。这是由于雌激素可改善血管内皮的功能、降低胆固醇水平。

二、 病理变化

动脉粥样硬化主要发生于大、中动脉内膜,最好发于主动脉,其次为冠状动脉、颈动脉和脑底 Willis 环。动脉分叉、分支开口、弯曲凸面为好发部位。其基本病理变化可分为以下四个时期。

1. 脂纹

脂纹是动脉粥样硬化的早期病变。肉眼观,动脉的内膜面可见黄色帽状针头大小斑点及宽 1~2mm、长短不一的黄色条纹,不隆起或稍微隆起于内膜表面。

镜下病灶处内膜下有大量的泡沫细胞积聚。泡沫细胞体积较大,圆形或椭圆形,胞质内有大量大小不一的脂质空泡。最终过量堆积的脂质超出泡沫细胞的清除能力,导致泡沫细胞崩解坏死形成细胞外脂质。平滑肌细胞增生,可吞噬脂质并产生较多纤维和蛋白多糖。

2. 纤维斑块

脂纹进一步发展可演变为纤维斑块。肉眼观,纤维斑块为隆起于内膜表面的灰黄色斑块。初为淡黄色或灰黄色,随着斑块表层的胶原纤维不断增加及玻璃样变性,脂质被埋于深层,斑块逐渐变为瓷白色,状如蜡滴。斑块直径 0.3~1.5 cm,并可融合。镜下斑块表面为一层纤维帽,胶原纤维可发生玻璃样变性。纤维帽之下有不等量的泡沫细胞、平滑肌细胞、细胞外基质和炎症细胞。

3. 粥样斑块

粥样斑块亦称粥瘤,由纤维斑块深层细胞的坏死发展而来,是动脉粥样硬化的典型病变。肉眼观,为明显隆起于内膜表面的灰黄色斑块。切面,表层纤维帽为瓷白色,深部为大量黄色糜粥样物质(由脂质和坏死崩解物质混合而成)。光镜下,在纤维帽之下含有大量不定形的坏死崩解产物、胆固醇结晶(针状空隙)、钙盐沉积,斑块底部和边缘出现肉芽组织,少量淋巴细胞和泡沫细胞,中膜因斑块压迫、平滑肌细胞萎缩、弹力纤维破坏而变薄。

4. 继发性病变

继发性病变指在纤维斑块和粥样斑块的基础上继发的病变。

(1)斑块内出血

在粥样斑块的边缘常见到许多薄壁的新生小血管。在血流剪应力作用下,这些薄壁的血管常易破裂出血,可形成血肿,使斑块突然增大,甚至使管径较小的动脉腔完全闭塞,导致急性供血中断。此外,有人把斑块出现的腔隙样破裂并继发血液灌注入斑块内所形成的血肿,也归属为斑块内出血。

（2）斑块破裂

斑块破裂常形成溃疡（粥瘤样溃疡）及并发血栓形成。斑块表面的纤维帽破裂,粥样物质自破裂处进入血流,遗留粥瘤样溃疡。入血的粥样物质可成为栓子而造成栓塞。

（3）血栓形成

浅表的或由于斑块破裂造成的较深的内膜损伤,均可使胶原暴露,引起血小板的聚集而形成血栓。血栓可加重血管腔的阻塞,引起器官动脉阻塞而导致梗死。附壁血栓脱落,可致栓塞。

（4）钙化

多见于老年患者。钙盐可沉积于坏死灶及纤维帽内,动脉管壁因而变硬、变脆。肉眼观,可见灰白色的斑点和斑块,触之有砂砾感。镜下 HE 切片中可见蓝色的颗粒或团块。

（5）动脉瘤形成

严重的粥样斑块底部的中膜平滑肌可发生不同程度的萎缩和弹性下降,以致逐渐不能承受血管内压力（张力）的作用而发生局限性扩张,形成动脉瘤。另外,血流从粥瘤样溃疡处侵入主动脉中膜或中膜内破裂出血,均可造成中膜撕裂,形成夹层动脉瘤。

三、 重要器官的动脉粥样硬化及对机体的影响

1. 主动脉粥样硬化

病变多发生于主动脉后壁和其分支开口处。腹主动脉病变最严重,其次是胸主动脉、主动脉弓、升主动脉。前述的各种病变均可见到。病变严重者,斑块破裂,形成粥瘤样溃疡。有的病例因中膜平滑肌萎缩,弹力板断裂,局部血管壁变薄,在血液压力的作用下管壁向外膨出,形成动脉瘤。这种动脉瘤主要见于腹主动脉,偶见动脉瘤破裂,发生致命性大出血。有时可发生夹层动脉瘤。有的病例主动脉根部内膜病变严重,累及主动脉瓣,使瓣膜增厚、变硬,甚至钙化,形成主动脉瓣膜病。

2. 冠状动脉粥样硬化

详见本章第二节。

3. 脑动脉粥样硬化

脑动脉粥样硬化病变以大脑中动脉、基底动脉和 Wilis 环最显著。肉眼观,呈灰白色的病灶,手触有硬结节感,切面上管壁增厚。病变脑动脉管腔狭窄,脑组织因长期供血不足而发生萎缩。大脑皮质变薄,脑回变窄,脑沟变宽、加深,重量减轻。严重者常有智力减退,甚至痴呆。严重的脑动脉粥样硬化使管腔高度狭窄,常继发血栓形成导致管腔阻塞,急性供血中断,脑组织缺血而发生梗死。脑动脉粥样硬化病变可形成小动脉瘤,当血压突然升高时破裂出血,引起相应的临床症状。

4. 肾动脉粥样硬化

据统计,80%肾动脉粥样硬化性狭窄见于肾动脉开口处或主动脉近侧端,亦可累及弓形动脉和叶间动脉,引起肾源性高血压,并发血栓形成、栓塞、斑块内出血等可造成肾梗死,梗死灶机化后形成较大的凹陷瘢痕,大大小小的瘢痕使肾脏缩小,称为动脉粥样硬化性固缩肾。

5. 四肢动脉粥样硬化

主要发生在下肢动脉。四肢动脉粥样硬化病变导致管腔狭窄以至闭塞时,可因下肢缺血

在行走时引起疼痛,出现间歇性跛行。当动脉管腔严重狭窄,继发血栓形成而侧支循环又不能代偿时,可引起足趾部梗死,甚至发展为坏疽。

∞ 第二节 冠状动脉粥样硬化和冠状动脉性心脏病 ∞

冠状动脉性心脏病(CHD)简称冠心病,是指因冠状动脉各种病变或冠状动脉循环障碍而致供血不足所造成的心脏病。因其发病的基础为心肌缺血,故也称缺血性心脏病(IHD)。冠心病绝大多数是由冠状动脉粥样硬化引起。故一般所指的冠心病即冠状动脉粥样硬化性心脏病。

冠状动脉粥样硬化是动脉粥样硬化中对人类威胁最大的疾病。病变好发部位以左冠状动脉的前降支最为常见,其次为右冠状动脉主干,其余依次为左冠状动脉的主干或左旋支、后降支。粥样硬化斑块的分布多在近侧段,且在分支开口处较重。早期,斑块分散,呈节段性分布,随着疾病的进展,相邻的斑块可互相融合。在横切面上斑块多呈新月形,管腔呈偏心性不同程度的狭窄。有时可并发血栓形成,管腔完全阻塞。根据斑块引起管腔狭窄的程度可将其分为四级:Ⅰ级,管腔狭窄在25%及以下;Ⅱ级,狭窄在26%~50%;Ⅲ级,狭窄在51%~75%;Ⅳ级,管腔狭窄在76%及以上。

一、 心绞痛

心绞痛(AP)是指由于冠状动脉供血不足和(或)心肌耗氧量骤增,引起心肌急性短暂性缺血、缺氧的一种临床综合征。表现为心前区胸骨后部位压榨性疼痛,可放射至左肩和左臂,常因劳动、情绪激动、暴饮暴食而诱发,持续数分钟,稍休息或服用硝酸酯制剂症状可缓解。

根据病因和疼痛的程度,临床将其分为以下三种类型。

1. 稳定型心绞痛

稳定型心绞痛亦称轻型心绞痛,此类心绞痛一般不发作,可稳定数月,仅在重体力劳动、脑力劳动或其他原因所致心肌耗氧量增高时发作。

2. 不稳定型心绞痛

不稳定型心绞痛临床上颇不稳定,在负荷时、休息时均可发作,发作时疼痛强度和发作的频率逐渐增加。

3. 变异型心绞痛

变异型心绞痛多在休息或梦醒时发作,无明显诱因。发作时心电图与其他型 AP 相反,显示有关导联 ST 段抬高。此型心绞痛主要是冠状动脉痉挛引起的,血管扩张药疗效较好。

二、 心肌梗死

心肌梗死(MI)是指冠状动脉急性、持续性缺血、缺氧而造成的较大范围的心肌坏死。临床表现为剧烈而持久的胸骨后疼痛,休息或服用硝酸酯类药物后症状不能完全缓解,可并发心律失常、休克或心力衰竭。

1. 病因和发病机制

心肌梗死最常见的原因是在冠状动脉粥样硬化基础上并发血栓形成、斑块内出血或冠状动脉持续痉挛,冠状动脉循环血量进一步急剧减少甚至中断。有时也可由于强体力劳动、情绪激动引起心肌负荷过重,需血量增加而供血量不能相应地增加,这种相对缺血缺氧引起心肌缺血而发生心肌梗死。

2. 好发部位

心肌梗死的部位与冠状动脉供血区域一致。多发生在左心室,左冠状动脉前降支供血区最多见,40%~50%发生于左心室前壁、心尖部及室间隔前 2/3;30%~40%发生于左心室后壁、室间隔后 1/3 及右心室大部,相当于右冠状动脉供血区;15%~20%见于左冠状动脉旋支供血的左室侧壁。

3. 类型

（1）心内膜下心肌梗死

心内膜下心肌梗死的特点是坏死主要累及心室壁内层 1/3 的心肌,并波及肉柱和乳头肌,常表现为多发性小灶状坏死,坏死灶直径为 0.5~1.5cm。病灶分布常不限于某一支冠状动脉的供血范围,而是不规则地分布于左心室四周。最严重的病例,坏死灶扩大融合而成为累及整个心内膜下的坏死,称为环状梗死。

（2）透壁性心肌梗死

透壁性心肌梗死亦称为区域性心肌梗死,为典型的心肌梗死类型。梗死区大小不一,病灶较大,最大直径在 2.5cm 以上,累及心室壁全层。如梗死未累及全层而深达室壁 2/3 以上则称厚壁梗死。

4. 病理变化

肉眼观,心肌梗死的形态变化是一个动态的演变过程。在梗死 6 h 后,肉眼才能辨认。光镜下,心肌纤维早期凝固性坏死,核碎裂、消失,胞质均质红染或不规则粗颗粒状,即收缩带。间质水肿,不同程度的中性粒细胞浸润。4 天后,梗死灶外围出现出血带。7~14 天,边缘区开始出现肉芽组织,或肉芽组织向梗死灶内长入。3 周后肉芽组织开始机化,逐渐形成瘢痕组织。

5. 心肌梗死的生化改变

心肌梗死后,患者血和尿中测出肌红蛋白值升高。谷草转氨酶（GOT）、谷丙转氨酶（GPT）、肌酸磷酸激酶（CPK）及乳酸脱氢酶（LDH）,可释放入血,使这些酶在血中的浓度升高。其中 CPK 对心肌梗死的诊断特异性最高。

6. 并发症及后果

（1）心脏破裂

较少见,占心肌梗死所致死亡病例的 3%~13%,常发生在心肌梗死后的 2 周内。由于梗死灶周围中性粒细胞和单核细胞释放出的蛋白水解酶以及坏死的心肌自身溶酶体酶释放,使坏死的心肌溶解导致心壁破裂,心室内血液进入心包,造成心包填塞而引起猝死。室间隔破裂后,左心室血液流入右心室,引起右心功能不全。左心室乳头肌断裂,引起急性二尖瓣关闭不全,导致急性左心衰竭。

（2）室壁瘤

10%~30%的心肌梗死合并室壁瘤,可发生于心肌梗死的急性期,但更多发生在愈合期。

由坏死组织或取代坏死组织的瘢痕组织在左心室内血液压力作用下,局部组织向外膨出而形成。多发生于左心室前壁近心尖处,可引起心功能不全或继发附壁血栓,亦可发生破裂。

（3）附壁血栓形成

多见于左心室。梗死区心内膜粗糙,或因室壁瘤处及心室纤维性颤动时出现涡流等原因,可促进局部附壁血栓的形成。血栓可发生机化或脱落引起大循环动脉栓塞。

（4）急性心包炎

心肌梗死波及心外膜时,可出现纤维素性心包炎。

（5）心功能不全

梗死的心肌收缩力显著减弱或丧失,可引起左心、右心或全心充血性心力衰竭,是患者死亡最常见的原因之一。

（6）心源性休克

当左心室梗死范围达40%时,心室收缩力极度减弱,心输出量显著减少,可发生心源性休克,是患者死亡的最常见原因,约占MI的60%。

（7）心律失常

心肌梗死累及传导系统,引起传导紊乱,严重者可导致心搏骤停、猝死。

【模拟考场】

1. 动脉粥样硬化的泡沫细胞可来源于(　　　)

A. 中性粒细胞　　　　B. 平滑肌细胞　　　C. 纤维母细胞　　　D. 脂肪细胞

2. 动脉粥样硬化主要发生于(　　　)

A. 大中动脉　　　　B. 细动脉　　　　C. 小动脉　　　　D. 微小动脉

3. 冠状动脉发生粥样硬化病变最多见于(　　　)

A. 左前降支　　　　B. 右冠状动脉　　　C. 左旋支　　　　D. 后降支

4. 左心室前壁和心尖部广泛梗死,阻塞的血管是(　　　)

A. 左冠状动脉前降支　　　　　　　B. 左冠状动脉旋支

C. 右冠状动脉　　　　　　　　　　D. 左冠状动脉主干

5. 心肌梗死好发部位的顺序是(　　　)

A. 左室前壁及室间隔前 2/3>左室后壁及室间隔后 1/3>左室侧壁

B. 左室侧壁>左室前壁及室间隔前 2/3>左室后壁及室间隔后 1/3

C. 左室后壁及室间隔后 1/3>左室侧壁>左室前壁及室间隔前 2/3

D. 左室前壁及室间隔前 2/3>左室后壁及室间隔后 1/3>左室侧壁

∞ 第三节　高血压病 ∞

一、概念

高血压是指体循环动脉血压升高［收缩压 ≥ 140 mmHg(18.4 kPa)和(或)舒张压 ≥ 90 mmHg(12.0 kPa)］,是一种可导致心、脑、肾和血管改变的常见的临床综合征,以全身细小动脉硬化为基本病变。

高血压可分为原发性高血压、继发性高血压和特殊类型的高血压。

原发性高血压或称特发性高血压,又称高血压病(占90%~95%),原因还不十分清楚,是一种以体循环动脉压升高为主要表现的独立性全身性疾病,多见于中老年人。

继发性高血压又称症状性高血压(占5%~10%),可由某些疾病引起,如急性和慢性肾小球肾炎、肾动脉狭窄、肾上腺和垂体的肿瘤等。

特殊类型的高血压指妊娠高血压和某些疾病导致的高血压危象,如高血压脑病、不稳定型心绞痛、子痫等。

高血压病以中老年人多见。病程长,症状显隐不定,不易坚持治疗。常在不被重视的情况下发展至晚期,累及心、脑和肾等脏器,且常伴发冠心病。

二、 病因和发病机制

1. 职业和社会心理因素

据相关调查表明,社会心理应激与高血压发病有密切关系。精神长期处于一种紧张状态的职业,能引起严重心理障碍的社会应激,可改变体内激素平衡,可能在高血压的发生机制中起作用。

2. 遗传因素

高血压患者有明显的家族聚集现象。与无高血压家族史者比较,父母均有高血压者,其子女高血压患病率比正常人高2~3倍,单亲有高血压者其子女高血压患病率比正常人高1.5倍。目前认为高血压是一种多基因遗传,在多种后天因素作用下,正常血压调节机制失调所致的疾病。

3. 高钠因素和低钙因素

大量研究显示,食盐摄入量与高血压的发生密切相关,高钠摄入可使血压升高,而低钠摄入可降低血压。利尿剂主要是通过减少体内钠的重吸收而产生降压效果。WHO在预防高血压措施中建议每人每日摄盐量应控制在5g以下。钙对高血压的发病影响也被重视,多数研究者认为膳食低钙是引发高血压的危险因素。

4. 其他因素

超重或肥胖可用体重指数(BMI)来衡量计算,公式为BMI=体重(kg)/身高的平方(m²)。流行病学调查表明BMI与血压呈正相关。此外,吸烟、饮酒、年龄增长和缺乏体力活动等,也是血压升高的重要危险因素。

三、 类型

原发性高血压可分为缓进型高血压和急进型高血压,缓进型高血压占绝大多数(达95%以上),呈慢性经过,病程可达十余年或数十年,主要发生于中老年人。急进型高血压较少见,约占原发性高血压的5%以下,病变发展迅速,病程短,多在短期内由于肾、脑的病变而死亡,常见于青少年。

四、病理变化及临床病理联系

1. 缓进型高血压

缓进型高血压又称良性高血压,可分为三期,但三期之间并无严格界限。

（1）动脉功能紊乱期

此期为缓进型高血压的早期阶段。基本病理改变为全身细小动脉的间断性痉挛收缩、血压升高,无心、脑、肾、眼底等器质性病变。临床表现为高血压,但血压水平常有波动,往往是偶然发现。患者偶有头昏、头痛,经过适当的休息和治疗,可以治愈。此期可持续多年。

（2）动脉病变期

① 细动脉硬化:是高血压病的主要病变特征,表现为细小动脉玻璃样变性。由于细动脉反复痉挛,血管内压力持续升高,内皮细胞及基底膜受损,内皮细胞间隙扩大,血浆蛋白渗入内皮下间隙;同时内皮细胞及中膜的平滑肌细胞分泌细胞外基质,与浸润至血管壁的血浆蛋白融合在一起而形成玻璃样变性。镜下细动脉管腔狭窄,内皮下间隙甚至整个管壁呈均质状,深或淡伊红染色,管壁增厚。

② 小动脉硬化:主要累及冠状动脉、脑动脉及肾脏弓形动脉及小叶间动脉。小动脉在长期承受高压的情况下,中膜平滑肌细胞肥大和增生,中膜内胶原、弹性纤维及蛋白多糖增加,使中膜增厚。内膜亦有血浆蛋白渗入,平滑肌细胞增生,产生胶原和弹性纤维,内弹力膜分裂,血管壁增厚,管腔狭窄。

③ 大、中型动脉病变:大、中型动脉可继发粥样硬化病变。此期临床表现为明显的血压升高,失去波动性,需服用降压药。

（3）内脏病变期

① 心脏的病变:主要为左心室肥大,这是对持续性血压升高、心肌工作负荷增加的一种适应性反应。心脏重量增加,一般达 400 g(正常为 250 g 左右)以上,甚至可增重 1 倍。肉眼观,左心室壁增厚,可达 1.5~2 cm(正常≤1.0 cm)。左心室乳头肌和肉柱明显增粗,心腔不扩张,相对缩小,称为向心性肥大。晚期由于不断增大的心肌细胞与毛细血管供氧之间的不相适应,以及并发动脉粥样硬化所致的供血不足,可导致心肌收缩力降低,逐渐出现心腔扩张,此时称为离心性肥大。镜下肥大的心肌细胞变粗、变长,并有较多分支。细胞核大而深染(可形成多倍体)。严重者可发生心力衰竭。

② 肾脏的病变:表现为原发性颗粒性固缩肾,为双侧对称性、弥漫性病变。

镜下由于入球小动脉的玻璃样变性及肌型小动脉硬化,病变严重区域的肾小球因缺血发生纤维化、硬化或玻璃样变性,所属肾小管因缺血及功能失用而萎缩、消失。有纤维结缔组织增生及淋巴细胞浸润。纤维化的肾小球及纤维结缔组织收缩,使表面凹陷。病变较轻区域的肾小球因功能代偿而肥大,所属肾小管相应地代偿扩张,向肾表面突起。

肉眼观,双侧肾脏对称性缩小,质地变硬,重量减轻,一侧肾脏重量一般小于100 g(正常成年人一侧肾重约为150 g)。肾表面布满均匀的红色细小颗粒,切面肾皮质变薄(一般≤2 mm,正常厚3~6 mm),皮髓质界限模糊,肾盂及肾周围脂肪组织增多。上述病变特点称为原发性颗粒性固缩肾。

③ 脑的病变:高血压时,由于脑细小动脉硬化造成局部组织缺血,毛细血管通透性增加,患者可出现一系列脑部变化。

A. 脑水肿或高血压脑病。由于脑内细动脉的痉挛和病变而致血压骤升,脑组织供血不足,毛细血管通透性增加,引起急性脑水肿和颅内压增高。临床上患者表现为血压显著升高,剧烈头痛、头晕、恶心、呕吐、视力障碍及意识模糊等症状,称为高血压脑病。

B. 脑软化。由于脑内细小动脉病变造成其所供养区域脑组织缺血的结果,脑组织内可出现多数小软化灶。常发生于壳核、丘脑、脑桥和小脑。镜下梗死灶内脑组织坏死液化,形成染色较浅、质地疏松的筛网状病灶。灶内可见坏死的细胞碎屑,周围有胶质细胞增生及少量炎性细胞浸润。后期坏死组织被吸收,形成胶质瘢痕。

C. 脑出血。俗称中风,是高血压最严重且往往是致命性的并发症。多为大出血灶,常发生于基底节、内囊,其次为大脑白质、脑桥和小脑。出血区域的脑组织完全被破坏,形成囊腔状,其内充满坏死的脑组织和血凝块。有时出血范围大,可破入侧脑室。引起脑出血的原因为脑的细小动脉硬化,使血管壁变脆,当血压突然升高时破裂出血。此外,血管壁病变致弹性下降,当失去管壁外组织支撑时,可形成微小动脉瘤,如再遇到血压急剧波动,可致微小动脉瘤破裂出血。脑出血多发生于基底节区域(尤以豆状核区最多见),因供养该区的豆纹动脉从大脑中动脉呈直角分出,直接受到大脑中动脉压力较高的血流冲击,易使已有病变的豆纹动脉破裂出血。

④ 视网膜的病变:视网膜中央动脉发生细动脉硬化。眼底检查可见血管迂曲,颜色苍白,反光增强,呈银丝样改变。动静脉交叉处呈受压现象。严重者视盘水肿,视网膜出血,视物模糊。

2. 急进型高血压

急进型高血压亦称恶性高血压,可由缓进型高血压恶化而来,但常为原发性,多见于青少年。血压显著升高,尤以舒张压明显,可达 130~140 mmHg,病变进展迅速,较早出现肾功能衰竭或发生高血压脑病。

特征性病变是增生性小动脉硬化和坏死性细动脉炎(细动脉纤维素样坏死)。增生性小动脉硬化突出的改变是内膜显著增厚,伴有平滑肌细胞增生,胶原纤维增多,致血管壁呈层状洋葱皮样病变。坏死性细动脉炎表现为内膜和中膜发生纤维素样坏死,并有血浆成分内渗,使管壁极度增厚。HE 染色切片上,受累血管壁呈嗜伊红性和折光性,免疫组织化学检查证明其中含有纤维蛋白、免疫球蛋白和补体成分。病变主要累及肾、脑和视网膜。

【模拟考场】

6. 关于良性高血压病动脉病变期的描述,错误的是(   )

A. 细动脉玻璃样变性   B. 小动脉内膜胶原纤维和弹力纤维增生

C. 小动脉壁纤维素样坏死   D. 大、中动脉常发生粥样硬化

7. 下列对原发性高血压肾脏病变描述错误的是(   )

A. 部分肾小球肥大,所属肾小管扩张

B. 部分肾小球纤维化,所属肾小管萎缩

C. 入球细动脉玻璃样变性

D. 肾小球囊内形成大量新月体

8. 关于良性高血压病的描述下列哪项是正确的(   )

A. 功能紊乱期细动脉发生玻璃样变性

B. 功能紊乱期细动脉发生纤维素样坏死

C. 晚期可出现下肢间歇性跛行

D. 视网膜血管病变可以粗略反映高血压病的进展

9. 下列不是良性高血压病血管病变期特点的是(　　　)

A. 细动脉痉挛　　　　　　　　　B. 细动脉玻璃样变性

C. 小动脉反应性增生　　　　　　D. 伴有大中动脉的粥样硬化

∽ 第四节　风　湿　病 ∽

风湿病是一种与 A 组 β 型溶血性链球菌感染有关的变态反应性疾病。病变主要累及全身结缔组织及血管,呈急性或慢性结缔组织炎症,胶原纤维发生纤维素样坏死。最常累及心脏、关节和血管。

急性期称为风湿热,临床上,除有心脏和关节症状外,常伴有发热、环形红斑、皮下结节、舞蹈病等症状和体征;血液检查,有抗链球菌溶血素抗体 O 滴度增高、红细胞沉降率加快等。

风湿病多发生于冬春阴雨季节,潮湿和寒冷是重要诱因。可发生于任何年龄,但初发年龄多在 5~15 岁,高峰为 6~9 岁。男女患病率无差别,本病常反复发作,晚期可造成心瓣膜器质性病变。

一、病因和发病机制

风湿病的发生与 A 组 β 型溶血性链球菌的感染有关。部分患者在发病前有咽峡炎、扁桃体炎等溶血性链球菌感染史;风湿病患者血液中抗链球菌抗原的抗体高效价增高。但在局部(心、关节等处)找不到细菌,炎性病变也非化脓性,说明并不是细菌直接作用所致。因此,目前认为风湿病可能是一种与链球菌感染有关的变态反应性炎症。

风湿病的发生与链球菌在局部释放的菌体蛋白(M 抗原)、糖蛋白(C 抗原)有关,这些具有抗原性的大分子进入血液,刺激体液免疫细胞产生抗 M 抗体、抗 C 抗体。抗 M 抗体与心、平滑肌产生交叉反应,抗 C 抗体与心、皮下结缔组织产生交叉反应,形成抗原-抗体复合物,激活补体产生活性物质,引发变态反应性损害。

二、基本病理变化

风湿病的病变发展过程大致可分为三期:变质渗出期、增生期(或肉芽肿期)、纤维化期(或硬化期)。

1. 变质渗出期

变质渗出期是风湿病的早期病变。病变部位发生结缔组织基质的黏液样变性和胶原纤维素样坏死,可伴浆液纤维素渗出。同时病灶中还有少量淋巴细胞、浆细胞和单核细胞浸润。此期病变持续约 1 个月。

2. 增生期(或肉芽肿期)

此期病变特点是结缔组织形成特征性的风湿性肉芽肿,即风湿小体,亦称阿绍夫小体(Aschoff 小体),风湿小体的形成对本病具有诊断意义。

风湿小体的中央为纤维素样坏死物质,周边围绕数量不等的风湿细胞。风湿细胞也称阿绍夫细胞,细胞体积较大,圆形、卵圆形,胞质丰富,略嗜碱性;核大,圆形或卵圆形、空泡状,核膜清晰,染色质集中于中央,核的横切面呈枭眼状,纵切面呈毛虫状。风湿细胞由增生的巨噬细胞吞噬纤维素样坏死物质后转变而来。

风湿小体主要分布于心肌、心内膜下和皮下结缔组织,心外膜、关节等处少见。心肌处的风湿小体多位于小动脉旁。此期病变可持续 2~3 个月。

3. 纤维化期(或硬化期)

纤维素样坏死物被溶解吸收,风湿细胞转变为成纤维细胞,产生胶原纤维,使风湿小体逐渐纤维化,最终形成梭形小瘢痕。此期病变可持续 2~3 个月。

上述整个病程经过 4~6 个月,但常反复发作,因此,受累器官中新旧病变常同时并存。病变持续反复进展,纤维化和瘢痕形成将影响组织器官的结构和功能。

三、 风湿病的各器官病变

1. 风湿性心脏病

风湿性心脏病可以表现为风湿性心内膜炎、风湿性心肌炎和风湿性心包炎。风湿病变心脏各层可单独受累,也可同时受累,各层均受累称为风湿性全心炎。

(1)风湿性心内膜炎

风湿性心内膜炎病变主要累及心瓣膜,引起瓣膜炎,最易受累的是二尖瓣,其次是二尖瓣和主动脉瓣同时受累,三尖瓣和肺动脉瓣极少受累。也可累及瓣膜邻近的心内膜和腱索,引起瓣膜变形和功能障碍。

病变早期表现为液性心内膜炎,受累瓣膜肿胀、透亮。镜下瓣膜因浆液渗出而变得疏松,胶原纤维发生纤维素样坏死。严重病例可有阿绍夫小体形成。几周后,在瓣膜闭锁缘上有单行排列、直径为 1~2 mm 的疣状赘生物。镜下疣状赘生物是由血小板和少量纤维蛋白构成的白色血栓,呈灰白色半透明状,附着牢固,一般不易脱落。

病变后期,心内膜下病灶发生纤维化,赘生物亦发生机化、纤维化,形成瘢痕。由于病变反复发作和机化,大量结缔组织增生,致使瓣膜增厚、卷曲、缩短以及钙化,瓣叶间发生粘连,腱索增粗、缩短,最后形成慢性心瓣膜病。当炎症病变累及房、室内膜时,心壁内膜亦可增厚、粗糙和皱缩,尤以左心房后壁更为显著,称为 McCallum 斑。

临床上,急性期可因发热、贫血及相对性二尖瓣关闭不全,在心尖区出现轻度收缩期杂音,亦可因瓣膜肿胀出现心尖区较柔和的舒张期杂音。当风湿活动停止后,上述杂音消失。

(2)风湿性心肌炎

风湿性心肌炎病变主要累及心肌间质结缔组织。发生于成人,常表现为灶状间质性心肌炎。心肌小动脉旁的结缔组织发生纤维素样坏死,继而形成 Aschoff 小体。小体呈弥漫性或局限性分布,大小不一,多呈梭形,最常见于左心室后壁、室间隔、左心房及左心耳等处。后期,小体发生纤维化,形成梭形瘢痕。

风湿性心肌炎在儿童可发生急性充血性心力衰竭。累及传导系统时,可出现传导阻滞。

(3)风湿性心包炎(风湿性心外膜炎)

风湿病时,心包几乎总是被累及,但临床上仅有 15% 的风湿性心包炎病例被确诊。病变主要累及心包脏层,呈浆液性或纤维素性炎症,心包腔内可有大量浆液渗出(心包积液)。叩诊时心界向左、右扩大,听诊时心音弱而遥远,X 线检查显示心影增大,立位时如烧瓶状,平卧后心脏阴影形状及大小发生变化。当有大量纤维素渗出时,心外膜表面的纤维素因心脏不停搏动和牵拉而呈绒毛状,称为绒毛心。临床上患者可有心前区疼痛,听诊可闻及心包摩擦音。恢复期,浆液逐渐被吸收,纤维素亦大部分被溶解吸收,少部分发生机化,致使心包的脏、壁两层发生部分粘连,极少数患者形成缩窄性心包炎。

2. 其他部位的风湿病变

（1）风湿性关节炎

风湿性关节炎出现在风湿病急性期,约 75% 的风湿病患者早期出现风湿性关节炎。以游走性关节炎为其临床特征,常累及大关节,最常见于膝、踝、肩、腕、肘等关节。各关节常先后受累,反复发作,局部出现红、肿、热、痛和功能障碍。镜下关节滑膜充血、肿胀,关节腔内有大量浆液渗出,并有少量淋巴细胞和纤维素渗出,有时在关节周围结缔组织内可有少数不典型风湿小体形成。风湿性关节炎预后良好,一般不留后遗症。

（2）皮肤病变

皮肤病变见于少数急性发作的患者,皮肤出现环形红斑和皮下结节两种病变形式,具有一定的诊断意义。

① 环形红斑:为渗出性病变。躯干和四肢皮肤出现直径约 3 cm 的环形或半环形淡红色斑,镜下观为真皮浅层血管充血,血管周围水肿,炎细胞浸润。病变常在 1~2 天消退。

② 皮下结节:为增生性病变。多见于肘、腕、膝、踝关节附近伸侧皮下结缔组织,直径0.5~2 cm,呈圆形或椭圆形,质地较硬,活动,无压痛。镜下结节中心为大片纤维素样坏死物,其周围可见增生的成纤维细胞和风湿细胞呈放射状排列,伴有炎细胞（主要为淋巴细胞）浸润。数周后,结节逐渐纤维化而成为瘢痕组织。皮下结节的出现常与风湿性心脏病的发生有关。

（3）风湿性脑病

多见于 5~12 岁儿童,女童较多见。主要病变为脑的风湿性动脉炎及皮质下脑炎,可有神经细胞变性、胶质细胞增生及胶质结节形成。当锥体外系受累较重时,患者常表现有躯干及四肢不自主、不协调的杂乱运动,伴面部表情怪异,称为小舞蹈病。

◎ 第五节 感染性心内膜炎 ◎

感染性心内膜炎是指由病原微生物经血行途径直接侵袭心内膜,特别是心瓣膜而引起的炎症性疾病,常伴有赘生物形成。最常见的为细菌感染,因此习惯上称为细菌性心内膜炎。根据病情和病程可分为急性和亚急性两类。

一、急性感染性心内膜炎

急性感染性心内膜炎又称急性细菌性心内膜炎,起病急,病情发展迅猛,症状严重,患者多在数日或数周内死亡。

1. 病因及发病机制

多由毒力较强的化脓菌引起,其中大多为金黄色葡萄球菌,其次为化脓性链球菌。通常病原菌先在机体局部引起化脓性炎症（如化脓性骨髓炎、痈、产褥热等），当机体抵抗力降低时，病原菌侵入血流，引起脓毒血症、败血症并侵犯心内膜。此型心内膜炎主要发生在正常的心瓣膜上，主要侵犯二尖瓣和主动脉瓣，很少累及三尖瓣和肺动脉瓣。

2. 病理变化

早期，瓣膜闭锁缘上可见污秽黄色脓性渗出物覆盖，瓣膜可被破坏，坏死组织脱落后形成溃疡，其底部多有血栓形成。血栓、坏死组织和大量细菌菌落混合在一起，形成赘生物。赘生物一般较大，质地松软，灰黄色或浅绿色，易脱落而形成带有细菌的栓子，可引起一些大循环器官的梗死和多发性栓塞性小脓肿。严重者可发生瓣膜破裂或穿孔和（或）腱索断裂，导致急性心瓣膜关闭不全而猝死。镜下瓣膜溃疡，底部组织坏死，有大量中性粒细胞浸润及肉芽组织形成，血栓主要由血小板、纤维素构成，混有坏死组织和大量细菌。

二、 亚急性感染性心内膜炎

亚急性感染性心内膜炎病程经过在 6 周以上，可迁延数月，甚至 1~2 年，又称亚急性细菌性心内膜炎。

1. 病因及发病机制

亚急性感染性心内膜炎通常由毒力较弱的细菌引起。最常见的是草绿色链球菌（约占75%），肠球菌、表皮葡萄球菌、大肠杆菌、肺炎球菌和淋球菌乃至真菌均可引起本病。细菌可从感染灶（牙周炎、扁桃体炎、咽喉炎等）直接侵入血流。也可因一些医源性操作，如拔牙、扁桃体摘除手术、泌尿生殖器械检查导致细菌进入血流，引起菌血症或败血症，并侵犯瓣膜。

亚急性感染性心内膜炎常发生在已有病变的瓣膜（如风湿性心内膜炎、先天性心脏病室间隔缺损、Fallot 四联征等），仅少数发生于正常心瓣膜。最常侵犯二尖瓣和主动脉瓣，并可累及腱索及其他部位心内膜，三尖瓣和肺动脉瓣极少受累。

2. 病理变化

肉眼观，可在原有病变的瓣膜上形成疣状赘生物。瓣膜呈不同程度增厚、变形，常发生溃疡，其表面可见大小不一，单个或多个息肉状或菜花状赘生物。赘生物污秽、灰黄色、质地松脆，易脱落引起栓塞。病变瓣膜僵硬，常发生钙化。瓣膜溃疡较急性感染性心内膜炎者浅，但亦可遭到严重破坏而发生穿孔。病变亦可累及腱索。

镜下赘生物由血小板、纤维蛋白、细菌菌落、中性粒细胞和少量坏死组织组成，细菌菌落常被包裹在血栓内部。瓣膜溃疡底部可见不同程度的肉芽组织增生和淋巴细胞、单核细胞及少量中性粒细胞浸润。有时还可见到原有的风湿性心内膜炎病变。

3. 并发症

（1）慢性心瓣膜病

亚急性感染性心内膜炎治愈率较高，但瘢痕形成极易造成瓣膜的严重变形和腱索增粗缩短，导致瓣膜口狭窄和（或）关闭不全，形成慢性心瓣膜病。

（2）动脉栓塞

栓塞是亚急性感染性心内膜炎的重要表现之一。瓣膜上的疣状赘生物极易脱落，进入血流，引起各器官的栓塞。栓塞最多见于脑动脉，其次为肾及脾动脉，冠状动脉栓塞少见。

（3）败血症

赘生物内的病原菌可侵入血流，引起败血症。主要表现：① 感染性发热、乏力。② 患者皮肤、黏膜和眼底常有出血点,这是由于血管壁受损,通透性增高所致。③ 脾脏中度肿大。脾脏一般呈中度肿大,偶呈重度肿大,镜下脾窦扩张充血,脾脏单核巨噬细胞增生以及含铁血黄素沉积。④ 由于脾功能亢进和草绿色链球菌的轻度溶血作用,患者常有贫血。

(4)免疫性并发症

由于病原菌长期释放抗原入血,可导致免疫复合物形成,高水平的循环免疫复合物可引起关节炎、紫癜及肾小球肾炎。后者大多为局灶性肾小球肾炎,少数病例为弥漫性增生性肾小球肾炎。皮肤出现红色、微隆起、有压痛的小结节,称 Osler 小结。

∞ 第六节 心瓣膜病 ∞

心瓣膜病是指心瓣膜受各种致病因素作用损伤后或先天性发育异常所造成的器质性病变,表现为瓣膜口狭窄和(或)关闭不全,常导致心功能不全,引起全身血液循环障碍,是最常见的慢性心脏病之一。

瓣膜病的发生主要与风湿性心内膜炎和感染性心内膜炎有关。其次是主动脉粥样硬化或主动脉梅毒累及主动脉瓣,病变可累及一个瓣膜,当两个以上瓣膜受累时称为联合瓣膜病。心瓣膜病在代偿期阶段,可不出现明显的血液循环障碍症状。随着瓣膜病变逐渐加重进入失代偿期,患者出现肺循环障碍和(或)体循环障碍的症状和体征。

一、二尖瓣狭窄

二尖瓣狭窄大多由风湿性心内膜炎反复发作所致,少数可由感染性心内膜炎引起。

1. 血流动力学和心脏变化

早期由于二尖瓣口狭窄,心脏舒张期时血液从左心房注入左心室受到障碍,以致舒张末期仍有部分血液滞留于左心房内。此时,心肌纤维拉长以加强收缩力,心腔扩大以容纳更多血液,这种心腔扩大称为代偿性扩张。随着左心房心肌负荷增加,导致其代偿性肥大。后期,左心房代偿失调,心房收缩力减弱而呈肌源性扩张。此时,左心房血液在舒张期时不能充分排入左心室。由于左心房内血液淤积,肺静脉回流受阻,引起肺淤血、肺水肿、肺出血,肺静脉血压升高,通过神经反射引起肺内小动脉收缩或痉挛,使肺动脉血压升高。由于长期肺动脉压升高,导致右心室代偿性肥大,继而失代偿,右心室扩张,三尖瓣相对性关闭不全,最终引起右心房淤血及体循环静脉淤血。

2. 临床病理联系

由于二尖瓣口狭窄,血液在加压情况下快速通过狭窄口,引起旋涡与震动,听诊时在心尖区可闻及舒张期隆隆样杂音。X线检查显示左心房增大。左心房高度扩张时,左心房血液出现涡流,易继发附壁血栓,多见于左心房后壁及左心耳内。血栓脱落后可引起栓塞。由于左心室不发生明显改变甚至轻度缩小,X线检查可呈"梨形心"。

由于肺淤血、水肿及漏出性出血,肺内气体交换受到影响,患者常咳出带血的泡沫痰,出现呼吸困难、发绀。患者常出现面颊潮红(二尖瓣面容)。右心衰竭时,体循环淤血,出现颈静脉怒张、各器官淤血水肿(如肝淤血肿大、下肢水肿)、浆膜腔积液等表现。

二、 二尖瓣关闭不全

二尖瓣关闭不全时,在左心收缩期,左心室一部分血液通过关闭不全的二尖瓣口反流到左心房内,加上肺静脉输入的血液,左心房血容量较正常增加,压力升高。久之,左心房代偿性肥大。在心室舒张期,大量的血液涌入左心室,使左心室因收缩加强而发生代偿性肥大。当左心室和左心房发生失代偿(左心衰竭),会依次出现肺淤血、肺动脉高压、右心室和右心房代偿性肥大、右心衰竭及体循环淤血。二尖瓣关闭不全与二尖瓣口狭窄相比,除瓣膜的变化不同外,还有左心室代偿性肥大和失代偿后出现的肌源性扩张。

由于左心室血液逆行流入左心房,听诊时心尖区可闻及收缩期吹风样杂音。X线检查,由于四个心腔都发生显著的肥大扩张,心脏呈"球形心"。

三、 主动脉瓣狭窄

主动脉瓣狭窄时,左心室后负荷加大,左心室血液排出受阻,久之,左心室出现代偿性肥大,左心室壁肥厚,但心腔不扩张(向心性肥大)。后期,左心室代偿失调而出现肌源性扩张,二尖瓣相对关闭不全。久之,左心房衰竭,引起肺淤血、肺动脉高压、右心肥大、右心衰竭、体循环淤血一系列改变。听诊时,在主动脉瓣听诊区可闻及收缩期喷射样杂音。X线检查,由于左心室肥大,心脏向左、向下扩大呈"靴形",向后转位。

四、 主动脉瓣关闭不全

主动脉瓣关闭不全时,由于瓣膜口关闭不全,在左心舒张期,主动脉部分血液反流至左心室,使左心室因血容量比正常增加而逐渐发生代偿性肥大。久之,左心室发生失代偿性肌源性扩张,二尖瓣相对关闭不全,依次引起左心房淤血、肺淤血、肺动脉高压、右心肥大、右心衰竭、体循环淤血一系列改变。听诊时,在主动脉瓣听诊区可闻及舒张期吹风样杂音。由于心脏收缩时大量血液搏出,使收缩压明显升高,舒张期主动脉部分血液反流,舒张压下降,故脉压增大,患者可出现水冲脉、血管枪击音及毛细血管搏动现象。

【模拟考场】

10. 风湿病的特征性病变为(　　)

A. 充血,水肿　　　　B. 风湿性肉芽肿　　　C. 黏液样变性　　　　D. 炎细胞浸润

11. 有关亚急性细菌性心内膜炎的描述下列哪项不正确(　　)

A. 多由草绿色链球菌感染引起

B. 赘生物质地坚实,不易脱落

C. 赘生物根部常可发生机化

D. 赘生物呈息肉状或菜花状,内含细菌

12. X线检查发现"梨形心"首先考虑的诊断为(　　)

A. 二尖瓣狭窄　　　　　　　　　　B. 二尖瓣关闭不全

C. 主动脉瓣狭窄　　　　　　　　　D. 主动脉瓣关闭不全

◎ 第七节 心 肌 病 ◎

心肌病（CMP）是指除冠心病、高血压性心脏病、心脏瓣膜病、先天性心脏病和肺源性心脏病等以外的以心肌结构和功能异常为主要表现的一组疾病。

一、扩张型心肌病

扩张型（充血性）心肌病（DCM）是心肌病最多见的类型，约占心肌病的90%。是原因不明的各种心肌疾病的最后结局，以进行性心脏肥大、心腔扩张和收缩力下降为特征。发病年龄为20~50岁，男性多于女性，患者多因心力衰竭而就医。多数患者常因心力衰竭进行性加重而死亡或因心律失常而发生猝死。

病理变化：肉眼观，典型变化是两侧心室肥大，四个心腔扩张，心尖部变薄呈钝圆形（离心性肥大）。重量比正常心脏增加25%~50%，可达500~800 g或更重（诊断标准：男性>350 g，女性>300 g）。由于左、右心室扩张，瓣环扩大，可导致二尖瓣及三尖瓣相对性关闭不全。心内膜增厚，常见附壁血栓。

镜下心肌细胞肥大、伸长，胞质空泡变性、嗜碱性变，失去收缩成分。肥大的心肌细胞由于整个细胞的伸长，其横径多在正常范围，细胞核大、浓染。心肌纤维化是此型心肌病最常见的变化，可见到心肌间质和心肌细胞周围纤维化，附壁血栓处纤维化明显。

二、肥厚型心肌病

肥厚型心肌病（HCM）的特点是室间隔不匀称肥厚，心肌细胞异常肥大，排列方向紊乱、舒张期充盈异常及左心室流出道受阻等。常导致猝死，亦可并发感染性心内膜炎。我国患病率为180/10万，20~50岁多见，是青年猝死的常见原因之一。

病理变化：肉眼观，两侧心室显著肥大，心脏重量增加，为正常平均心脏重量的1~2倍。室间隔厚度大于左室游离壁，两者之比>1.3（正常为0.95）。乳头肌肥大、心室腔狭窄，左室尤其显著。二尖瓣及主动脉瓣下的心内膜增厚。在心力衰竭发生之前，左心室一般不扩张。

镜下心肌细胞显著肥大，核大、畸形而深染，核周有亮区包围，组织化学染色证明为糖原堆积，具有一定的诊断意义。心肌细胞排列紊乱，较其他型心肌病为甚，而且常呈旋涡状或缠绕呈簇状排列，细胞内肌原纤维不呈平行排列，而是向各个方向、互相交错排列。常有纤维化灶形成，但以内膜纤维化，尤其位于主动脉瓣下方的内膜纤维化突出。位于肥厚的室间隔内的冠状动脉分支管壁常有增厚现象。

临床上，心输出量下降，可引发心绞痛，肺动脉高压可致呼吸困难，附壁血栓脱落可引起栓塞症状。

三、限制型心肌病

限制型心肌病（RCM）以心室充盈受限和舒张期容量减少为特点。典型病变为心室内膜和心内膜下心肌进行性纤维化。因此亦称为心内膜心肌纤维化。

病理变化：肉眼观，心腔狭窄，心室内膜纤维化增厚，可达2~3 mm，灰白色，常以心尖部为重,向上蔓延,累及三尖瓣或二尖瓣(可引起关闭不全),心室容积及顺应性因而下降。

镜下可见心内膜纤维化,可有玻璃样变性、钙化,表面可见陈旧的附壁血栓。心内膜下心肌常见萎缩和变性改变。

临床上,主要表现为心力衰竭和栓塞,少数可发生猝死。

四、克山病

克山病(KD)是一种地方性心肌病。1935年首先流行于黑龙江省克山县,遂以此地名来命名。本病主要流行于我国东北、西北、华北及西南一带交通不便的山区和丘陵地带。临床上常有急性或慢性心功能不全表现。多数研究结果提出,克山病的发生可能是由于缺乏硒等某些微量元素和营养物质,干扰和破坏了心肌代谢而引起心肌细胞的损伤。

病理变化:本病的病变主要在心肌,可出现严重的变性、坏死及瘢痕形成。骨骼肌亦可有轻度变性或小灶状坏死。

肉眼观,心脏呈不同程度增大,两侧心室均扩张,重量增加。心室壁变薄尤以心尖部为重,心脏呈球形。少数病例在左心室肉柱间及左、右心耳内可有附壁血栓形成。切面上见正常红褐色心肌内散布着数量不等的变性、坏死乃至瘢痕病灶。

镜下心肌细胞出现不同程度水肿,表现为胞质内出现蛋白颗粒(线粒体肿胀)和空泡变性。心肌坏死主要表现为凝固性坏死和液化性肌溶解。前者肌原纤维融合成均质红染物,核消失,继而坏死物通过细胞自身及吞噬细胞的溶酶体酶溶解吸收。后者是在心肌空泡变性的基础上,肌原纤维及核发生酶性溶解液化,遗留心肌细胞膜空架。心肌坏死常呈灶状,病灶大小和形状不一,呈散在分布,并多见于心肌内层,而且与冠状动脉有密切关系,有的病变围绕冠状动脉分支呈袖套状分布。坏死灶最终被修复而形成瘢痕。

∞ 第八节 心 肌 炎 ∞

心肌炎是指由各种原因引起的心肌局限性或弥漫性炎症,一般临床无症状。

一、病毒性心肌炎

病毒性心肌炎颇为常见,是由嗜心肌性病毒引起的心肌非特异性间质性炎症病变。

1. 病因和发病机制

引起心肌炎的病毒种类颇多,人类的心肌炎以柯萨奇B组病毒感染最为常见。一般而言,嗜心肌性病毒可直接破坏心肌细胞,但也可通过T细胞介导的免疫反应间接地破坏心肌细胞。

2. 病理变化

肉眼观,心脏略增大或无明显变化。光镜下,心肌细胞间质水肿,其间可见淋巴细胞和单核细胞浸润,将心肌分割成条索状,有的心肌断裂,伴有心肌间质纤维化。

临床表现轻重不一,常出现不同程度的心律失常,一般预后较好。但病变严重者及婴幼儿可引起心力衰竭等并发症。

二、细菌性心肌炎

细菌性心肌炎是由细菌引起的心肌炎症。常见的细菌有白喉杆菌、沙门菌、链球菌、结核杆菌、脑膜炎双球菌和肺炎双球菌等。病理变化,可见心肌及间质有多发性小脓肿灶,其周围有不同程度的心肌细胞变性坏死,间质以中性粒细胞浸润为主。

三、孤立性心肌炎

孤立性心肌炎亦称特发性心肌炎,至今病因不明。多见于 20~50 岁的青中年人。急性型常导致心脏扩张,可突然发生心力衰竭致死。依组织学病理变化分为以下两型。

1. 弥漫性间质性心肌炎

镜下观,心肌间质和小血管周围有较多淋巴细胞、单核细胞和巨噬细胞浸润。心肌细胞较少发生变性、坏死。病程较长者,心肌间质纤维化,心肌细胞肥大。

2. 特发性巨细胞性心肌炎

病变特点是心肌内有局灶性坏死及肉芽肿形成。病灶中心部可见红染、无结构的坏死物,周围有巨细胞、淋巴细胞、浆细胞、单核细胞和嗜酸性粒细胞浸润。

【模拟考场答案】

1-5 BAAAA   6-10 CDDAB   11-12 BA

∞ 本章同步强化训练 ∞

【同步强化训练】

一、名词解释

1. 动脉粥样硬化
2. 心绞痛
3. 心肌梗死
4. 原发性颗粒性固缩肾
5. 高血压脑病
6. 风湿小体
7. 冠状动脉性心脏病

二、填空题

1. 风湿病主要累及_____组织,常侵犯_____、_____和_____。

2. 根据病变发展过程,风湿病大致分为_____期、_____期和_____期,其特点是形成具有诊断意义的_____。

3. 风湿小体的中央为_____,外围是_____。

4. 风湿性心内膜炎最常侵犯_____,其中_____最常受累,其次为_____受累。

5. 风湿病时皮肤病变表现为_____和_____。亚急性感染性心内膜炎的病原体多为_____,病变最常侵犯_____。

6. 良性高血压病变发展过程可分为_____、_____和_____三期。

7. 高血压病的主要特征性病变是_____。

8. 高血压病时由于体循环动脉血压升高,可引起_____心室的_____性肥大。

9. 高血压病时双侧肾脏对称性缩小,表面有弥漫分布的细小颗粒,称_____。

10. 高血压病时硬化的细小动脉常易局部扩张形成_____,血压骤然升高时可发生_____。

11. 高血压病时病变主要发生在_____,动脉粥样硬化病变主要发生在_____。

12. 高血压病时脑的病变主要有_____、_____、_____三种。

13. 恶性高血压的特征病变是_____和_____,病变主要累及_____。

14. 动脉粥样硬化病灶中的泡沫细胞来源于_____和_____。

15. 粥样斑块的继发性改变有:_____、_____、_____、_____、_____。

16. 冠状动脉粥样硬化病变最常发生于_____,病变的动脉内膜呈_____,管腔_____。

17. 冠状动脉粥样硬化的基础上如果并发_____、_____或_____等,可引起心肌严重而持久的缺血缺氧,发生心肌梗死。

18. 心肌梗死根据梗死的范围和深度可分为_____、_____两种主要类型。

19. 主动脉粥样硬化的病变以_____最为严重。

20. 缓进行高血压的血管壁玻璃样变性主要发生于_____动脉。

三、单项选择题

1. 下列哪项是良性高血压的特征性血管改变(   )

A. 细动脉的纤维素样坏死   B. 细动脉的玻璃样变性

C. 动脉粥样硬化   D. 动脉中层钙化

2. 二尖瓣狭窄一般不会引起(   )

A. 左心房肥大、扩张   B. 左心室肥大、扩张

C. 肺淤血、水肿   D. 右心房肥大、扩张

3. 风湿病的病变不包括(   )

A. 皮下结节   B. 环形红斑

C. 动脉炎   D. 类风湿性关节炎

4. 冠状动脉粥样硬化时,最常受累的动脉分支是(   )

A. 右冠状动脉主干   B. 左冠状动脉主干

C. 右冠状动脉后降支   D. 左冠状动脉前降支

5. 高血压病的特征性病理改变是(   )

A. 动脉管壁中层硬化   B. 肌性动脉粥样硬化

C. 小动脉管壁纤维素样坏死   D. 细动脉管壁玻璃样变性

6. 下列哪种因素与瓣膜口的关闭不全发生无关(   )

A. 腱索融合与缩短   B. 瓣叶卷曲   C. 瓣叶间的粘连   D. 瓣膜穿孔

7. 下列哪项不是风湿性关节炎的特点(   )

A. 大关节   B. 游走性   C. 渗出性炎   D. 引起关节畸形

8. 下列关于风湿病的说法,错误的是( )

A. 是与 A 组乙型溶血性链球菌感染有关的变态反应性疾病

B. 特征病变是形成风湿小体

C. 最常累及心脏和关节

D. 风湿性关节炎常导致关节畸形

9. 下列关于动脉粥样硬化(AS)的说法,错误的是( )

A. 高脂血症尤其是低密度脂蛋白(LDL)的增高是发生 AS 的危险因素

B. AS 病灶中的泡沫细胞可来源于单核细胞、平滑肌细胞和纤维细胞

C. AS 最好发于腹主动脉

D. 肾动脉 AS 可导致肾组织梗死

10. 下列的风湿性病变中,对机体危害最大的是( )

A. 反复发作的风湿性心内膜炎   B. 反复发作的风湿性关节炎

C. 风湿病变累及中枢神经系统   D. 风湿性皮下结节

11. 主动脉粥样硬化最常见的部位是( )

A. 升主动脉   B. 降主动脉

C. 胸主动脉   D. 腹主动脉后壁及其开口处

12. 下列哪种成分在急性感染性心内膜炎的瓣膜赘生物中缺乏( )

A. 中性粒细胞   B. 细菌菌落   C. 大量肉芽组织   D. 坏死组织

13. 下列关于主动脉瓣狭窄的叙述中,哪一项是错误的( )

A. 右心室肥大、扩张   B. 左心室肥大、扩张

C. 主动脉瓣区收缩期杂音   D. X 线片显示心脏呈球形

14. 心肌梗死的好发部位为( )

A. 右室前壁、心尖部、室间隔前 2/3 及前内乳头肌

B. 左室前壁、心尖部、室间隔前 2/3 及前内乳头肌

C. 左室后壁、室间隔后 1/3 及右心室,并可累及窦房结

D. 右室后壁、室间隔后 1/3 及左心室,并可累及窦房结

四、简答题

1. 试述缓进型高血压肾脏的病理变化及临床病理联系。

2. 试述缓进型高血压病的分期及第三期受累脏器的主要病变。

3. 试述动脉粥样硬化的基本病变。

4. 简述心肌梗死的好发部位和类型。

5. 原发性高血压各型病变特点是什么?

6. 良性高血压时脑出血的主要部位在哪里? 为什么此处易发生脑出血?

7. 简述风湿性心内膜炎的病变特点及后果。

8. 简述风湿病的基本病变。

9. 简述急性、亚急性感染性心内膜炎有何不同。

【同步强化训练答案】

一、名词解释

1. 动脉粥样硬化是一种与血脂异常及血管壁成分改变有关的动脉疾病,其病变特征是血中脂质在动脉内膜沉积,引起内膜灶性纤维性增厚及其深部成分的坏死,坏死组织崩解,形成粥样物质,使动脉壁增厚。

2. 心绞痛是指由于冠状动脉供血不足和(或)心肌耗氧量骤增,引起心肌急性短暂性缺血、缺氧的一种临床综合征。

3. 心肌梗死是指冠状动脉急性、持续性缺血、缺氧而造成的较大范围的心肌坏死。

4. 病变为双肾对称性体积缩小,重量减轻,质地变硬,表面呈均匀一致的细颗粒状。切面肾皮质萎缩变薄,皮髓质分界不清,称为原发性颗粒性固缩肾。

5. 高血压病时,由于脑内细动脉的痉挛和病变而致血压骤升,脑组织供血不足,毛细血管通透性增加,引起急性脑水肿和颅内压增高。临床上患者表现为血压显著升高,剧烈头痛、头晕、恶心、呕吐、视力障碍及意识模糊等症状,称为高血压脑病。

6. 风湿小体是由纤维素样坏死、成团的风湿细胞及淋巴细胞、成纤维细胞等共同构成的肉芽肿性病变,又称之为阿绍夫小体(Aschoff 小体)。

7. 冠状动脉性心脏病简称冠心病,是指由于冠状动脉各种病变或冠状动脉循环障碍而致供血不足所造成的心脏病。

二、填空题

1. 全身结缔   心脏   关节   血管
2. 变质渗出   增生   纤维化   风湿小体
3. 纤维素样坏死   风湿细胞
4. 心瓣膜   二尖瓣   二尖瓣和主动脉瓣同时
5. 环形红斑   皮下结节   草绿色链球菌   二尖瓣和主动脉瓣
6. 动脉功能紊乱期   动脉病变期   内脏病变期
7. 细小动脉玻璃样变性
8. 左   向心
9. 原发性颗粒性固缩肾
10. 微动脉瘤   破裂出血
11. 细小动脉   大中动脉
12. 脑出血   脑软化   高血压脑病
13. 增生性小动脉硬化   坏死性细动脉炎   肾、脑和视网膜
14. 血中的单核细胞   动脉壁中膜的平滑肌细胞
15. 斑块内出血   斑块破裂   血栓形成   钙化   动脉瘤形成
16. 左冠状动脉前降支   新月状增厚   狭窄
17. 斑块内出血   血栓形成   冠状动脉持续痉挛
18. 心内膜下心肌梗死   透壁性心肌梗死
19. 腹主动脉
20. 细小

三、单项选择题

1．B　2．B　3．D　4．D　5．D　6．C　7．D　8．D　9．B　10．A　11．D　12．C　13．D

14．B

四、简答题

略。可参考正文。

第七章　呼吸系统疾病

∞ 第一节　慢性阻塞性肺疾病 ∞

慢性阻塞性肺疾病(COPD)是一组慢性气道阻塞性疾病的统称,其共同特点是肺实质与小气道受损伤导致慢性气道阻塞、呼吸阻力增加和肺功能不全,主要包括慢性支气管炎、支气管哮喘、支气管扩张症及肺气肿等疾病。

一、慢性支气管炎

慢性支气管炎简称慢支,是发生于气管、支气管黏膜及其周围组织的慢性非特异性炎症,中老年人发病率达15%~20%。临床上以反复发作的咳嗽、咳痰或伴有喘息症状为特征,且症状每年至少持续3个月,连续2年以上。晚期常并发阻塞性肺气肿和慢性肺源性心脏病。

1. 病因和发病机制

慢性支气管炎往往由多种因素长期综合作用所致。

（1）理化因素

理化因素是慢性支气管炎的常见原因。

① 吸烟。吸烟者比不吸烟者的患病率高2~10倍,吸烟时间越久,日吸烟量越大,患病率越高。烟雾中的焦油、尼古丁和镉等有害物质能损伤呼吸道,降低局部抵抗力,烟雾又可刺激小气道产生痉挛,从而增加气道阻力。

② 空气污染。大气污染与慢性支气管炎之间存在明显的因果关系,环境中烟尘和粉尘的反复刺激可引起支气管损伤。

③ 气候因素。本病常在冬春寒冷季节复发或加重,寒冷空气能引起呼吸道黏液分泌增多,黏液-纤毛排送系统的功能下降,肺泡巨噬细胞功能减弱。

（2）感染因素

呼吸道感染是慢性支气管炎发病和加重的重要原因。病毒感染导致支气管损伤和防御功能削弱,为寄生在呼吸道内的细菌继发感染创造了条件。凡能引起感冒的病毒均能引起本病的发病和复发。呼吸道常驻菌中,流感嗜血杆菌、肺炎球菌和肺炎克雷伯菌是导致慢性支气管炎急性发作的主要致病菌。

（3）过敏因素

喘息型患者多有过敏史,且以脱敏为主的综合治疗可取得较好的治疗效果,说明过敏与慢性支气管炎的发病有关。

（4）其他因素

40%~60%的慢性支气管炎患者有自主神经功能紊乱的表现,如自汗、夜间睡眠中流涎等。内分泌功能变化,如肾上腺皮质激素分泌减少,可引起呼吸道萎缩、肺组织弹性降低。此外,机体抵抗力降低导致呼吸系统防御功能减弱也与本病的发生有关。

2. 病理变化

慢性支气管炎是支气管黏膜及黏膜下层以增生为主的慢性炎症。病变开始先侵犯大、中型支气管,晚期向纵深发展累及细小支气管甚至肺泡。受累的细支气管越多,气道阻力越大,肺组织受损的程度也越严重。

(1)上皮的损伤与修复

在各种致炎因子作用下,由于炎性渗出物和黏液分泌增加,呼吸道黏液-纤毛排送系统受损,纤毛因负荷加重而发生粘连、倒伏或脱失;上皮细胞变性、坏死、脱落;轻者由基底细胞再生予以修复,上皮再生时,杯状细胞增多,病变严重或持续时间过久可发生鳞状上皮化生。

(2)腺体增生、肥大、黏液化和退变

各种有害刺激因素均可引起气管、支气管腺体的变化,表现为大气道黏液腺增生肥大、浆液性上皮发生黏液腺化生;小气道上皮杯状细胞增多。这种腺体分泌功能亢进是患者出现咳嗽、咳痰症状的病理学基础。慢性支气管炎后期,分泌亢进的细胞逐渐转向衰竭,此时,黏膜变薄、腺泡萎缩、消失,气道内黏液减少,患者出现少痰或无痰的干咳。

(3)支气管壁的其他病变

管壁充血、水肿,淋巴细胞、浆细胞浸润;晚期管壁平滑肌、弹力纤维及软骨变性、萎缩,发生纤维化、钙化,甚至骨化。

3. 临床病理联系

慢性支气管炎的主要临床表现为咳嗽、咳痰,这是由于炎症刺激导致杯状细胞和黏液腺增多,黏液分泌亢进。痰液一般呈白色泡沫状黏液,黏稠不易咳出。并发化脓菌感染时,可出现黏液脓性或脓性痰。支气管痉挛或支气管狭窄及黏液渗出物阻塞易引起喘息,出现哮鸣音。细小支气管腔内的炎性渗出物可引起干、湿啰音。后期因腺体分泌物减少,痰量减少或无痰。

4. 结局及并发症

如致病因素长期存在,病变反复发作,可出现一系列并发症。

(1)慢性阻塞性肺气肿

慢性支气管炎反复发作必然导致病变程度逐渐加重,累及的细支气管也不断增多,终将引起管壁纤维性增厚,管腔狭窄甚至发生纤维性闭锁;而且,炎症易向管壁周围组织及肺泡扩展,形成细支气管周围炎。细支气管炎和细支气管周围炎是引起慢性阻塞性肺气肿的病变基础。

(2)慢性肺源性心脏病

慢性支气管炎可引起阻塞性通气障碍,破坏肺的血气屏障结构,减少气体交换面积,导致换气障碍,使肺泡氧分压降低,二氧化碳分压增高。低氧血症引起肺小动脉痉挛;缺氧还可导致肺构型改建,使肺小动脉中膜肥厚,这些均造成肺循环阻力增加和肺动脉高压,导致右心肥大、扩张,最终导致慢性肺源性心脏病。

(3)支气管扩张

因慢性炎症破坏了支气管壁的支撑组织,从而导致管腔持久的扩张。

(4)支气管肺炎

年老体弱的慢性支气管炎患者,机体抵抗力减弱,易合并细菌感染,并发支气管肺炎。

二、支气管哮喘

支气管哮喘简称哮喘,是一种由呼吸道过敏反应引起的以支气管可逆性发作性痉挛为特征的慢性阻塞性炎性疾病。患者大多具有特异性变态反应体质。

临床表现为反复发作的伴哮鸣音的呼气性呼吸困难、咳嗽、胸闷等症状。发作间歇期可完全无症状。反复的哮喘发作可导致阻塞性肺气肿及慢性肺源性心脏病。有时可发生自发性气胸,偶有哮喘持续状态致死的病例。

1. 病因和发病机制

本病的病因与多基因遗传有关,并与环境相互作用。诱发哮喘的过敏原种类较多,如花粉、尘螨、动物毛屑、真菌(曲菌)、某些食品及药物等。上述过敏原主要经呼吸道吸入,但也可通过消化道或其他途径进入体内。过敏原可刺激局部T淋巴细胞,使之分化为Th1和Th2型细胞,释放多种白细胞介素,如Th2可释放IL-4和IL-5。IL-4可促进B淋巴细胞分化产生IgE,刺激肥大细胞生成,致敏的肥大细胞被IgE包被,与抗原发生反应,引发哮喘;IL-5则能促使嗜酸性粒细胞分化、激活并滞留于炎症灶内,在气道上皮损伤、平滑肌细胞收缩、成纤维细胞增生和细胞外基质的形成等方面发挥重要作用。一般在接触过敏原后15 min左右哮喘发作称为速发性反应,而4~24 h发病则称为迟发性反应。

2. 病理变化

肺因过度充气而膨胀,常伴有灶性萎缩。镜下见支气管壁轻度增厚,杯状细胞肥大、增生,基底膜增厚,管壁平滑肌肥厚、支气管上皮局部剥脱、黏膜下明显水肿,管壁各层均可见嗜酸性粒细胞、单核细胞、浆细胞和淋巴细胞浸润。支气管腔内可见黏液栓充塞,在管壁及黏液栓中常出现由嗜酸性粒细胞崩解形成的尖棱状夏科-莱登晶体,继发感染时管腔内出现脓性渗出物。

3. 临床病理联系

哮喘发作时,因细支气管痉挛和黏液栓阻塞,引起呼气性呼吸困难并伴有哮鸣音。症状可自行缓解或经治疗后缓解。长期反复的哮喘发作可致胸廓变形及弥漫性肺气肿,有时可合并自发性气胸。

三、 支气管扩张症

支气管扩张症是指以肺内小支气管管腔持久性扩张伴管壁纤维性增厚为特征的一种慢性呼吸道炎性疾病,常为各种原因引起的肺炎及慢性支气管炎的并发症。临床表现为慢性咳嗽、大量脓痰及反复咯血等症状。

1. 病因和发病机制

支气管扩张症多继发于慢性支气管炎、麻疹和百日咳后的支气管肺炎及肺结核等。反复感染,特别是化脓性炎症常导致管壁平滑肌、弹力纤维和软骨等支撑结构被破坏;同时受支气管壁外周肺组织慢性炎症所形成的纤维瘢痕组织的牵拉及咳嗽时支气管腔内压的增加,最终导致支气管持久性扩张。此外,先天性及遗传性支气管发育不全或异常时,因支气管的平滑肌、弹力纤维和软骨薄弱或缺失,管壁弹性降低易致支气管扩张,如巨大气管支气管扩张症。

2. 病理变化

肉眼观,支气管扩张症病变主要发生于Ⅲ、Ⅳ级支气管,多见于左肺下叶。这是由于左肺下叶支气管较细长,且受心脏的压迫,引流不畅而易感染。扩张的支气管可呈柱状、囊状。若细、小支气管发生扩张,管腔可扩大呈小囊状,使肺呈蜂巢状。扩张的支气管腔内常含有黏液脓性渗出物或血性渗出物,常因继发腐败菌感染而带恶臭。扩张的支气管周围肺组织常发生程度不等的肺萎陷、纤维化或肺气肿。

镜下,支气管壁呈慢性炎症改变,并有不同程度的组织破坏。支气管上皮损伤、修复现象明显,常有鳞状上皮化生,支气管壁增厚,黏膜下血管扩张充血和炎细胞浸润。管壁的平滑肌、弹力纤维和软骨常因反复炎症而遭受破坏和纤维化。支气管周围淋巴组织和相邻的肺组织常发生纤维化。

3. 临床病理联系

支气管扩张症患者常因反复的支气管慢性炎症及化脓性炎性渗出物的刺激,黏液分泌增多,伴发化脓性感染,导致咳嗽和大量脓痰。感染急性发作时,黄绿色脓痰明显增加。咯血是由于支气管管壁的血管遭受炎症破坏所致。严重的大咯血可因失血过多或血凝块阻塞窒息而危及生命。

患者常因支气管引流不畅或痰不易咳出而感胸闷、闭气,炎症累及胸膜者可出现胸痛。少数患者尚可合并肺脓肿、脓胸及脓气胸。慢性重症患者常伴有严重的肺功能障碍,出现气急、发绀和杵状指等,晚期可并发肺动脉高压和慢性肺源性心脏病。

四、肺气肿

肺气肿是指末梢肺组织(包括呼吸性细支气管、肺泡管、肺泡囊、肺泡)因含气量过多伴肺泡间隔破坏,肺组织弹性减弱,导致肺体积膨大、通气功能降低的一种疾病状态。肺气肿是常见而重要的慢性阻塞性肺疾病,也是其他支气管和肺疾病的常见并发症。

1. 病因和发病机制

肺气肿多继发于慢性支气管炎、频繁发作的支气管哮喘等疾病。其他如吸烟、空气污染、各种有害气体及粉尘的吸入以及先天性 α_1-抗胰蛋白酶缺乏也是重要的发病原因。

(1)细支气管腔阻塞性通气障碍

由于慢性细支气管炎症病变,使小气道管壁破坏、塌陷或管腔内黏液栓阻塞,并产生"活瓣"作用,吸气时,细支气管扩张,空气尚能进入肺泡;呼气时,管腔缩小、肺泡间孔关闭,加之黏液栓阻塞,使空气不能充分排出,久之导致末梢肺组织过度充气,肺泡间隔断裂,肺泡腔融合成囊泡,肺组织弹性减退,形成肺气肿。

(2)细支气管壁和肺泡壁弹性降低

正常时细支气管和肺泡壁上的弹力纤维具有支撑作用,并通过回缩力排出末梢肺组织内的残余气体。长期的慢性炎症破坏了大量的弹力纤维,使细支气管和肺泡的回缩力减弱;而阻塞性肺通气障碍使细支气管和肺泡长期处于高张力状态,弹性降低,使残气量进一步增多。

(3)α_1-抗胰蛋白酶水平降低

α_1-抗胰蛋白酶(α_1-AT)广泛存在于组织和体液中,是多种蛋白水解酶的抑制物,特别是能抑制炎症时中性粒细胞、巨噬细胞分泌的弹性蛋白酶。α_1-抗胰蛋白酶缺乏时,肺泡巨噬细胞、中性粒细胞等释放的弹性蛋白酶失去抑制作用从而使其数量增多、活性增强,导致肺泡壁破坏,肺泡融合而发生肺气肿。

临床资料表明,遗传性 α_1-抗胰蛋白酶缺乏的家庭,肺气肿的发病率较正常人高 15 倍。

2. 病理变化

通常按解剖组织学部位可将肺气肿分为肺泡性肺气肿和间质性肺气肿两类。

(1)肺泡性肺气肿

此型是最常见的一种肺气肿,病变发生在肺腺泡内,因其常合并有小气道的阻塞性通气障碍,故也称为慢性阻塞性肺气肿,根据发生的部位和范围不同,又可将其分为腺泡中央型肺气肿、腺泡周围型肺气肿和全腺泡型肺气肿三种病理类型。

① 腺泡(小叶)中央型肺气肿。此型最常见。病变特点是位于肺腺泡中央区的呼吸性细支气管呈囊状扩张,而肺泡管、肺泡囊扩张不明显。

② 腺泡(小叶)周围型肺气肿。位于肺腺泡远侧端的肺泡管和肺泡囊扩张,而近侧端的呼吸性细支气管基本正常。

③ 全腺泡型(小叶)肺气肿。肺腺泡的各个部位,从呼吸性细支气管直至肺泡囊和肺泡均发生扩张,含气小囊腔布满肺腺泡内。严重者,气肿囊腔可融合成直径超过 1 cm 的较大囊泡,多位于胸膜下。

（2）间质性肺气肿

间质性肺气肿是因细支气管或肺泡间隔破裂,使气体进入肺间质所致。在肋骨骨折、胸壁穿透伤、哮喘或因剧烈咳嗽使肺内压急剧升高时发生。肉眼观,可见气体在肺膜下、肺小叶间隔等处形成囊状小气泡,分布在肺表面胸膜下,沿肺间隔呈串珠状排列。气泡也可沿细支气管和周围的组织间隙扩展到肺门,甚至可在颈部和上胸部皮下形成皮下气肿,触诊有捻发音。

3. 临床病理联系

肺气肿病程进展缓慢。轻度和早期肺气肿患者除有慢性支气管炎的一般症状外,无其他特殊症状。病变进展时,因呼吸面积及肺毛细血管减少,出现逐渐加重的呼吸困难、气促、胸闷、发绀和呼吸性酸中毒等阻塞性通气障碍的变化。晚期重度肺气肿患者,由于肺内残气量明显增多,肺容积增大,使患者胸廓前后径加大,肋间隙增宽,横膈下降,形成肺气肿患者特有的体征"桶状胸",叩诊呈过清音,心浊音界缩小或消失,肝浊音界下降,触诊语音震颤减弱,听诊呼吸音减弱,呼气延长,X 线检查两侧肺野透亮度增加。

4. 结局及并发症

对本病的防治强调尽早治疗慢性支气管炎等疾病,避免反复感染,坚持呼吸锻炼,改善通气功能,防止病变继续发展。随着病变的发展,出现并发症。肺气肿的并发症有肺源性心脏病及右心衰竭、肺大疱破裂后引起自发性气胸、呼吸衰竭及肺性脑病。

【模拟考场】

1. 慢性支气管炎患者多痰的病变基础是(   )

A. 支气管黏膜上皮变性、坏死、脱落

B. 腺体增生肥大,杯状细胞增多

C. 支气管壁充血、水肿,淋巴细胞、浆细胞浸润

D. 软骨萎缩、纤维化、钙化及骨化

2. 慢性支气管炎最常见的并发症是(   )

A. 肺炎   B. 肺脓肿

C. 支气管扩张症和肺源性心脏病   D. 肺气肿和肺源性心脏病

3. 慢性支气管炎早期相对特征性病变为(   )

A. 上皮细胞变性坏死   B. 黏液腺增生肥大

C. 纤维结缔组织增生   D. 软骨和平滑肌损伤

∞ 第二节 慢性肺源性心脏病 ∞

慢性肺源性心脏病是指因慢性肺疾病、肺血管及胸廓的病变引起肺循环阻力增加,肺动脉压力升高而导致以右心室壁肥厚、心腔扩大甚至发生右心衰竭的心脏病,简称肺心病。我国肺心病发生率较高,好发于冬、春寒冷季节和 40 岁以上中老年人,北方地区更为常见。

一、病因和发病机制

1. 原发性肺疾病

最常引起肺心病的是慢性阻塞性肺部疾病,其中又以慢性支气管炎并发阻塞性肺气肿最常见,占 80%~90%,其余依次为支气管哮喘、支气管扩张症、肺尘埃沉着病、慢性纤维空洞型肺结核和肺间质纤维化等。患此类疾病时,一方面肺毛细血管床显著减少,小血管纤维化、闭塞,使肺循环阻力增加,引起肺动脉压升高;另一方面则因肺阻塞性通气障碍而导致动脉血氧分压下降和二氧化碳分压升高,引起肺小动脉反射性痉挛,使肺循环阻力增大,加重肺动脉高压,造成右心室后负荷加重,逐渐发生右心室肥大、扩张。

2. 胸廓运动障碍性疾病

较少见。胸膜纤维化、胸廓和脊柱畸形等疾病及胸廓成形术后导致肺的伸展或胸廓运动受限而引起限制性通气障碍,同时支气管和肺血管发生扭曲,导致肺循环阻力增加,引起肺动脉高压。

3. 肺血管病变

甚少见。主要见于原因不明的原发性肺动脉高压症,由于肺小动脉硬化,致使肺循环阻力增加,导致肺动脉高压。

二、病理变化

1. 肺组织病变

慢性肺心病多是各种慢性肺部疾病的晚期并发症,这些肺疾病均以弥散性肺纤维化或肺气肿为共同结局,形成不可逆性肺部疾病。

2. 肺血管病变

肺血管病变主要表现为肺泡壁毛细血管数目显著减少;肺小动脉硬化,管壁增厚、管腔狭窄。还可发生肺小动脉炎,有时可见肺动脉分支血管内血栓形成和机化。这些病变都能使肺循环阻力增加而引起肺动脉压升高。

3. 心脏病变

右心室因肺动脉压升高而发生代偿性肥厚,这是肺心病最重要的病理形态学标志。肉眼观,右心室明显肥厚,心腔扩张,心脏重量增加,心尖部钝圆;肺动脉圆锥显著膨隆,右心室乳头肌和肉柱显著增粗,室上嵴增厚。通常以肺动脉瓣下 2 cm 处的右心室壁厚度超过 0.5 cm(正常为 0.3~0.4 cm)作为诊断肺心病的主要病理标准。镜下可见右室壁心肌细胞肥大、增宽,核增大深染;也可见缺氧所致的肌纤维萎缩、肌浆溶解、横纹消失,以及间质水肿和胶原纤维增生等现象。

三、临床病理联系

慢性肺源性心脏病临床发展缓慢,可持续数年,临床表现除原有肺疾病的症状和体征外,逐渐出现呼吸功能不全和右心衰竭的主要症状和体征。常表现为呼吸困难、发绀、心悸、气急、肝大、全身淤血和下肢水肿。病情严重者,由于缺氧、二氧化碳潴留和呼吸性酸中毒等可导致脑水肿而并发肺性脑病,出现头痛、烦躁不安、抽搐、嗜睡甚至昏迷等症状。肺性脑病是肺心病的首要死亡原因。

四、结局及并发症

预后不良,病死率占 10%~15%。以预防为主,控制病因,减少诱发因素、及时治疗改善气血循环是防治慢性肺源性心脏病的根本措施。

肺心病常见的并发症有肺性脑病、心律失常、电解质代谢及酸碱平衡紊乱,也可引起休克、消化道出血、弥散性血管内凝血(DIC)等。

【模拟考场】

4.肺心病发病的主要环节是(　　　)

A.慢性阻塞性肺气肿　　　　　　　　B.肺循环阻力增加和肺动脉高压

C.肺纤维化　　　　　　　　　　　　D.肺血管床减少

∞ 第三节　肺　炎 ∞

肺炎是指肺组织的急性渗出性炎症,为呼吸系统的多发病、常见病。

肺炎的分类方法有很多种,按致病因子可分为细菌性肺炎、病毒性肺炎、支原体肺炎、真菌性肺炎、立克次体肺炎等;按病变性质可分为纤维素性炎、化脓性炎等;按累及范围大小和部位可分为大叶性肺炎、小叶性肺炎及间质性肺炎。临床多采取综合的分类方法。

本节主要介绍较为常见的细菌性肺炎(大叶性肺炎、小叶性肺炎)和间质性肺炎(病毒性肺炎、支原体肺炎)。

一、细菌性肺炎

1.大叶性肺炎

大叶性肺炎主要是由肺炎链球菌引起的以肺泡内弥漫性纤维素渗出为主的急性纤维素性炎。典型者病变起始于肺泡,并迅速扩展到肺段或整个肺大叶,故称为大叶性肺炎。临床表现为起病急、寒战、高热、咳嗽、胸痛、咳铁锈色痰、呼吸困难及肺实变等体征。典型病程为 5~10 天,一般体温骤降并较快痊愈。多见于青壮年,男性多于女性。

(1)病因和发病机制

多种细菌都可引起大叶性肺炎,但90%以上的大叶性肺炎由肺炎链球菌引起,尤以 3 型毒力最强。此外,肺炎杆菌、金黄色葡萄球菌、溶血性链球菌、流感嗜血杆菌也可引起。正常情况下,肺炎球菌可少量寄生在正常人的鼻咽部,当过度疲劳、受寒、麻醉、醉酒、感冒和胸部外伤时,或因患有某些慢性疾病、免疫功能缺陷时,呼吸道防御功能被削弱,细菌侵入肺泡并迅速繁殖,引起肺组织的急性变态反应。表现为肺泡壁毛细血管扩张,基底膜损伤,血管壁通透性增高,浆液和大量纤维素渗出。由于呼吸、重力和咳嗽等因素,细菌随炎性渗出物通过肺泡间孔或呼吸性细支气管迅速向邻近肺组织蔓延,从而波及部分或整个肺大叶,细菌还可以随渗出物经支气管播散,引起数个肺叶的病变。

（2）病理变化及临床病理联系

大叶性肺炎病理变化主要表现为肺泡腔内的纤维素渗出性炎症。一般发生在单侧肺,以左肺或右肺下叶多见。病变可呈现典型的自然发展过程,即充血水肿期、红色肝样变期、灰色肝样变期和溶解消散期。

① 充血水肿期:发病后的第 1~2 天。镜下肺泡壁毛细血管扩张充血,肺泡腔内有大量的水肿液、少量红细胞、中性粒细胞与巨噬细胞。病原菌在渗出液中大量生长繁殖,并在肺内迅速播散,累及相邻的肺泡,使病变范围迅速扩大,波及整个肺段或肺大叶,并直达胸膜。肉眼观,病变肺组织肿胀,重量增加,色暗红。切面能挤出较多的泡沫状血性液体。

临床上表现为全身中毒症状如寒战、高热、咳嗽、咳粉红色泡沫状痰或痰中带血丝。听诊可闻及捻发音或湿啰音。渗出液中常可检出肺炎球菌。肺部 X 线检查显示片状分布模糊的阴影。

② 红色肝样变期:发病后的第 3~4 天。随着炎症发展,肺泡腔中的渗出物增多,肺泡含气量减少。镜下肺泡壁毛细血管明显扩张充血,肺泡腔内除了有大量的红细胞外,还有逐渐增多的纤维素以及少量中性粒细胞和巨噬细胞。其中纤维素连接成网并常穿过肺泡间孔与相邻的肺泡中的纤维素网相接,这一方面有利于限制细菌的扩散,另一方面有利于吞噬细胞吞噬病原菌。肉眼观,因肺泡壁毛细血管充血明显,导致肺叶肿胀,色暗红,质地变实如肝,称红色肝样变期。在病变肺叶的胸膜面常有纤维素渗出覆盖。肺切面呈颗粒状,是由于肺泡腔内炎性渗出物凸出于切面所致。

临床上患者咳铁锈痰,这是由于肺泡腔内红细胞被吞噬细胞吞噬后,形成含铁血黄素,随痰液咳出。病变波及胸膜时可引起纤维素性胸膜炎,患者出现胸痛,可闻及胸膜摩擦音。由于肺实变区范围大,实变区内的大量静脉血未能氧合便流入左心,引起静脉血掺杂。因而此期缺氧、发绀表现比较明显。因病变肺叶实变,胸部叩诊呈浊音,触觉语颤增强,听诊正常呼吸音消失,可闻及支气管呼吸音。渗出物中可检出大量细菌。肺部 X 线检查显示大片致密阴影。

③ 灰色肝样变期:发病后第 5~6 天进入此期。镜下肺泡腔内纤维素渗出物增多,相邻肺泡腔内的纤维素网连接更加紧密,纤维素网中有大量的中性粒细胞,肺泡壁毛细血管受压闭塞。肉眼观,病变肺叶仍肿大,但充血消退,故由红色逐渐变为灰白色,质实如肝,故称为灰色肝样变期。

临床上,此期患者胸部叩诊、听诊及 X 线检查所见与红色肝样变期基本相同。此期虽病变区仍无气体,但因肺泡壁毛细血管受压,血流量显著减少,故静脉血氧合不足的情况反而减轻,缺氧症状有所改善。一般认为,此期患者体内针对病原体的抗体形成,临床症状开始减轻,患者咳出的铁锈色痰逐渐变为黏液脓性痰,在渗出物中不易检出病原菌。

④ 溶解消散期:发病后 1 周左右进入该期。此时机体的抗菌防御功能显著增强,病原菌被吞噬消灭。镜下中性粒细胞大多变性、坏死,释放出大量蛋白水解酶,使渗出物中的纤维素溶解,溶解物由气道咳出,也可经淋巴管吸收。病变肺组织变软,切面实变病灶消失,最终肺组

织可完全恢复正常。肺内炎症完全消散,功能恢复,需1~3周。

临床上由于肺泡壁渗出物的溶解、液化,痰量增加,呈稀薄状,听诊可闻及湿啰音,实变体征逐渐消失。患者的体温下降,临床症状逐渐减轻、消失。胸部X线检查显示实变区阴影密度降低,透亮度增加。

（3）结局及并发症

大叶性肺炎的患者大多预后良好。经及时治疗,一般可以痊愈,其自然病程约需10天,但炎症完全消退,功能恢复约需3周。大叶性肺炎的并发症目前并不多见,主要有以下几种。

① 感染性休克:感染性休克多由严重毒血症引起,此时,呼吸系统症状不明显,但周围循环衰竭表现较为突出,如面色苍白、四肢湿冷、神志不清、体温降低、血压下降等。感染性休克是大叶性肺炎的严重并发症,如不及时抢救可引起死亡。

② 肺肉质变:主要见于肺内炎性病灶中性粒细胞渗出过少,其释放出的蛋白酶量不足以及时溶解和消除肺泡腔内纤维素等渗出物,大量未能被溶解吸收的纤维素被肉芽组织取代而机化。肉眼观,病变部位肺组织变成褐色肉样纤维组织,称肺肉质变。

③ 败血症或脓毒败血症:见于严重感染时,细菌侵入血流繁殖所致。表现为化脓性脑膜炎、关节炎、腹膜炎、心内膜炎及脑脓肿等。

④ 肺脓肿及脓胸:此并发症少见。主要见于病原菌毒力强、机体抵抗力差的情况,并且大多由金黄色葡萄球菌和肺炎链球菌混合感染,肺组织坏死、化脓而形成肺脓肿。重症病例,纤维素性胸膜炎可发展为纤维素性化脓性胸膜炎,甚至形成脓胸。

2. 小叶性肺炎

小叶性肺炎是以细支气管为中心及其所属肺组织的急性化脓性炎症,其病变范围相当于一个肺小叶,又因其病变常以细支气管为中心,故又称为支气管肺炎。本病多发生于儿童、体弱老人及久病卧床者。冬春寒冷季节发病率增高。临床主要表现为发热、咳嗽、咳痰等症状,肺部可闻及分散的湿性啰音。本病可分为原发性和继发性两种。儿童常为原发的独立性疾病,成人常为其他疾病的并发症,如慢性支气管炎、肺气肿、肺源性心脏病、心功能不全和肾炎等。

（1）病因和发病机制

小叶性肺炎主要由细菌感染引起,凡是能引起支气管炎的病原菌几乎都能引起本病。常见的致病菌有葡萄球菌、链球菌、肺炎球菌、流感嗜血杆菌、绿脓杆菌和大肠杆菌等。

长期卧床的慢性病患者（如心功能不全、大手术后、恶性肿瘤晚期患者）,在两肺背部,由于血液本身的重力作用等原因,肺组织淤血、水肿,局部抵抗力降低,感染病原菌而引起肺炎,称坠积性肺炎。全身麻醉或昏迷患者以及新生儿等,由于喉头反射差,吞咽运动失调,易将含病菌的上呼吸道分泌物、呕吐物及羊水等吸入肺内,引起吸入性肺炎,亦属小叶性肺炎。

（2）病理变化

小叶性肺炎的病变特征是以细支气管为中心,以肺小叶为单位的化脓性炎症。大多为吸入性感染,病变常散布于两肺各叶,尤以两肺下叶和背侧病灶较多见。

镜下病灶内细支气管充血、水肿。严重时,被覆的纤毛柱状上皮变性、坏死、脱落。管腔内出现较多的中性粒细胞、脱落的上皮细胞及渗出的浆液,细支气管结构破坏伴有中性粒细胞浸润。细支气管周围的肺泡腔充满脓性渗出物,纤维素一般较少。病灶附近的肺组织充血,肺泡扩张呈代偿性肺气肿。

肉眼观,通常两侧肺组织同时受累,以下肺叶及背侧较为严重。两肺表面和切面有多个散在的实变病灶,病灶直径多为 0.5~1 cm(相当于肺小叶范围),暗红色或灰黄色,质实。在病灶中央,常可见细支气管横断面。在幼儿及年老体弱者,病变多较严重,常见相邻病灶融合,呈大片实变区,形成融合性支气管肺炎。

(3)临床病理联系

小叶性肺炎时,病变支气管壁受炎症刺激,黏液分泌增多。咳嗽、咳黏液脓性痰是小叶性肺炎较早的临床表现。因细支气管腔及肺泡腔内有炎性渗出物积聚,听诊时可闻及湿啰音。若病变范围广泛,融合实变范围达 3~5cm 以上时,可出现实变体征。因通气和换气功能障碍而出现呼吸困难、缺氧、发绀等表现。X 线检查,可见两肺散在不规则的小片状或斑点状模糊阴影。

(4)结局及并发症

小叶性肺炎经及时治疗,多数可以痊愈。若有其他疾病共存时,则容易出现并发症。常见的并发症有以下几种。

① 呼吸衰竭:如病灶发生大片融合,可严重影响肺的通气和换气功能,引起呼吸衰竭,造成缺氧及一氧化碳潴留,严重者可出现烦躁、抽搐、嗜睡、昏迷等肺性脑病表现。

② 心力衰竭:因肺部炎症、充血,使肺循环阻力增加,加重心脏负担,又因缺氧及毒血症,使心肌受到损害,可导致急性心力衰竭。

③ 肺脓肿、脓胸:较少见。一般在机体抵抗力差,毒力强的葡萄球菌感染或混合感染时发生。

④ 支气管扩张:若支气管壁炎症病变严重,未能有效控制而发展为慢性,管壁结构遭到破坏,并且附近肺组织纤维化牵拉,可导致支气管持久性扩张。

二、 间质性肺炎

间质性肺炎是指主要发生在肺泡壁、小叶间隔、细支气管周围等肺间质的炎症,多由病毒或肺炎支原体所引起。

1. 病毒性肺炎

病毒性肺炎常由上呼吸道病毒感染向下蔓延所致,引起肺炎的病毒种类较多,常见的病毒为流感病毒,其次为呼吸道合胞病毒、腺病毒、副流感病毒、麻疹病毒、巨细胞病毒等,也可由多种病毒混合感染并可继发细菌感染。除流感病毒、副流感病毒外,其余病毒所致肺炎多见于儿童,症状轻重不等。多为散发,偶可造成流行。

(1)病理变化

病毒性肺炎表现为肺间质的炎症。肉眼观,病变常不明显,病变肺组织因充血水肿而轻度肿大。镜下主要表现为沿支气管、细支气管及其周围和小叶间隔分布的间质性炎症。病变程度可因病情轻重而不同,通常表现为肺泡间隔明显增宽,肺内充血、水肿以及淋巴细胞、单核细胞浸润。肺泡腔内一般无渗出物或仅有少量浆液。病变较重者,除上述的炎症外,支气管、细支气管上皮的灶状坏死较常见;肺泡腔内也可出现浆液、少量纤维素、红细胞及巨噬细胞的渗出,甚至发生肺组织坏死。

病毒性肺炎还有一些特殊性的病理变化。① 透明膜形成:有些病毒性肺炎(如流感病毒、麻疹病毒和腺病毒等所致的肺炎)肺泡腔内渗出明显,渗出物浓缩凝结成一层红染的膜状物贴附于肺泡内表面。② 支气管上皮和肺泡上皮也可增生,甚至形成多核巨细胞,故有巨细胞肺炎之称。③ 病毒包涵体:在增生的上皮细胞和多核巨细胞中常可检到病毒包涵体,其可见于细胞核内(如腺病毒、巨细胞病毒)或胞质内(如呼吸道合胞病毒)或两者兼有(如麻疹病毒)。病毒包涵体常呈圆形或椭圆形,约红细胞大小,其周围常有清晰的透明晕。病毒包涵体的检出是病理组织学诊断病毒性肺炎的重要依据。

(2)临床病理联系

由于病毒血症,患者可出现发热、咽喉肿痛、全身酸痛等全身中毒症状。因炎症刺激和缺氧,患者可出现剧烈咳嗽,但无痰;由于肺泡壁增厚,患者出现呼吸困难及发绀等缺氧症状。早期由于肺泡腔内渗出物少,肺不出现啰音及实变体征;严重病例,全身中毒症状和缺氧症状明显,甚至导致心力衰竭、呼吸衰竭和中毒性脑病。

2. 支原体肺炎

支原体肺炎是由肺炎支原体引起的一种急性间质性肺炎。肺炎支原体存在于患者呼吸道分泌物中,主要通过飞沫传播,通常为散发性,偶尔流行,秋、冬季节发病较多,儿童和青少年发病率较高。

(1)病理变化

肺炎支原体可侵犯整个呼吸道,引起上呼吸道炎、气管炎、支气管炎和肺炎。病灶呈灶状分布,常累及单侧肺组织,且以下叶多见。病变主要发生在肺间质,为肺的急性非化脓性炎。镜下肺泡壁充血、水肿,有淋巴细胞、单核细胞浸润,以致肺泡壁明显增厚,肺泡腔内很少有渗出物;小支气管、细支气管壁及其周围组织也常有淋巴细胞及单核细胞浸润,重症病例支气管黏膜上皮亦可坏死、脱落,肺泡腔内也可有大量蛋白性渗出物。

(2)临床病理联系

患者起病较急,多有发热、头痛、咽痛、倦怠等全身不适症状,但最突出的症状是由支气管和细支气管的急性炎症引起的剧烈咳嗽、气促和胸痛,咳痰常不显著。听诊常闻及干、湿啰音。胸部 X 线检查,肺部呈节段性分布的网状或斑片状阴影。白细胞计数有轻度升高,淋巴细胞和单核细胞增多,痰、鼻分泌物及咽喉拭子可培养出肺炎支原体。

(3)结局

大多数支原体肺炎预后良好,自然病程约为 2 周,患者可痊愈。病死率为 0.1%~1%。

【模拟考场】

5. 大叶性肺炎患者咳铁锈色痰是由于(   )

A. 肺肉质变   B. 肺泡腔内漏出的红细胞被吞噬崩解

C. 肺泡壁充血   D. 肺内小的化脓及出血

6. 下列哪项能反映大叶性肺炎的性质(   )

A. 融合性的小叶性炎   B. 肺泡的纤维素性炎症

C. 肺的化脓性炎症   D. 肺的肉芽肿性炎

7. 下列有关大叶性肺炎的描述哪项不正确(   )

A. 多见于青壮年患者左肺或右肺下叶

B. 充血水肿期肺泡腔内有大量的红细胞,形成铁锈色痰

C. 红色肝样变期临床表现最明显,缺氧最重

D. 中性粒细胞渗出过少时可并发肺肉质变

8. 下列有关小叶性肺炎的描述,不恰当的是(　　　)

A. 多见于小儿、老人、体弱和久病卧床者

B. 又称支气管肺炎

C. 羊水吸入性肺炎属于小叶性肺炎

D. 小叶性肺炎累及范围小,预后良好,不易出现并发症

9. 病毒性肺炎的特征性病变为(　　　)

A. 纤维素性肺炎　　　B. 化脓性肺炎　　　　C. 出血性肺炎　　　　D. 间质性肺炎

10. 支原体性肺炎和病毒性肺炎的共同特点是(　　　)

A. 病变主要发生在肺间质

B. 上皮细胞增生融合成巨细胞

C. 中性粒细胞浸润

D. 肺泡表面容易形成透明膜

∞ 第四节　肺硅沉着病 ∞

肺硅沉着病(简称硅肺,曾称矽肺)是因长期吸入大量含游离二氧化硅(SiO_2)的粉尘微粒,在肺内以硅结节形成和弥漫性肺纤维化为特征的一种尘肺病。硅肺是危害最严重的一种职业病,其特点是发展缓慢,即使在脱离硅尘作业后,病变仍然继续缓慢发展。患者多在接触硅尘 10~15 年后才发病。

一、 病因和发病机制

硅肺的主要病因是吸入空气中游离二氧化硅粉尘。硅肺的发病与石英的类型、粉尘中游离二氧化硅的含量、粉尘颗粒的大小、接触时间、防护措施及呼吸道防御功能强弱等因素有关。硅尘颗粒越小,在空气中的沉降速度越慢,被吸入的机会也越多。一般直径大于 5 μm 的硅尘颗粒被吸入后,通常可被呼吸道黏膜阻挡或通过黏液–纤毛排送系统而咳出,不能进入肺内。小于 5 μm 的硅尘颗粒则可被吸入肺内并沉积于肺间质而致病。1~2 μm 的硅尘颗粒致病力最强。少量硅尘颗粒被吸入肺后,可由巨噬细胞吞噬并带走。若吸入的硅尘量超出肺的清除能力,或肺的清除能力减弱,特别是气道的清除能力降低可导致硅尘在肺内的沉积。

二、 病理变化

硅肺的基本病理变化是硅结节形成和肺组织弥漫性纤维化。硅结节形成是硅肺的特征性病变。

1. 硅结节

早期硅结节为细胞性硅结节,由吞噬硅尘的巨噬细胞聚集形成,多位于肺小动脉周围。继而结节发生纤维化和玻璃样变性形成纤维性结节和玻璃样结节。镜下典型的硅结节中,玻璃样变性的胶原纤维组织呈同心圆状排列,似洋葱切面,中央常有闭塞的小血管(或淋巴管)及巨噬细胞,周围有成纤维细胞、纤维细胞。肉眼观,硅结节境界清楚,直径 3~5 mm,呈圆形或

椭圆形,灰白色、质硬,触之有沙砾感。晚期,硅结节可融合成团块状,团块的中央常因缺血、缺氧发生坏死、液化,形成硅肺性空洞。

2. 肺组织弥漫性纤维化

这是硅肺共有的病变,表现为肺泡壁及小叶间隔增厚,肺内及支气管周围纤维组织增多,呈网络状。此外,胸膜也因纤维组织弥漫增生而广泛增厚,严重时可达 1 cm 以上。肺门淋巴结肿大、变硬。

三、 并发症

1. 肺结核病

硅肺最常见的并发症是肺结核病,越是晚期、重症硅肺,并发率越高。这可能与机体抵抗力下降,硅尘对巨噬细胞的损害使机体对结核杆菌的防御功能降低有关。

2. 慢性肺源性心脏病

硅肺患者晚期常并发肺源性心脏病。主要为弥漫性肺纤维化等病变引起肺动脉高压所致,严重者可因右心衰竭而死亡。

3. 肺部感染

因患者抵抗力低,又有小气道引流不畅,易继发细菌或病毒感染。

4. 肺气肿和自发性气胸

晚期硅肺患者常有不同程度的阻塞性肺气肿,有时在肺膜下还可出现肺大疱,破裂可发生自发性气胸。

【模拟考场】

11. 肺硅沉着病的基本病变是( )
A. 肺门淋巴结肿大   B. 肺气肿   C. 硅结节形成   D. 支气管扩张

∞ 第五节   呼吸系统常见肿瘤 ∞

一、 肺癌

肺癌是肺的原发性恶性肿瘤。因其绝大多数来源于支气管上皮,故也称为支气管癌。肺癌多发生于 40 岁以后,60 岁以上明显增多。近年来女性发病率也逐年上升,肺癌发病的男女之比已由 4∶1 上升到 1.5∶1。

1. 病因

（1）吸烟

国内外大量研究证明,吸烟是引起肺癌的重要危险因素,吸烟者比不吸烟者的肺癌发生率高 20~25 倍,且与吸烟的量和吸烟的时间长短正相关。这是由于在烟雾中含有多种致癌物质,如尼古丁、焦油、镍、砷等。

（2）大气污染

空气被工厂煤烟、汽车及其他内燃机等所排出的废气和家庭中的排烟所污染,被污染的空气中含有 3,4-苯并芘、二乙基亚硝酸胺、砷等致癌物质,所以肺癌发生率在城市和工业区远比农村高。

（3）职业因素

肺癌的发生与某些职业有关。橡胶工人,镍业工人,石棉工人,铀矿、锡矿、萤石矿的采矿工人以及接触含砷粉制剂者,肺癌的发生率很高,这与长期接触某种化学致癌物和放射性物质有关。

此外,EB 病毒（EBV）、人乳头瘤病毒（HPV）与肺癌发生的关系也日益受到重视。

2. 病理变化

（1）大体类型

根据肺癌的发生部位及大体形态特点将其分为中央型、周围型和弥漫型三个主要类型。这种分型与临床 X 线分型是一致的。

① 中央型（肺门型）：是从主支气管壁或叶支气管壁发生的肺癌,最为常见,占肺癌总数的 60% ~ 70%。癌块位于肺门部,右肺多于左肺,上叶比中下叶多见。肿瘤的生长可向支气管腔内呈息肉状或乳头状突出,也可向管壁弥漫浸润,使管壁增厚、僵硬、皱襞消失,有时可突破管壁向周围肺组织浸润。晚期,原发癌与受累的肺门淋巴结互相融合,形成巨大癌块,将原支气管包埋其中。

② 周围型：肿瘤位于肺叶周边,多由肺段以下支气管发生,占肺癌总数的 30% ~ 40%。肿瘤常为孤立性肿块,结节状,无包膜,直径为 2 ~ 8cm,境界清楚,与支气管的关系不明显。本型发生肺门淋巴结转移常较中央型晚,但可侵犯胸膜。

③ 弥漫型：此型较少见,占肺癌总数的 2% ~ 5%,仅见于细支气管肺泡癌。癌组织沿肺泡管、肺泡弥漫性浸润生长,很快侵犯部分大叶或全肺叶,呈肺炎样外观,或呈大小不等的结节散布于多个肺叶内。此时需与肺转移癌和肺炎相鉴别。

（2）组织学类型

根据 2015 年世界卫生组织（WHO）提出的肺癌分类方法,将肺癌分为鳞状细胞癌、腺癌、腺鳞癌、小细胞癌、大细胞癌和肉瘤样癌等基本类型。这种分类方法能较好地反映不同组织学类型肺癌的临床特点及预后,并能指导治疗方法的选择,因而有较高的临床应用价值。实际上,部分肺癌并非仅表现为单一的组织学形态,而是多种组织学表现混合存在,此类病例常以其主要组织学表现归类。

① 鳞状细胞癌：为肺癌中最常见的类型之一,约占肺癌手术切除标本的 60% 以上,其中 80% ~ 85% 为中央型肺癌。患者绝大多数为中老年男性且大多有吸烟史。该型多发生于肺段以上大支气管,纤维支气管镜检查易被发现。根据分化程度,又可分为高分化、中分化和低分化鳞癌。高分化者,癌巢中有角化珠形成,常可见细胞间桥;中分化时有细胞角化,但无角化珠形成,可有细胞间桥;低分化鳞癌癌巢界限不甚明显,细胞异型性大,无细胞内角化及角化珠。电镜下可见鳞状细胞特征性的张力微丝束及细胞间桥粒连接,数量多少不等,分化越好,数量也越多。免疫组化染色高分子角蛋白阳性。

② 腺癌：近年来统计资料表明其发病率有明显升高趋势,是女性肺癌最常见的类型,多为非吸烟者。肺腺癌通常发生于较小支气管上皮,故大多数（65%）为周围型肺癌。肿块通常位于胸膜下,境界不甚清晰,常累及胸膜（77%）。腺癌伴纤维化和瘢痕形成较多见,镜下癌组织分化程度不等,分化最好者为细支气管肺泡癌。此型肉眼观多为弥漫型或多结节型,镜下见癌

细胞沿肺泡壁、肺泡管壁,有时也沿细支气管壁呈鳞屑样生长;肺泡间隔大多未被破坏,故肺泡轮廓依然保留。分化中等的肺腺癌常有的形态学特征是有腺管或乳头形成及黏液分泌,根据它们在癌组织中所占比例又可分为腺泡型、乳头状和实体黏液细胞型等亚型。低分化肺腺癌常无腺样结构,呈实心条索状,分泌现象少见,细胞异型性明显。肺腺癌电镜下主要特征为癌细胞内有微腔形成,表面有微绒毛;胞质内见分泌颗粒或黏液颗粒,细胞间见连接复合体。免疫组化染色低分子角蛋白、EMA、ECA 呈阳性。

③ 腺鳞癌:较少见。癌组织内含有腺癌和鳞癌两种成分,且两种成分各占 10% 以上。现认为此型肺癌发生于支气管上皮具有多种分化潜能的干细胞,故可分化形成两种不同类型的癌组织。

④ 小细胞癌:属神经内分泌癌,此类型占全部肺癌的 15%～20%。患者多为中、老年人,80% 以上为男性,且与吸烟密切相关。这是肺癌中恶性程度最高的一型,生长迅速,转移早,存活期大多不超过 1 年。手术切除效果差,但对放疗及化疗较为敏感。小细胞癌多为中央型,常发生于大支气管,向肺实质浸润生长,形成巨块。镜下,癌细胞小,常呈圆形或卵圆形,似淋巴细胞,但体积较大;也可呈梭形或燕麦形,胞质少,似裸核,癌细胞呈弥漫分布或呈片状、条索状排列,称燕麦细胞癌;有时也可围绕小血管形成假菊形团结构。电镜下 66%～90% 病例的癌细胞胞质内可见神经分泌颗粒,故认为其起源于支气管黏膜上皮的 Kulchitsky 细胞,是一种异源性神经内分泌肿瘤。免疫组化染色显示癌细胞对神经内分泌标记如 NSE、CgA、Syn 及 Leu7 等呈阳性反应,角蛋白亦可显示阳性。

⑤ 大细胞癌:又称为大细胞未分化癌,约占肺癌总数的 15%～20%。半数大细胞癌发生于大支气管,肿块常较大。镜下,癌细胞常呈实性团块或片状,或弥漫分布。癌细胞体积大,胞质丰富,通常均质淡染,也可呈颗粒状或胞质透明。核圆形、卵圆形或不规则形,染色深,异型性明显,核分裂象多见。癌组织无任何腺癌、鳞癌或神经内分泌癌分化的组织学形态特点及免疫表型。大细胞肺癌恶性程度高,生长迅速,转移早而广泛,生存期大多在 1 年之内。

⑥ 肉瘤样癌:为近年来 WHO 新列出的一种肺癌类型,少见,高度恶性。癌组织分化差,根据其细胞形态特点和构成成分又可分为多形性癌、梭形细胞癌、巨细胞癌和癌肉瘤等多种亚型。

3. 扩散途径

（1）直接蔓延

中央型肺癌常直接侵犯纵隔、心包及周围血管,或沿支气管向同侧甚至对侧肺组织蔓延。周围型肺癌可直接侵犯胸膜并侵入胸壁。

（2）转移

肺癌淋巴道转移常发生较早,且扩散速度较快。癌组织首先转移到支气管旁、肺门淋巴结,再扩散到纵隔、锁骨上、腋窝及颈部淋巴结。周围型肺癌的癌细胞可进入胸膜下淋巴丛,形成胸膜下转移灶并引起胸腔血性积液。血道转移常见于脑、肾上腺、骨等器官和组织,也可转移至肝、肾、甲状腺和皮肤等处。

4. 临床病理联系

肺癌常因早期症状不明显而易失去及时就诊机会。部分患者因咳嗽、痰中带血、气急或胸痛等症状,特别是咯血而就医,此时疾病多已进入中晚期。患者的症状和体征与肿瘤部位、大小及扩散的范围有关,癌组织压迫支气管可引起远端肺组织局限性萎缩或肺气肿;若合并感染则引发化脓性炎或脓肿形成;癌组织侵入胸膜除引起胸痛外,还可致血性胸水;侵入纵隔可压迫上腔静脉,导致面、颈部水肿及颈胸部静脉曲张。位于肺尖部的肿瘤常侵犯交感神经链,引起病侧眼睑下垂、瞳孔缩小和胸壁皮肤无汗等交感神经麻痹症状;侵犯臂丛神经可出现上肢疼痛和肌肉萎缩等。

神经内分泌型肺癌,因可有异位内分泌作用而引起副肿瘤综合征。尤其是小细胞肺癌能分泌大量 5-羟色胺而引起类癌综合征,表现为支气管痉挛、阵发性心动过速、水样腹泻和皮肤潮红等。此外,患者还可以出现肺性骨关节病、肌无力综合征和类库欣综合征等。

5. 预后

肺癌患者预后大多不良,应早发现、早诊断和早治疗。对于 40 岁以上的成人,尤其是长期吸烟并伴有咳嗽、痰中带血、气急、胸痛等症状者,或无痰干咳及与体位有关的刺激性呛咳的患者,必须提高警惕,及时进行 X 线、痰液细胞学和肺纤维支气管镜等检查及病理活体组织检查。

二、鼻咽癌

鼻咽癌是由鼻咽部上皮组织发生的恶性肿瘤。本病可见于世界各地,但以我国南方各省发病率最高,尤其是广东珠江三角洲和西江流域。本病男性患者多于女性,发病年龄多在 40~50 岁。临床上,患者常表现为鼻塞、鼻出血、耳鸣、听力减退、复视、偏头痛、颈淋巴结肿大及脑神经受损等症状。

1. 病因

鼻咽癌的病因尚不明了。现有的研究表明鼻咽癌的发生与下列因素有关。

（1）EB 病毒

已知 EB 病毒(EBV)与鼻咽癌的关系密切,其主要证据为瘤细胞内存在 EBV-DNA 和核抗原(EBNA)。90%以上患者血清中能检出 EB 病毒核抗原、膜抗原和壳抗原等多种抗原成分的相应抗体,具有一定的诊断意义。但 EB 病毒如何使上皮细胞发生癌变的机制尚不明确,因而 EB 病毒是引发鼻咽癌的直接因素还是间接或辅助因素尚不能确定。

（2）遗传因素

流行病学调查表明,鼻咽癌不仅有明显的地域性,部分病例亦有明显的家族性。高发区居民移居国外或外地后,其后裔的发病率仍远远高于当地人群,这提示本病可能与遗传因素有关。

（3）化学致癌物质

某些环境毒物(农药、煤焦油、煤油、机油及炊烟)以及腌菜和腌鱼肉(含亚硝胺)与鼻咽癌的发生也有一定关系。

2. 病理变化

鼻咽癌最多见于鼻咽顶部,其次为外侧壁与咽隐窝,发生于前壁者最少,也可同时发生在两个部位,如顶部和侧壁。肿瘤常呈结节状或半球形隆起于表面,有的表面形成小溃疡或呈菜花状。有时肿瘤在鼻咽下呈浸润性生长,而表面光滑无损,以致临床上在发现原发瘤之前,先有同侧颈淋巴结转移。

鼻咽癌因组织结构复杂,分类难以统一。常按分化程度和组织学特征将其分为鳞状细胞癌和腺癌。其中最常见的是低分化鳞状细胞癌,其次为泡状核细胞癌。

（1）鳞状细胞癌

根据癌细胞分化程度,鳞状细胞癌可分为分化性和未分化性两类。

① 分化性鳞状细胞癌:可分为角化型(高分化)和非角化型(低分化)鳞状细胞癌。高分化鳞状细胞癌可见癌巢、细胞间桥和角化珠;低分化鳞状细胞癌最常见,结构多样,有各种不规则形的癌巢,细胞分层不明显,通常无角化现象。

② 未分化性鳞状细胞癌:有两个亚型,一型为泡状核细胞癌,亦称为大圆形细胞癌,较多见。癌巢不规则,境界不明显。癌细胞胞质丰富,境界不清,常呈合体状聚集成堆。细胞核大,圆形或卵圆形,空泡状,有肥大核仁。癌细胞间常有淋巴细胞浸润。另一型为未分化癌,很少见。细胞弥漫浸润,无明显癌巢形成,癌细胞小,呈小圆形或短梭形。

（2）腺癌

腺癌较少见。癌细胞呈不规则条索状或片状排列,有时可见腺腔结构或有围成腺腔的倾向。

3. 扩散途径

（1）直接蔓延

肿瘤细胞向上可侵犯颅底入颅内,损害第Ⅱ～Ⅵ对脑神经;向外侧可侵犯耳咽管进入中耳;向前侵入鼻腔甚至眼眶;向后侵犯上段颈椎以及脊髓;向下侵犯梨状隐窝、会厌及喉上部。

（2）淋巴道转移

由于鼻咽部有丰富的淋巴管,故癌细胞早期即可发生淋巴道转移。癌细胞经咽后壁淋巴结转移至颈上深淋巴结,极少转移到颈上浅淋巴结。颈淋巴结转移多在同侧,其次为双侧,极少向对侧转移。临床上,一般多在颈上部胸锁乳突肌后缘出现无痛性肿块,并有一半以上的患者以此作为首发症状而就诊。

（3）血道转移

较晚发生,以肝、肺、骨转移常见,亦可转移至纵隔、硬脑膜、肾、肾上腺和胰腺等处。

4. 临床病理联系

鼻咽癌早期症状多不明显,且原发癌病灶小,不易被发现,常被漏诊或误诊。当症状明显时多进入晚期,治愈率极低,故早期诊断极为重要。

【模拟考场】

12. 鼻咽癌转移最常见于(　　　　)

A. 血道转移至肺

B. 血道转移至肝

C. 血道转移至骨

D. 同侧颈上深淋巴结转移

13. 有关肺癌的描述下列哪项是错误的(　　　　)

A. 鳞癌多为中央型

B. 腺癌多为周围型

C. 燕麦细胞癌恶性程度高

D. 腺癌和鳞癌不可能同时出现

【模拟考场答案】

1-5 BDBBB　6-10 BBDDA　11-13 CDD

∞ 本章同步强化训练 ∞

【同步强化训练】

一、名词解释

1. 肺气肿

2. 慢性支气管炎

3. 大叶性肺炎

4. 肺肉质变

5. 小叶性肺炎

6. 慢性肺源性心脏病

二、填空题

1. 慢性支气管炎常见的并发症有_____、_____、_____和支气管肺炎。

2. 慢支并发肺气肿的机制是_____、_____。

3. 肺心病发病的主要环节是_____。

4. 大叶性肺炎的病变发展过程大致可分为_____、_____、_____和_____四期。

5. 大叶性肺炎灰色肝样变期肺泡内充满_____和_____,肺泡壁毛细血管_____。

6. 小叶性肺炎是发生在_____和_____的急性化脓性炎症。

7. 硅肺的病变包括_____和_____。

8. 硅肺常见的并发症有_____、_____、_____、_____。

9. 鼻咽癌多发生于_____,其次为_____和_____。

10. 肺癌根据发生部位和形态特点可分为_____、_____和_____三种。

三、单项选择题

1. 大叶性肺炎咳"铁锈色痰"多发生于病程的哪一时期( )

A. 充血水肿期　　　　B. 红色肝样变期　　　C. 灰色肝样变期　　　D. 溶解消散期

2. 大叶性肺炎并发肺肉质变,主要是由于( )

A. 渗出的中性粒细胞过少或功能缺陷　　　　B. 感染的细菌数量过多或毒力过强

C. 单核巨噬细胞系统功能亢进　　　　D. 成纤维细胞增生活跃

3. 小叶性肺炎本质上属于( )

A. 纤维素性炎　　　　B. 出血性炎　　　　C. 化脓性炎　　　　D. 肉芽肿性炎

4. 慢性支气管炎病人咯痰的病理基础是( )

A. 支气管黏膜充血、水肿和炎细胞浸润

B. 支气管黏膜纤毛粘连、倒伏、脱失

C. 支气管壁支撑组织受损和管周纤维化

D. 支气管黏膜下腺体增生、肥大和黏液化

5. 导致肺源性心脏病患者死亡最常见的原因是(　)

A. 心律失常　　　　　B. 上消化道出血　　　　C. 肺性脑病　　　　D. 休克

6. 慢性支气管炎的主要临床表现是(　)

A. 胸闷　　　　　　　B. 胸痛　　　　　　　　C. 哮喘、发绀　　　D. 咳嗽、咳痰

7. 肺癌中最为常见的组织学类型是(　)

A. 鳞状细胞癌　　　　B. 细支气管肺泡癌　　　C. 小细胞癌　　　　D. 肺腺癌

8. 下列哪一类型的肺癌最常具有神经内分泌功能(　)

A. 鳞状细胞癌　　　　B. 腺癌　　　　　　　　C. 腺鳞癌　　　　　D. 小细胞癌

9. 病毒性肺炎属于(　)

A. 非典型支气管肺炎　　　　　　　　　　　B. 急性间质性肺炎

C. 急性化脓性肺炎　　　　　　　　　　　　D. 慢性肉芽肿性炎

10. 下列哪种病毒性肺炎,在多核巨细胞胞质中可出现病毒包涵体(　)

A. 腺病毒　　　　　　B. 巨细胞病毒　　　　　C. 单纯疱疹病毒　　D. 呼吸道合胞病毒

11. 下列关于早期肺癌的说法中错误的是(　)

A. 癌组织局限于支气管腔内

B. 癌细胞浸润支气管管壁但未突破外膜

C. 无淋巴结转移

D. 患者出现咳嗽、咯血、呼吸困难、眼睑下垂等症状

四、简答题

1. 试描述小叶性肺炎的病理变化及常见并发症。

2. 试述慢性支气管炎的主要病变和并发症。

3. 简要说明肺气肿的类型和病变。

4. 简述大叶性肺炎红色肝样变期的主要临床表现及病理学基础。

5. 简述大叶性肺炎灰色肝样变期的病理改变。

6. 比较大叶性肺炎与小叶性肺炎,两者有何区别?

【同步强化训练答案】

一、名词解释

1. 肺气肿:肺气肿是指末梢肺组织(包括呼吸性细支气管、肺泡管、肺泡囊、肺泡)因含气量过多伴肺泡间隔破坏,肺组织弹性减弱,导致肺体积膨大、通气功能降低的一种疾病状态。

2. 慢性支气管炎:慢性支气管炎是发生于气管、支气管黏膜及其周围组织的慢性非特异性炎症,以咳嗽、咳痰、喘息为主要症状,每年至少持续约 3 个月,连续 2 年以上,临床上以病程长、迁延不愈、反复发作为特征,以老年人为多见。

3. 大叶性肺炎:大叶性肺炎主要是由肺炎链球菌引起的以肺泡内弥漫性纤维素渗出为主的急性纤维素性炎。

4. 肺肉质变:大叶性肺炎肺实变灶内由于中性粒细胞渗出过少,其渗出的蛋白酶不足以溶解和消除肺泡腔内的纤维蛋白等渗出物,则由肉芽组织予以机化。肉眼观,病变肺组织变成褐色肉样纤维组织,称为肺肉质变。

5. 小叶性肺炎:小叶性肺炎是以细支气管为中心及其所属肺组织的急性化脓性炎症,其

病变范围相当于一个肺小叶,又因其病变常以细支气管为中心,故又称为支气管肺炎。

6. 慢性肺源性心脏病:慢性肺源性心脏病是指因慢性肺疾病、肺血管及胸廓的病变引起肺循环阻力增加,肺动脉压力升高而导致以右心室壁肥厚、心腔扩大甚至发生右心衰竭的心脏病,简称肺心病。

二、填空题

1. 慢性阻塞性肺气肿   慢性肺源性心脏病   支气管扩张症

2. 细支气管阻塞性通气障碍   细支气管壁和肺泡壁弹性降低

3. 肺动脉高压

4. 充血水肿期   红色肝样变期   灰色肝样变期   溶解消散期

5. 纤维素渗出物   中性粒细胞   受压迫

6. 细支气管   所属肺组织

7. 硅结节形成   肺组织弥漫性纤维化

8. 肺结核病   慢性肺源性心脏病   肺部感染   肺气肿和自发性气胸

9. 鼻咽顶部   外侧壁   咽隐窝

10. 中央型   周围型   弥漫型

三、单项选择题

1. B   2. A   3. C   4. D   5. C   6. D   7. A   8. D   9. B   10. D   11. D

四、简答题

略。可参考正文。

第八章　消化系统疾病

∞ 第一节　胃　炎 ∞

胃炎是指胃黏膜的炎性病变,系消化系统常见病,可分为急性胃炎、慢性胃炎和特殊类型的胃炎。

一、急性胃炎

常由理化因素及微生物感染引起,常见的急性胃炎有以下四类。

1. 急性刺激性胃炎

多因暴饮暴食,食用过热或刺激性食品及烈性酒引起。病变表现为胃充血、水肿,有时糜烂。常有胃黏液分泌亢进,亦称急性卡他性胃炎。

2. 急性出血性胃炎

本病的发生与服用某些药物如水杨酸制剂、过量应用肾上腺皮质激素及过度饮酒有关。病变可见胃黏膜急性出血合并轻度糜烂,或可见多发性应激性浅表溃疡形成。

3. 急性感染性胃炎

少见,可由金黄色葡萄球菌、链球菌或大肠杆菌等化脓菌经血行感染(如败血症或脓毒血症)或胃外伤直接感染所致,可表现为急性蜂窝织炎性胃炎。

4. 腐蚀性胃炎

多由吞服强酸、强碱或其他腐蚀性化学物质引起。病变多较严重,胃黏膜坏死、脱落,严重者出现胃穿孔。

二、慢性胃炎

1. 病因及发病机制

目前慢性胃炎发病原因尚未完全明确,可能和下列因素有关:① 幽门螺杆菌感染。此菌引起的胃炎在胃表层腺体有较多中性粒细胞浸润,在上皮的表面常可找到螺旋状弯曲杆菌,它不侵入腺体内,在肠上皮化生区也无此细菌。② 长期慢性刺激。如急性胃炎的多次发作、喜烫食或辛辣食物、长期过度饮酒、吸烟或滥用水杨酸类药物等。③ 含胆汁的十二指肠液反流对胃黏膜屏障的破坏。④ 自身免疫性损伤。

2. 病变及类型

慢性胃炎是一种常见病,一般分类如下。

(1)非萎缩性胃炎

又称慢性浅表性胃炎或慢性单纯性胃炎。本病在胃窦部最为常见,为常见的胃疾病之一,纤维胃镜检出率高达20%~40%。病变呈多灶性或弥漫性,胃镜可见胃黏膜充血、水肿,呈淡红色,表面有灰白色或灰黄色渗出物,有时伴有点状出血和糜烂。组织学上炎性病变主要限于浅层,浸润的炎细胞主要是淋巴细胞和浆细胞,有时可见少量嗜酸性粒细胞及中性粒细胞。还可见浅层出现水肿、小出血点或浅表上皮坏死脱落。

(2) 慢性萎缩性胃炎

病变主要发生在胃窦部。本病以胃黏膜萎缩变薄,黏膜腺体减少或消失伴有肠上皮化生,固有层内大量淋巴细胞、浆细胞浸润为特点。胃镜检查,可有三个特点:① 正常胃黏膜的橘红色消失,代之以灰色或灰绿色;② 萎缩的胃黏膜明显变薄,与周围正常胃黏膜界限明显;③ 萎缩处黏膜变薄,其下血管分支清晰可见,表面细颗粒状偶有出血和糜烂。镜下主要表现为:① 胃固有腺萎缩,腺体数目减少,体积变小并有囊性扩张;② 固有层有较多淋巴细胞和浆细胞浸润,病程长者可形成淋巴滤泡;③ 胃黏膜内可见纤维组织增生;④ 常伴有肠上皮化生和假幽门腺化生,以肠上皮化生常见。肠上皮化生是指病变区胃黏膜上皮被肠上皮取代,出现吸收上皮细胞、杯状细胞和帕内特细胞(Paneth cell)等。目前认为肠上皮化生的胃易发生癌变。假幽门腺化生是指胃底和胃体部固有腺(胃底腺)中的主细胞及壁细胞消失,而被类似幽门腺的黏液分泌细胞取代。

根据发病是否与自身免疫有关以及是否伴有恶性贫血,将慢性萎缩性胃炎分为A、B两型(表8-1-1)。我国患者多属于B型。A型发病与免疫因素关系密切,又称自身免疫性胃炎。

表 8-1-1　A、B 型慢性萎缩性胃炎的比较

	A 型	B 型
病因与发病机制	自身免疫	Hp 感染(60%~70%)
病变部位	胃体部或胃底部弥漫性分布	胃窦部多灶性分布
抗内因子抗体、抗壁细胞抗体	阳性	阴性
血清胃泌素水平	高	低
胃内 G 细胞的增生	有	无
血清中自身抗体	阳性(>90%)	阴性
胃酸分泌	明显降低	中度降低或正常
血清维生素 B_{12} 水平	降低	正常
恶性贫血	常有	无
伴消化性溃疡	无	常有

3. 临床病理联系

慢性浅表性胃炎因病变较轻,故常无明显症状,有时可出现消化不良、上腹部不适或隐痛。慢性萎缩性胃炎由于胃腺萎缩、壁细胞和主细胞减少或消失,胃液分泌减少,患者常出现食欲不振,消化不良,上腹部不适或疼痛等。A 型患者因内因子缺乏,维生素 B_{12} 吸收障碍,常发生恶性贫血。慢性胃炎可治愈,其中有肠上皮化生的萎缩性胃炎有时可发生癌变。

三、 特殊类型胃炎

1. 慢性肥厚性胃炎

又称巨大肥厚性胃炎、Menetrier 病。病因不明。病变常发生于胃底和胃体部。胃镜见黏

膜肥厚,皱襞加深变宽似脑回;黏膜皱襞上可见横裂,有多数疣状隆起的小结;黏膜隆起的顶端常伴有糜烂。镜下见腺体肥大增生,腺管延长,表面黏液分泌细胞数量增加,壁细胞及主细胞有时减少,固有层炎细胞浸润不显著。肥厚性胃炎患者多数有胃酸低下及低蛋白血症。

2. 疣状胃炎

是一种有特征性病理变化的胃炎,病灶主要分布在胃窦部,病变处胃黏膜出现一些大小不等的糜烂,其周围隆起,形成中心凹陷的病灶,形如痘疹。病变活动期,镜下可见病灶中心凹陷部的胃黏膜上皮处于变性、坏死和脱落状态,并伴有急性炎性渗出物覆盖在病灶表面。病变修复时局部上皮再生修复,有时可见修复上皮呈不典型增生。

∞ 第二节   消化性溃疡 ∞

消化性溃疡是一种常见病,多见于成年人(年龄在 20~50 岁),男性多于女性。临床上,患者表现为周期性上腹部疼痛、反酸、嗳气等症状,易反复发作,呈慢性经过。病理学上,以胃或十二指肠形成慢性溃疡为主要病变。十二指肠溃疡较胃溃疡多见,前者约占 70%,后者约占 25%,胃及十二指肠复合性溃疡约占 5%。

一、 病因及发病机制

胃、十二指肠溃疡的病因及发病机制虽然还未完全阐明,但目前认为胃液的消化作用与屏障功能在正常时处于动态平衡,一旦这种平衡被破坏就可引起损伤导致溃疡形成。

1. 幽门螺杆菌(Hp)的感染

大量研究表明,Hp 在溃疡病的发病机制中具有重要的作用。实验证明,Hp 可释放一种细菌型血小板激活因子,促进表面毛细血管内血栓形成而导致血管阻塞、黏膜缺血等破坏胃、十二指肠黏膜防御屏障;Hp 能分泌催化游离氨生成的尿素酶和裂解胃黏膜糖蛋白的蛋白酶,还可产生破坏黏膜表面上皮细胞脂质膜的磷酸酯酶,以及有生物活性的白细胞三烯和二十烷等,有利于胃酸直接接触上皮并进入黏膜内,并能促进胃黏膜 G 细胞增生,导致胃酸分泌增加;Hp 还具有趋化中性粒细胞的作用,后者释放过氧化物酶而产生次氯酸,在氨的存在下会合成一氯化氨。次氯酸和一氯化氨均能破坏黏膜上皮细胞,诱发消化性溃疡。

2. 胃液的消化作用

有研究证明,溃疡的形成是胃或十二指肠黏膜组织被胃酸和胃蛋白酶消化的结果。这种自我消化过程是溃疡形成的直接原因。空肠及回肠内为碱性环境,极少发生这种溃疡,十二指肠溃疡患者可见分泌胃酸的壁细胞总数增多,约为正常的 1 倍,由此造成胃酸分泌的增加,在空腹时尤甚。

3. 胃防御屏障功能的破坏

正常情况下,胃和十二指肠是通过胃分泌的黏液(黏液屏障)、黏膜上皮细胞的脂蛋白(黏膜屏障)、良好的血液供应及上皮细胞较强的再生能力来保护胃黏膜不被胃液消化。导致胃、十二指肠屏障功能损害的常见原因有:① Hp 的感染能降解胃表面黏液保护层,导致胃糜烂、溃疡形成;② 长期服用非固醇类抗炎药物如阿司匹林等,除了直接刺激胃黏膜外,还可抑制胃黏膜前列腺素的合成,影响血液循环;③ 吸烟也可损害血液循环;④ 胆汁反流可改变胃黏膜层的特性而损害胃屏障功能。

4. 神经、内分泌功能紊乱

长期的精神因素如精神过度紧张、过度抑郁等可引起大脑皮层与皮层下中枢的功能紊乱，自主神经功能失调，导致胃酸分泌增多促进溃疡的形成。

5. 其他因素

遗传和种族因素的影响近年来受到关注。溃疡病在一些家庭中有高发趋势，揭示本病的发生可能与遗传因素有关。

二、 病理变化

1. 胃溃疡

肉眼观，胃溃疡多发生于胃小弯侧近幽门处，尤其多见于胃窦部。溃疡呈圆形或椭圆形，直径多在 2 cm 以内，边缘整齐，状如刀切，底部平坦、洁净，深浅不一，通常较深。较浅者仅累及黏膜下层，深者可深达肌层或浆膜层。溃疡处下层甚至肌层可完全被侵蚀破坏，溃疡周围及底部可因纤维组织增生或瘢痕组织形成而致硬度增加。邻近溃疡周围的胃黏膜皱襞因受溃疡底部瘢痕组织的牵拉而呈放射状。

镜下溃疡的底部由内向外可大致分为四层：① 渗出层：最表层由白细胞和纤维素等少量的炎性渗出物覆盖。② 坏死层：主要由坏死的细胞碎片组成。③ 肉芽组织层：主要由毛细血管和成纤维细胞构成。④ 瘢痕组织层：由肉芽组织移行而来，主要由大量的胶原纤维和少数纤维细胞组成。

瘢痕组织中的小动脉因炎症刺激常发生增殖性动脉内膜炎，导致管壁增厚、管腔狭窄或者形成血栓，这种改变可防止血管溃破、出血，但也可使局部血供不良，不利于组织再生和溃疡的修复。溃疡底部神经丛内的神经节细胞和神经纤维经常发生变性和断裂，有时神经纤维断端呈小球状增生（创伤性神经瘤），这可能与溃疡病疼痛有关。

2. 十二指肠溃疡

十二指肠溃疡多发生在十二指肠球部的前壁或后壁。溃疡一般较小，直径多在 1 cm 以内，溃疡较浅且易愈合，其形态特点与胃溃疡相似。

三、 临床病理联系

1. 节律性上腹部疼痛

这是溃疡病患者的主要临床表现。胃溃疡疼痛大多出现于餐后 0.5～2 h，至下次进餐前消失，其节律表现为：进食疼痛，食物排空后疼痛缓解。原因是进食后食物刺激，促胃液素分泌亢进，胃酸分泌增多，刺激溃疡面和局部神经末梢或胃壁平滑肌痉挛所致。十二指肠溃疡疼痛多出现于饥饿时或午夜，持续至下次进餐，其疼痛节律表现为：空腹痛，进食后疼痛缓解。原因是饥饿或午夜时迷走神经兴奋性增高，胃酸分泌增多刺激病灶，进食后胃酸被食物稀释或中和，疼痛减轻或缓解。临床上使用制酸药和解痉药均能使疼痛缓解。

2. 反酸、嗳气和上腹部饱胀感

反酸是因胃酸刺激引起胃幽门括约肌痉挛和胃逆蠕动，使酸性内容物向上反流至食管和口腔所致。嗳气和上腹部饱胀感系因胃幽门括约肌痉挛，胃内容物排空困难，滞留于胃内引起发酵及消化不良所致。

四、结局及并发症

若溃疡不再发展,渗出物及坏死组织逐渐被吸收、排出,溃疡可由肉芽组织形成的瘢痕组织充填和上皮再生修复愈合。已经受到破坏的肌层不能再生,亦由肉芽组织修复。若溃疡继续发展可出现下列并发症。

1. 出血

为溃疡最常见的并发症,占患者的 10%~35%。轻者因溃疡底部的毛细血管破裂,患者大便潜血试验常阳性。如溃疡底部大血管被腐蚀破裂发生大出血,可出现柏油样便,有时伴呕血,严重时因失血性休克而危及生命。

2. 穿孔

约占患者的 5%,是溃疡穿透胃壁或十二指肠壁的结果。十二指肠的肠壁较薄,所以穿孔较胃溃疡更为常见。穿孔后由于胃肠内容物漏入腹腔而引起腹膜炎。

3. 幽门梗阻

约占患者的 3%。多因位于幽门处的溃疡充血、水肿或炎症刺激引起幽门括约肌痉挛,以及溃疡处瘢痕收缩而造成。临床上可出现胃内容物潴留、反复呕吐、水和电解质失衡等。

4. 癌变

较少见,一般小于 1%,多为经久不愈的胃溃疡,十二指肠溃疡几乎不发生癌变。癌变多来自溃疡边缘的上皮或腺体,因不断受到破坏和反复再生,在此过程中在某种致癌因素作用下细胞发生癌变。

【模拟考场】

1. 下列关于 B 型慢性萎缩性胃炎的描述,错误的是(   )

A. 常发生恶性贫血   B. 黏膜下血管清晰可见

C. 可发生癌变   D. 黏膜全层变薄

2. 胃溃疡的肉眼形态特点应除外(   )

A. 溃疡通常只有一个   B. 深达肌层或浆膜层

C. 直径一般大于 2.5 cm   D. 边缘整齐

3. 胃的良性溃疡,其大体表现通常为(   )

A. 2 cm 以上的较浅溃疡,边缘不整齐

B. 2 cm 以上的较不规则溃疡,底不平,有坏死

C. 2 cm 以内的火山口状或不规则溃疡

D. 2 cm 以内的圆形溃疡,边缘整齐,底部平坦

∞ 第三节　非特异性肠炎 ∞

非特异性肠炎包括肠道多种非特异性炎症性疾病,病因多不明确,在病理学上无特异性变化,故称为非特异性肠炎,主要有下列两种。

一、局限性肠炎

局限性肠炎亦称克罗恩病(CD)，是一种病因未明的主要侵犯消化道的全身性疾病。病变主要累及回肠末端，其次为结肠、回肠近端和空肠等处。消化管的其他部位均可见病变。因病变局限且呈节段性分布，故称为局限性肠炎。多见于 20~30 岁青年人，临床表现主要为腹痛、腹泻、腹部肿块、肠瘘形成、肠溃疡穿孔及肠梗阻等症状。本病呈慢性经过，病程较长，多数能自行缓解或经治疗后缓解，但常复发。本病与肠结核、慢性溃疡性结肠炎鉴别较难。

1. 病因及发病机制

迄今不明。近年发现本病伴有免疫异常现象，在患者的血液中可测到抗结肠抗体，在病变部位用免疫荧光和酶标方法，可检测出免疫复合物存在。

2. 病理变化

肉眼观，病变处肠壁变厚、变硬。肠壁高度水肿而呈块状增厚，如鹅卵石状或息肉状。黏膜面有裂隙及纵行溃疡，裂隙狭长而深，呈穿通性，重者可引起慢性肠穿孔及瘘管形成。穿孔后常形成腹腔积脓。肠壁增厚常致肠腔狭窄，引起慢性肠梗阻。病变肠管易与邻近肠管或腹壁粘连，肠壁黏合成团，颇似回盲部增殖型结核。

镜下本病的病变复杂多样。裂隙状溃疡表面覆以坏死组织，其下肠壁各层组织中可见大量淋巴细胞、巨噬细胞及浆细胞浸润。肠黏膜下层增厚、水肿，其中有多数扩张的淋巴管。有的部位下淋巴组织增生并有淋巴滤泡形成。部分病例在肠壁内见由上皮样细胞、多核巨细胞形成的肉芽肿。肉芽肿中心不发生干酪样坏死，据此可与结核性肉芽肿鉴别。

二、慢性溃疡性结肠炎

慢性溃疡性结肠炎是结肠的一种慢性炎症。因其病因不明，故又有特发性溃疡性结肠炎之称。病变可累及结肠各段，偶见于回肠。本病常伴肠外免疫性疾病，如关节炎、肝及皮肤疾患、虹膜炎等，还可伴发肠克罗恩病。多见于 30 岁以下青年人，其他年龄亦可发病。临床上有腹痛、腹泻和血性黏液便等症状，病程较长，时好时坏，可持续多年。

1. 病因及发病机制

本病的病因尚不明了，现多认为是一种自身免疫病。据报道，在大约不到半数的患者血清中可查出抗自身结肠细胞抗体。这种自身抗体可与结肠组织浸液引起交叉反应，其反应结果可引起肠黏膜的免疫性损伤。但也有在正常人血清中检出此类抗体的报道。总之，造成本病结肠黏膜破坏及溃疡形成的免疫学机制目前仍不清楚。

2. 病理变化

最初结肠充血并出现点状出血，隐窝有小脓肿形成。脓肿逐渐扩大，局部肠黏膜表层坏死脱落，形成浅表小溃疡并可累及黏膜下层。溃疡可融合扩大或相互穿通形成窦道。病变进一步发展，肠黏膜可出现大片坏死并形成大的溃疡。残存的肠黏膜充血、水肿并增生形成息肉样外观，称假息肉。有时溃疡穿通肠壁引起结肠周围脓肿并继发腹膜炎。病变局部的结肠可与邻近腹腔器官发生粘连。

镜下早期可见肠黏膜隐窝处有小脓肿形成，黏膜及黏膜下层可见中性粒细胞、淋巴细胞、浆细胞及嗜酸性粒细胞浸润，继而有广泛溃疡形成。溃疡底部有时可见急性血管炎，血管壁呈纤维素样坏死。溃疡边缘假息肉形成处的肠上皮可见有不典型增生，提示有癌变的可能。晚期病变区肠壁有大量纤维组织增生。

3.并发症

慢性溃疡性结肠炎除可引起结肠周围脓肿、腹膜炎外,尚可合并肠癌,且一般为多发性肠癌。癌变率取决于病程长短及病变范围。此外,在暴发型病例,结肠可因中毒丧失蠕动功能而发生麻痹性扩张,故有急性中毒性巨结肠之称。

∞ 第四节 病毒性肝炎 ∞

病毒性肝炎是指由一组肝炎病毒引起的以肝实质细胞变性、坏死为主要病变特征的传染病。目前已证实与肝脏疾病有关的肝炎病毒有甲型(HAV)、乙型(HBV)、丙型(HCV)、丁型(HDV)、戊型(HEV)及庚型(HGV)六种。病毒性肝炎在世界各地均有发病和流行,且发病率有不断升高的趋势。其发病无性别差异,且各种年龄均可罹患,严重危害人类的健康。

一、病因及发病机制

病毒性肝炎的发病机制较复杂,至今尚未完全明了,与多种因素有关,尤其是与机体的免疫状态关系密切,其特点见表8-4-1。

表 8-4-1 各类型肝炎病毒的特点

	病毒性质	主要传染途径	潜伏期(周)
甲型(HAV)	RNA	肠道(易暴发流行)	2~6
乙型(HBV)	DNA	输血、密切接触、注射	4~26
丙型(HCV)	RNA	同上	2~26
丁型(HDV)	RNA	同上(易与 HBV 协同感染)	4~7
戊型(HEV)	RNA	肠道(易暴发流行)	2~8 周
庚型(HGV)	RNA	输血、注射	不详

二、基本病理变化

各型病毒性肝炎均属于变质性炎症,以肝细胞的变性、坏死为主,同时伴有不同程度的炎细胞浸润、肝细胞再生和间质纤维组织增生。

1.肝细胞变性、坏死

(1)肝细胞变性

①细胞水肿:是最常见的病变,常弥漫分布。肝细胞受损,代谢障碍,胞质内水分增多。镜下见肝细胞体积增大,胞质疏松呈网状、半透明,称胞质疏松化。进一步发展,肝细胞高度肿胀,呈圆球形,胞质几乎完全透明,称为气球样变。

②嗜酸性变:一般仅累及单个或数个肝细胞,散在于肝小叶内。光镜下见病变肝细胞由于胞质水分脱失浓缩,体积缩小,胞质嗜酸性增强,细胞核染色较深。

(2)肝细胞坏死

① 溶解性坏死:由高度气球样变发展而来,肝细胞崩解、消失。按肝细胞坏死的程度及范围不同,可分为以下几种类型。

A. 点状坏死。指肝小叶内散在分布的单个或数个肝细胞的坏死。

B. 碎片状坏死。指肝小叶周边部界板肝细胞的灶性坏死和崩解。

C. 桥接坏死。指在中央静脉与汇管区之间、两个中央静脉之间,或两个汇管区之间出现融合性肝细胞坏死带。

D. 亚大块坏死和大块坏死。亚大块坏死指肝细胞坏死占肝小叶大部分;大块坏死指肝细胞坏死几乎占据整个肝小叶。

② 凋亡:嗜酸性变继续发展,胞质进一步浓缩,核固缩或消失,最后形成深红色均一浓染的圆形小体,称嗜酸性小体或凋亡小体。

2. 炎细胞浸润

病毒性肝炎时,在汇管区和肝小叶的坏死区内常有不同程度的炎细胞浸润,主要是淋巴细胞、单核细胞,有时也可见少量的浆细胞及中性粒细胞浸润。

3. 再生

(1)肝细胞再生

肝细胞坏死时,邻近的肝细胞可通过直接或间接分裂而再生修复。再生的肝细胞体积较大,核大深染,有时可见双核,胞质略嗜碱性。

(2)间质反应性增生

① 库普弗细胞(Kupffer cell)增生:系肝内单核巨噬细胞系统的炎性反应。增生库普弗细胞呈梭形或多边形,胞质丰富,突出于窦壁或自壁上脱入窦内成为游走的巨噬细胞,参与炎症反应。

② 间叶细胞及成纤维细胞增生:存在于肝的间叶细胞具有多向分化潜能。肝炎早期可分化为组织细胞参与炎性细胞浸润,之后可转化为成纤维细胞参与修复。在反复发生严重坏死的病例,由于大量成纤维细胞增生可发展至肝纤维化及肝硬化。

③ 细小胆管增生:在慢性且坏死较重的病例,汇管区和增生的纤维组织内可出现不同程度的细小胆管增生。

4. 纤维化

肝脏的炎症及中毒性损伤可引起纤维化,纤维化时胶原的沉积对肝脏血流和肝细胞灌注有明显的影响。早期纤维化可沿汇管区周围或中央静脉周围分布,或胶原直接沉积在 Disse 腔内。随着纤维化的不断进展,肝脏直接被分割成由纤维包绕的结节,最终形成肝硬化。

三、 临床病理类型

病毒性肝炎除按病原学分类外,还可根据病程、病变程度和临床表现的不同进行临床病理分类。

1. 普通型病毒性肝炎

(1)急性普通型病毒性肝炎

此型是病毒性肝炎中最常见的类型,各种肝炎病毒均可引起。根据是否出现黄疸,临床上可分为黄疸型和无黄疸型。

① 病理变化:黄疸型与无黄疸型肝炎病理变化基本相同。

肉眼观,肝脏肿大,质地较软,表面光滑,包膜紧张,切面包膜外翻。镜下,肝细胞变性广泛而坏死轻微,以肝细胞广泛的肿胀变性(水样变)为主,伴有气球样变。肝小叶结构完好,病变主要位于肝小叶内,表现为肝细胞普遍肿大,胞质疏松化乃至气球样变,可见嗜酸性变及嗜酸性小体形成,常见点状或小灶状坏死伴炎细胞浸润,有肝细胞再生现象。属黄疸型者可见胆汁淤积现象,如毛细胆管内胆栓形成、细胞内胆色素颗粒等。

② 临床病理联系:由于肝细胞弥漫性肿胀、炎细胞浸润、肝细胞再生造成肝脏体积增大,肝被膜紧张,刺激神经末梢引起肝痛及压痛;病毒血症引起畏寒、发热、乏力;肝细胞损伤,胆汁排泄受阻造成食欲下降、厌油、呕吐;肝细胞坏死后,细胞内含有的酶释放入血,实验室检查血清谷丙转氨酶(SGPT)升高;肝细胞变性坏死影响胆红素代谢,出现黄疸,血清胆红素升高或尿胆红素阳性;病原学检测可检出特异性抗原或抗体。

③ 结局:多数患者可治愈,特别是甲型肝炎预后最好,99%可痊愈。乙型肝炎5%~10%转为慢性,极少数患者(约1%)发展为急性重型肝炎。丙型肝炎约70%转为慢性。若重叠感染丁型肝炎病毒者往往病情严重。

(2)慢性普通型病毒性肝炎

病毒性肝炎病程持续半年以上即为慢性肝炎。大多数由急性肝炎转变而来,也有少数一开始即为慢性。其中乙型肝炎占绝大多数,也有近年明显增加的丙型肝炎。造成肝炎慢性化的因素有感染病毒的类型、治疗不当、营养不良、免疫因素、伴有其他传染病、长期饮酒或服用肝毒性药物等。1995年我国提出的病毒性肝炎防治方案中将慢性肝炎分为轻度、中度和重度三类,各有不同程度的炎症变化、坏死及纤维化。

① 分型及病理变化

轻度慢性肝炎:肝细胞轻度变性、坏死,主要为点状坏死,偶见轻度碎片状坏死。汇管区周围有少量纤维组织增生及炎细胞浸润,肝小叶结构完整。

中度慢性肝炎:肝细胞变性、坏死较明显,有中度碎片状坏死及特征性的桥接坏死。肝小叶及汇管区炎细胞浸润及纤维组织增生。肝小叶内有纤维间隔形成,但肝小叶结构大部分保存。

重度慢性肝炎:肝细胞坏死严重且广泛,有重度的碎片状坏死及大范围桥接坏死。坏死区出现肝细胞不规则再生。小叶周边与小叶内肝细胞坏死区间形成纤维条索连接。纤维间隔分割肝小叶结构。晚期可形成假小叶。

② 临床病理联系:慢性病毒性肝炎患者除有肝大及肝区疼痛等临床表现外,重者还可伴有脾大。实验室检查结果是诊断的重要依据,如血清谷丙转氨酶或谷草转氨酶升高,白蛋白明显减少,而球蛋白常增高,白蛋白与球蛋白比值(A/G)倒置,胆红素不同程度升高,凝血酶原活动度下降等。

③ 结局:慢性肝炎的转归不一,主要取决于感染病毒的类型。经适当治疗,大部分可恢复健康或病变趋于静止,症状缓解。部分病例发展为肝硬化。极少数可转为重型肝炎。

2. 重型病毒性肝炎

重型肝炎为最严重的类型,较少见。根据病程和病变不同,分为急性重型肝炎和亚急性重型肝炎两种。

(1)急性重型肝炎(或暴发型肝炎)

急性重型肝炎起病急骤,病变进展迅速,病情危重,病程短。多数患者在10余天之内死亡,故又有暴发型肝炎或电击型肝炎之称。

① 病理变化:急性重型肝炎的病变特点是肝细胞大片坏死,无明显的再生反应。

肉眼观,肝体积显著缩小,尤以左叶为重,重量可减轻至 600～800g(正常成人 1300～1500g),质地柔软,被膜皱缩,切面呈黄色或红褐色,有的区域呈红黄相间的斑纹状,故以其主要颜色的不同称为急性黄色肝萎缩或急性红色肝萎缩。镜下,肝组织弥漫性大块溶解坏死,坏死面积超过肝小叶的 2/3 以上,肝细胞溶解。坏死常自肝小叶中央开始,迅速向四周扩张,仅小叶周边部残留少数变性肝细胞。残留的肝细胞无明显再生现象;肝血窦明显扩张充血,甚至出血;库普弗细胞肥大增生,吞噬能力活跃;坏死区和汇管区内有大量的淋巴细胞和巨噬细胞浸润。

② 临床病理联系:急性重型肝炎时,由于大量肝细胞迅速溶解坏死,可导致:胆红素大量入血引起重度黄疸;凝血因子合成障碍而致出血倾向;肝衰竭,对各种代谢产物的解毒功能出现障碍导致肝性脑病,此外,多种因素还可发生肾衰竭(肝肾综合征)。

③ 结局:急性重型肝炎预后极差,死亡率高,死亡原因有肝衰竭(肝性脑病)、肾衰竭、DIC、消化道大出血等。少数幸存者可演变为亚急性重型肝炎。

(2) 亚急性重型肝炎

亚急性重型肝炎多数由急性重型肝炎迁延而来或起始病变就较为缓和,呈亚急性经过,少数病例由急性普通型肝炎恶化而致。病程一般可达 1 个月至数月。

① 病理变化:亚急性重型肝炎的病变特点是既有肝细胞较大范围的坏死,又有肝细胞结节状再生。肉眼观,肝体积不同程度缩小,重量减轻,被膜皱缩,病程较长者可见大小不一的结节,质地略硬。切面可见交错存在的坏死区(土黄色或红褐色)和小岛屿状结节,再生结节因胆汁淤积而呈黄绿色。镜下肝细胞大片坏死,但范围小于肝实质的 50%,坏死灶可相互连接成带状,构成桥接坏死。坏死区内网状支架塌陷并胶原化,纤维组织增生明显,再生的肝细胞群因失去网状支架的依托而呈不规则结节状,肝小叶结构紊乱;肝小叶内有大量炎细胞浸润;在肝小叶周边部小胆管增生,有淤胆和胆栓形成。

② 临床病理联系及结局:因肝实质有较大范围的坏死,故亚急性重型肝炎在临床上有较重的肝功能不全表现,实验室检查多项指标异常。如积极治疗,亚急性重型肝炎有停止进展和治愈的可能,如病程历时较长(超过 1 年),肝内病变反复进行性发展,逐渐过渡为坏死后性肝硬化。病情严重者可死于肝功能衰竭。

【模拟考场】

4. 病毒性肝炎肝细胞发生的轻度损伤最常表现为(　　　)

A. 黏液样变性　　　　　　　　　　　B. 胞浆疏松化、气球样变

C. 脂肪变性　　　　　　　　　　　　D. 嗜酸性变

5. 关于病毒性肝炎的肝细胞基本病变下列哪项是错的(　　　)

A. 气球样变　　　　　　　　　　　　B. 胞浆疏松化

C. 嗜酸性变　　　　　　　　　　　　D. 肝细胞糖原沉积

6. 碎片状坏死发生的部位是(　　　)

A. 肝小叶中央静脉　　　　　　　　　B. 肝小叶的周边界板区

C. 肾皮质区　　　　　　　　　　　　D. 肾髓质区

7. 急性普通型病毒性肝炎的病变为（　　）

A. 纤维组织增生　　　B. 桥接坏死　　　　C. 大片坏死　　　D 点状坏死

8. 急性重型肝炎的病变,下列哪一项不正确（　　）

A. 肝细胞大片坏死　　　　　　　　　　　B. 坏死灶有炎细胞浸润

C. 肝细胞再生结节形成　　　　　　　　　D. 肝窦扩张充血

∞ 第五节　肝　硬　化 ∞

肝硬化是一种常见的慢性肝病。多种损伤因素反复损伤肝实质,致使肝细胞弥漫性变性、坏死,继而出现纤维组织增生和肝细胞结节状再生,这三种病变反复交替进行,导致肝小叶结构破坏和血液循环途径逐渐被改建,肝变形、质地变硬而形成肝硬化。

肝硬化按形态分类可分为:小结节型(结节直径≤3 mm)、大结节型(多数结节直径>3 mm)、大小结节混合型及不全分割型肝硬化(为肝内小叶结构尚未完全改建的早期肝硬化)。我国的常用分类是结合病因及病变的综合分类,分为:门脉性、坏死后性、胆汁性、淤血性、寄生虫性和色素性肝硬化等。

一、门脉性肝硬化

门脉性肝硬化,相当于小结节型肝硬化,是最常见的一种肝硬化。发病年龄多在 20~50 岁。早期可无明显症状,后期出现门脉高压症和肝功能障碍。

1. 病因及发病机制

（1）病毒性肝炎

在我国,慢性肝炎是肝硬化最常见的病因,其次是亚急性重症肝炎,病原学分类主要是乙型和丙型病毒性肝炎,故又被称为肝炎后肝硬化。

（2）慢性酒精中毒

长期大量饮酒导致的肝损害统称为酒精性肝病,包括脂肪肝、酒精性肝炎和酒精性肝硬化,三者之间存在连续演进的关系,这在欧美国家尤为突出,故长期饮酒被认为是引起肝硬化的重要因素之一。在我国,近年来由于饮酒者增多,饮酒这一因素已引起注意。目前认为酒精对肝细胞有直接损害作用。

（3）营养缺乏

其作为肝硬化病因尚有争议。在生活贫困、营养不良的地区和国家,肝硬化发病率较高。动物实验证明,食物中长期缺乏某些成分,如蛋氨酸和胆碱等营养物质时,肝合成磷脂障碍,经过脂肪肝发展为肝硬化。

（4）毒性物质

某些化学物质作用,如四氯化碳、磷、砷等,或黄曲霉素以及其他一些药物的长期作用,可导致肝细胞反复遭受损害而引起肝硬化。

肝硬化的发生常常是多种因素共同作用的结果。在上述因素作用下,首先引起肝细胞出现变性、坏死及炎症等。炎症刺激作用下坏死区发生胶原纤维增生。纤维组织主要来自增生的成纤维细胞、局部的贮脂细胞及因肝细胞坏死,局部的网状纤维支架塌陷并融合形成的胶原纤维。初期增生的纤维组织虽形成小的条索,但尚未互相连接形成间隔使肝小叶改建,此时称为肝纤维化,为可复性病变,如果病因消除,纤维化尚可被逐渐吸收。如果病变继续进展,小叶中央区和汇管区等处的纤维间隔互相连接,分隔原有的肝小叶,同时残余肝细胞结节性再生,最终使肝小叶结构被破坏,血液循环被改建而形成肝硬化。

2. 病理变化

肉眼观,早期肝体积正常或略增大,质地正常或略硬,重量增大。晚期肝体积缩小,重量减轻,由正常的 1300~1500 g 减至 1000 g 以下,硬度增加,表面呈颗粒状或小结节状,结节大小较一致,直径多为 0.1~0.5 cm 左右,最大结节直径一般不超过 1.0 cm,结节呈黄褐色(脂肪变)或黄绿色(淤胆)。切面见小结节周围为纤维组织条索包绕,其间隔较窄且较一致,弥漫分布于全肝。

镜下,正常肝小叶结构被破坏,由广泛增生的纤维组织将肝小叶或肝细胞再生结节分割包绕成大小不等、圆形或椭圆形的肝细胞团,称为假小叶。假小叶内肝细胞排列紊乱,肝细胞可有不同程度的变性、坏死及再生现象。再生的肝细胞较大,核大,染色较深,常为双核。小叶中央静脉缺如、偏位或有两个以上,有时汇管区也被包绕在假小叶内。假小叶外周增生的纤维组织中也有数量不等的慢性炎细胞浸润,并常压迫、破坏小胆管,引起小胆管内淤阻。此外,在增生的纤维组织中还可见到新生的小胆管和无管腔的假胆管,原有的肝损害病变如慢性病毒性肝炎、酒精性肝病等形态学改变,也可同时存在。

3. 临床病理联系

(1) 门脉高压症

门脉压升高的原因:A. 小叶中央静脉及肝血窦周围纤维组织增生,造成窦性阻塞,使门静脉血进入肝血窦受阻;B. 肝动脉与门静脉小分支在进入肝血窦前形成异常吻合支,压力高的动脉血进入门静脉,使门静脉压增高;C. 假小叶压迫小叶下静脉,使肝血窦内血液流出受阻,即窦后性阻塞,进而妨碍门静脉血液入肝。门脉压升高,胃、肠、脾等器官的静脉回流障碍,可出现一系列症状和体征。

① 脾肿大:脾静脉是门静脉的主要属支之一。门脉高压,导致脾静脉回流障碍,形成慢性脾淤血,脾重量多在 500 g 以下,少数可达 800~1000 g。脾大可伴有功能亢进;对血细胞破坏增多,患者出现贫血、出血和白细胞减少等症状。

② 胃肠淤血、水肿:胃肠静脉回流受阻,使胃肠壁发生淤血、水肿,可造成消化功能障碍,引起食欲缺乏、腹胀、消化不良等症状。

③ 腹水:肝硬化晚期,腹腔内可聚集大量淡黄色透明液体(漏出液),称为腹水。腹水形成原因主要有:A. 小叶中央静脉及小叶下静脉受压,肝血窦内压力升高,液体自肝血窦壁漏出,部分经肝被膜漏入腹腔;B. 门脉高压,胃肠淤血水肿,内压升高,水分及血浆蛋白漏出;C. 肝灭活功能减退,抗利尿激素、醛固酮等在体内分解减少,血中水平升高,导致水钠潴留;D. 肝功能降低,白蛋白合成减少(低蛋白血症),血浆胶体渗透压下降而引起腹水,腹水形成后又可进一步压迫胃肠管壁,使消化功能进一步减退。

④ 侧支循环形成:门静脉高压使部分门静脉血经门静脉与腔静脉之间的吻合支,绕过肝脏将血流送回心脏。主要的侧支循环及对机体的影响有:

A. 食管下段静脉丛曲张。门静脉血经胃冠状静脉、食管静脉丛、奇静脉入上腔静脉而回右心,常致胃底与食管下段静脉丛曲张。如果曲张的食管静脉发生破裂,可引起上消化道大出血,止血非常困难,患者常因失血性休克死亡。这是肝硬化患者常见的死亡原因之一。

B. 直肠静脉(痔静脉)丛曲张。门静脉血经肠系膜下静脉、直肠静脉丛、髂内静脉流入下腔静脉回右心,引起直肠静脉丛曲张,形成痔核,破裂可发生便血,长期便血可引起患者贫血。

C. 脐周及腹壁静脉曲张。门静脉血经附脐静脉、脐周静脉网,分别流向上、下腔静脉,引起脐周静脉丛曲张,形成"海蛇头"现象。

(2)肝功能障碍

主要是肝实质(肝细胞)受损的结果。主要临床表现如下。

① 对雌激素的灭活作用减弱:肝功能不全时,对雌激素的灭活作用减弱,使之在体内水平增高,雌、雄激素比例失常。可造成局部毛细血管扩张,患者常在面、颈、胸、前臂及手背等处出现"蜘蛛痣"和手掌潮红,即所谓"肝掌"。在男性患者可出现乳腺发育、睾丸萎缩,在女性患者可出现月经乱等表现。

② 出血倾向:患者有鼻出血、牙龈出血、浆膜出血及皮下瘀斑等。主要原因是肝合成凝血酶原、凝血因子和纤维蛋白原减少及脾肿大、功能亢进,使血小板破坏过多所致。

③ 血浆蛋白变化:由于蛋白质合成障碍,患者血浆白蛋白含量减少,白蛋白和球蛋白比值下降或倒置。

④ 黄疸:肝硬化晚期患者可能出现黄疸,多因肝内胆管不同程度的阻塞及肝细胞坏死所致。

⑤ 肝性脑病(肝昏迷):肝性脑病指严重肝脏疾病时所继发的一系列严重的神经综合征,是肝功能极度衰竭的表现,主要是由于肠内含氮物质不能在肝内解毒而引起氨中毒,这也是肝硬化患者常见死因之一。

4. 结局与并发症

肝硬化时肝组织已被增生的纤维组织改建,不易从结构上恢复正常,但由于肝脏有强大的代偿能力,只要及时治疗,可使疾病处于相对稳定的状态。此时,肝细胞变性、坏死基本消失,成纤维细胞增生也停止。

晚期肝硬化预后不良,造成死亡的主要原因有肝性脑病、上消化道大出血、合并严重感染等。部分患者肝硬化可合并肝癌。

二、 坏死后性肝硬化

坏死后性肝硬化相当于大结节型肝硬化和大小结节混合型肝硬化,是在肝实质发生大块坏死的基础上形成的。

1. 病因及发病机制

(1)肝炎病毒感染

主要由亚急性病毒性肝炎迁延而来。在慢性肝炎的反复发作过程中,若坏死严重,也可发展为本型肝硬化。

(2)药物或化学毒物中毒

药物或化学毒物中毒使肝实质受到严重损害,大片肝细胞坏死,纤维网状支架塌陷,继之肝细胞发生结节状再生和纤维组织增生,由此形成坏死后性肝硬化。

2. 病理变化

肉眼观,肝体积不对称缩小,尤以左叶为甚。重量减轻,质地变硬。结节大小不等,最大结节直径可达 5~6 cm,结节呈黄绿色或黄褐色,切面见结节有较宽大的纤维条索包绕。

镜下肝细胞坏死区大小不等,分布不规则,假小叶形态、大小亦不一致,有的假小叶较大,甚至可含有较为正常的肝小叶,形态不规则,有半月形、地图形等。假小叶内肝细胞变性坏死和胆色素沉着均较重。假小叶间的纤维间隔厚薄不均,其中见较多炎性细胞浸润及小胆管增生。

本型肝硬化坏死较重,故肝功能障碍较门脉性肝硬化明显且早,而门脉高压现象较轻且晚。其病程较短,但癌变率较门脉性肝硬化高。

三、胆汁性肝硬化

胆汁性肝硬化是因胆道阻塞淤阻而引起的肝硬化,较少见,可分为继发性与原发性两类,原发性者更为少见。

1. 继发性胆汁性肝硬化

（1）病因及发病机制

常见的原因为胆管系统的阻塞,如胆结石、肿瘤（胰头癌、Vater 壶腹癌）等对肝外胆道的压迫,引起狭窄及闭锁。儿童患者的病因多为肝外胆道先天闭锁,其次是胆总管的囊肿、囊性纤维化等。胆道系统完全闭塞 6 个月以上即可引起此型肝硬化。

（2）病理变化

肉眼观,肝脏缩小不如前两型肝硬化明显（早期肝脏常肿大）,表面平滑或呈细颗粒状,硬度中等。肝外观常被胆汁染成深绿色或绿褐色。镜下肝细胞胞质内胆色素沉积,肝细胞因而变性坏死。坏死肝细胞肿大,胞质疏松呈网状、核消失,称为网状或羽毛状坏死。毛细胆管淤阻、胆栓形成。胆汁外溢充满坏死区,形成"胆汁湖"。汇管区胆管扩张及小胆管增生。纤维组织增生使汇管区变宽、伸长,但在较长时期内并不侵入肝小叶内,故小叶的改建较门脉性及坏死后性肝硬化轻。伴有胆管感染时见汇管区及增生的结缔组织内有大量中性粒细胞浸润甚至微脓肿形成。

2. 原发性胆汁性肝硬化

本病又称慢性非化脓性破坏性胆管炎。很少见,多发生于中年以上女性,男性患者不超过10%。临床表现为长期梗阻性黄疸、肝大和因胆汁刺激引起的皮肤瘙痒等,但肝内外的大胆管均无明显病变。本病还常伴有高脂血症和皮肤黄色瘤。

病因不明,一般认为,可能与服用某些药物诱发肝胆管损伤及自身免疫反应有关。

病理变化:早期汇管区小叶间胆管上皮空泡变性及坏死并有淋巴细胞浸润,其后则有纤维组织的增生及小胆管的破坏、增生并出现淤阻现象。汇管区增生的纤维组织进而侵入肝小叶内,形成间隔,分割小叶最终发展为肝硬化。

【模拟考场】

9. 下列哪项不是肝硬化时门脉高压症的临床表现(　　)

A. 食管静脉曲张　　　　B. 肝大　　　　　　　C. 脾大　　　　　　　D. 胃肠淤血,水肿

10. 肝硬化形成腹水的机制不包括(　　)

A. 肝静脉受压

B. 肝细胞对醛固酮、抗利尿激素的灭活功能降低

C. 门脉系统毛细血管内压力升高

D. 肝细胞合成蛋白功能降低

11. 关于肝硬化晚期腹水形成原因下列哪项是错误的（　　　）

A. 低蛋白血症　　　　　　　　　　　B. 肝血窦内压升高

C. 炎性充血使血管壁通透性升高　　　D. 醛固酮、抗利尿激素灭活减少

12. 与门脉高压无关的描述是（　　　）

A. 脾功能亢进　　　　　　　　　　　B. 消化系统功能降低

C. "海蛇头"现象　　　　　　　　　　D. 蜘蛛痣与肝掌

∞ 第六节　消化道常见肿瘤 ∞

一、食管癌

食管癌是由食管黏膜上皮或腺体发生的恶性肿瘤，占食管肿瘤的绝大多数。男性患者多于女性，发病年龄多在 40 岁以上。

1. 病因及发病机制

食管癌病因尚未阐明。根据食管癌高发区大量调查资料分析，可能与下列因素有关。

（1）饮食因素

曾认为饮酒、吸烟及食用过热食物的习惯与本病的发生有关。我国食管癌高发区的调查发现，当地某些粮食及食品中亚硝胺的检出率比非高发区高，高发区居民食物常被真菌污染，食用这种霉变食物能诱发大鼠前胃鳞状细胞癌。

（2）环境因素

在我国高发区的调查发现，其土壤中缺乏钼等微量元素。钼是硝酸盐还原酶的成分。缺钼可使农作物的硝酸盐的含量增多，因此有人认为土壤中缺钼等微量元素可能是引起食管癌的间接原因。

（3）遗传因素

高发区的调查发现，食管癌有明显的家族性。近年研究证实：食管癌的发病可能和许多抑癌基因的失活或突变有关，详细机制有待进一步研究。

2. 病理变化

食管癌大多发生在三个生理性狭窄处，以中段最多见，下段次之，上段最少。可分为早期癌和中晚期癌。

（1）早期癌

此期临床上尚无明显症状。钡餐检查，食管基本正常或管壁轻度局限性僵硬。病变局限，多为原位癌或黏膜内癌，也有一部分病例癌组织可侵犯黏膜下层，但未侵犯肌层，无论是否存在淋巴结转移。5 年存活率在 90% 以上，预后较好，但是发现困难，发现率仅 6% 左右。有可疑症状出现时，脱落细胞学检查以检出癌细胞确诊。肉眼观，病变呈轻度糜烂细颗粒状或微乳头状。镜下大多为鳞状细胞癌。

（2）中晚期癌

此期患者已出现临床症状,如吞咽困难等。肉眼观,形态可分为四型。

① 髓质型:最多见,癌组织在食管壁内浸润性生长,累及食管全周或大部分,使食管壁均匀增厚,管腔变窄。切面癌组织为灰白色,质地较软似脑髓。癌组织表面常有浅表溃疡。

② 蕈伞型:为卵圆形扁平肿块,如蘑菇状突入食管腔内。表面有浅溃疡,边缘外翻。此型浸透肌层者较其他类型少见。

③ 溃疡型:肿瘤表面形成溃疡,溃疡外形不整,边缘隆起。底部凹凸不平,深达肌层。

④ 缩窄型:癌组织在食管壁内浸润生长,累及食管全周,形成明显的环形狭窄,狭窄上端食管腔明显扩张。

镜下组织学类型包括鳞状细胞癌、腺癌、小细胞癌、腺棘皮癌等。在我国以鳞状细胞癌最多见,约占食管癌的90%,腺癌次之。近年偶有食管燕麦小细胞癌的报告。

3. 扩散途径

（1）直接蔓延

癌组织穿透食管壁直接侵入邻近组织和器官。食管上段癌可侵入喉部、气管和颈部软组织,中段癌多侵入支气管、肺,下段癌常侵入贲门、膈、心包等处。

（2）淋巴道转移

转移沿食管淋巴引流途径进行。上段癌常转移到颈部及上纵隔淋巴结,中段癌多转移到食管旁及肺门淋巴结,下段癌常转移到食管旁、贲门及腹腔上部淋巴结。

（3）血道转移

主要见于晚期患者,以转移至肝和肺最常见。

4. 临床病理联系

早期食管癌病变仅累及黏膜层(原位癌)或黏膜下层,故临床上多无明显症状,部分患者可有咽食后胸骨后疼痛、灼烧感、哽噎感,这些症状多轻微,时隐时现,可能系食管痉挛、肿瘤或炎症浸润所致。钡餐检查,管壁可呈轻度局限性僵硬。中晚期癌,癌组织已在食管壁内浸润性生长,引起食管环形狭窄,或癌组织突入食管腔内,患者可出现程度不等的吞咽困难,重者不能进食。患者逐渐出现恶病质,最后因全身衰竭死亡。

二、胃癌

胃癌是由胃黏膜上皮和腺上皮发生的恶性肿瘤。是消化道最常见的恶性肿瘤之一。好发于胃窦部,特别是小弯侧(约占75%),胃体部少见。

1. 病因及发病机制

至今未明,但其发病可能与以下因素有关。

（1）饮食与环境因素

胃癌的发生有一定的地理分布特点,如在日本、中国、冰岛、智利及芬兰等国家的发病率较美国及西欧国家高。这可能与各国家、民族的饮食习惯及各地区的土壤地质因素有关。据调查,胃癌的发生和大量摄取鱼、肉类熏制食品有关。近年,由于日本饮食习惯的改变,其胃癌的发生率有下降趋势。

（2）幽门螺杆菌(Hp)感染

与慢性胃炎有关的幽门螺杆菌也被认为是胃癌发生的主要危险因素。据报道,胃癌患者Hp阳性率可达66.7%,明显高于胃炎患者。

（3）亚硝基类化合物

动物实验证明，用亚硝基胍类化合物饲喂大鼠、小鼠和犬等动物，均可成功诱发胃癌。如食物中不含这种亚硝基化合物，但含有二级胺及亚硝酸盐，在胃酸的作用下其可转变为有致癌性的亚硝基化合物。

2. 病理变化

胃癌主要发生自胃腺颈部和胃小弯凹底部的干细胞。部分胃癌经肠上皮化生、不典型增生、癌变而形成。根据胃癌的病理变化及进展程度，将其分为早期胃癌与进展期（中晚期）胃癌两大类。

（1）早期胃癌

早期胃癌是指癌组织浸润仅限于黏膜层或黏膜下层，而不论有无淋巴结转移。早期胃癌中，若直径小于 0.5 cm 者称微小癌，直径 0.6~1.0 cm 者称小胃癌。内镜检查时，在该癌变处钳取活检确诊为癌，但手术切除标本经节段性连续切片均未发现癌，称为一点癌。

早期胃癌大体分为以下三种类型。

① 隆起型：肿瘤从黏膜面明显隆起或呈息肉状。此型较少。

② 表浅型：肿瘤呈扁平状，稍隆起于黏膜表面。

③ 凹陷型：又名溃疡周边癌性糜烂，系溃疡周边黏膜的早期癌，此型最多见。

镜下，早期胃癌以原位癌及高分化管状腺癌多见，其次为乳头状腺癌，最少见者为未分化癌。认识早期胃癌、提高对早期胃癌的发现率，可提高胃癌手术后的 5 年存活率及改善预后。

（2）进展期胃癌（中晚期胃癌）

癌组织浸润到黏膜下层以下者均属进展期胃癌，或称为中晚期胃癌。癌组织浸润越深，预后越差，浸润至浆膜层的 5 年存活率较浸润至肌层的存活率明显降低。

肉眼观，形态可分为以下三型。

① 息肉型或蕈伞型：癌组织向黏膜表面生长，呈息肉状或蕈伞状，突入胃腔内。

② 溃疡型：部分癌组织坏死脱落，形成溃疡。溃疡一般比较大，多呈皿状，有的边缘隆起，如火山口状，底部凹凸不平。此型胃癌应注意与胃溃疡鉴别（表 8-6-1）。

表 8-6-1　胃溃疡与溃疡型胃癌的肉眼形态鉴别

特征	胃溃疡（良性溃疡）	溃疡型胃癌（恶性溃疡）
外形	圆形或椭圆形	不整形，皿状或火山口状
大小	直径一般<2 cm	直径一般>2 cm
深度	较深	较浅
边缘	整齐，不隆起	不整齐，隆起
底部	较平坦	凹凸不平，有出血、坏死
周围黏膜	黏膜皱襞向溃疡集中	黏膜皱襞中断，呈结节状肥厚

③ 浸润型：癌组织向胃壁内局限性或弥漫性浸润，与周围正常组织分界不清楚。其表面胃黏膜皱襞大部分消失，有时可见浅表溃疡。如弥漫性浸润，可导致胃壁普遍增厚、变硬，胃腔变小，状如皮革，因而有革囊胃或皮革胃之称。

胶样癌：当癌细胞分泌大量黏液时，癌组织因肉眼观呈半透明的胶冻状而得名。其肉眼形态可表现为上述三型中的任何一种。

一般将进展期胃癌分为以下四种组织学类型。

① 腺癌:最多见,癌细胞大多呈柱状,排列成腺腔(腺管状腺癌),腺腔内出现许多乳头(乳头状腺癌)。有的癌细胞呈立方形或圆形,由数个癌细胞形成小腺泡(腺泡状腺癌)。此型癌组织分化较高,恶性度较低,转移较晚。

② 髓样癌:癌细胞无腺样排列,细胞大而多形,异型性显著,恶性度较高,常较早地向深层浸润。

③ 硬癌:癌细胞较小,圆形或短梭形,呈条索状排列,多无腺管样结构,为大量纤维组织。本型恶性程度较高。

髓样癌和硬癌因癌组织多无腺腔形成,呈实体结构,故又称为实体癌。

④ 黏液癌:呈腺样结构或单纯癌结构,癌细胞胞质内出现大量酸性黏液,常将胞核挤压于癌细胞胞质的一侧,形似戒指,故称之为印戒细胞。黏液癌的恶性度高。此型因癌组织含大量黏液,肉眼观呈半透明的胶冻状,故又称胶样癌。

3. 扩散途径

(1)直接蔓延

浸润到胃浆膜层的癌组织,可直接扩散至邻近器官和组织,如肝、胰腺及大网膜等。

(2)淋巴道转移

为胃癌转移的主要途径,首先转移到局部淋巴结,其中以胃小弯侧的胃冠状静脉旁淋巴结及幽门下淋巴结最为多见。胃冠状静脉旁淋巴结可进一步扩散转移至主动脉旁淋巴结、肝门处淋巴结而达肝内;幽门下淋巴结可转移到达胰头上方及肠系膜根部淋巴结;转移到胃大弯淋巴结的癌瘤可进一步扩散到大网膜淋巴结。晚期,癌细胞可经胸导管转移到锁骨上淋巴结,且以左锁骨上淋巴结多见。

(3)血道转移

多在晚期,常经门静脉转移到肝,其次是肺、骨及脑。

(4)种植性转移

胃癌特别是胃黏液癌癌细胞浸润至胃浆膜表面可脱落到腹腔,种植于腹壁及盆腔器官浆膜上。有时在双侧卵巢形成转移性黏液癌,称克鲁根勃(Krukenberg)瘤。

4. 临床病理联系

早期胃癌因病变范围较小,常无明显症状,有时可有上腹部不适或隐痛等表现。中、晚期癌因胃广泛破坏,胃酸及胃蛋白酶原减少或缺失,临床常有食欲不振及消化不良等表现。癌组织侵犯胃壁神经,常有持续性胃痛。癌组织坏死、溃疡形成导致出血,患者可有呕血、黑便或潜血阳性等症状,长期小量出血及营养缺乏可导致贫血。位于幽门、贲门等部位的癌组织,有时可引起梗阻症状。晚期胃癌可出现恶病质及转移等症状。

三、 大肠癌

大肠癌在我国的发病率与国外发达国家相比较低,但近年由于饮食结构变化,发病率有增高趋势。患者多为老年人,但中青年人发病率在逐渐上升。患者常有贫血、消瘦,大便次数增多、变形,并有黏液血便,有时出现腹部肿块与肠梗阻症状。

1. 病因及发病机制

大肠癌的病因尚不完全明了,已知与下列因素有关:① 饮食因素:高营养而低纤维的饮食与本病的发生有关。② 遗传因素:曾有大肠癌家族性高发的报告。③ 结肠腺瘤:结肠的绒毛状腺瘤和家族性息肉病具有癌变的可能性亦被大家所公认。④ 结肠慢性炎症:慢性非特异性溃疡性结肠炎癌变的发生率比正常人群高出 5～10 倍,慢性血吸虫病、慢性细菌性痢疾、慢性阿米巴肠病等疾病,其癌变的发生率较对照人群高。

2. 病理变化

大肠癌的好发部位以直肠最为多见(50%),其次为乙状结肠(20%),两者占全部病例的 2/3 以上,其余依次是盲肠及升结肠(16%)、横结肠(8%)、降结肠(6%)。肉眼观,大体观可分为四型。

(1)隆起型

肿瘤向肠腔内突出,又可分为息肉型及盘状型两个亚型。镜下多为分化成熟的腺癌。常有继发感染、出血、坏死和溃疡形成。

(2)溃疡型

肿瘤表面形成明显的较深溃疡。根据溃疡外形及生长情况又可分为局限溃疡型及浸润溃疡型两个亚型。局限溃疡型肿瘤外观似火山口状,中央坏死,形成较深溃疡,溃疡边缘呈围堤状隆起于黏膜面。浸润溃疡型溃疡底大,向肠壁深部浸润生长,与周围正常组织分界不清,溃疡边缘为斜坡状隆起的肠黏膜。

(3)浸润型

肿瘤向肠壁深层弥漫浸润,常累及肠管全周,使局部肠壁增厚,表面常无明显溃疡。有时肿瘤伴纤维组织增生,可使肠管管腔周径缩小,形成环状狭窄,亦称环状型。

(4)胶样型

肿瘤外观及切面均呈半透明胶冻状。镜下为黏液腺癌或弥漫浸润的印戒细胞癌。此型较少见,主要发生于直肠。多见于青年人,预后较差。

大肠癌的肉眼观形态在左、右半结肠略有不同。左半结肠多为浸润型,引起肠壁环形狭窄,早期出现梗阻症状;右半结肠多为隆起息肉型,一般无梗阻症状。

镜下,组织学类型有微乳头状腺癌、管状腺癌、黏液腺癌、印戒细胞癌和未分化癌等。肛管部位可发生鳞状细胞癌和腺鳞癌等。临床以管状腺癌多见。

3. 扩散途径

(1)直接蔓延

当癌组织浸润肌层达浆膜后,可直接蔓延到邻近器官,如前列腺、膀胱、腹膜及腹后壁等处。

(2)淋巴道转移

癌组织未穿透肠壁肌层时,较少发生淋巴道转移。一旦穿透肌层,则转移率明显增加。一般先转移至癌所在部位的局部淋巴结,再沿淋巴引流方向到达远隔淋巴结,偶尔可侵入胸导管而达锁骨上淋巴结。

(3)血道转移

晚期大肠癌可经血道转移到肝、肺、骨等处。一般右侧结肠癌多转移到肝右叶,左侧结肠癌则左、右肝叶均可转移。

(4)种植性转移

癌组织穿破肠壁浆膜后,到达肠壁表面,癌细胞可脱落,播散到腹腔内形成种植性转移。

4. 临床病理联系

大肠癌因发生部位和累及范围不同,临床表现也不一致。其主要症状是排便习惯和粪便性质改变、腹痛、腹部包块、肠梗阻、贫血等。

大肠癌组织可产生一种糖蛋白,作为抗原引起患者的免疫反应,此种抗原称为癌胚抗原(CEA)。现知 CEA 可广泛存在于内胚叶起源的消化系统癌中(胃、小肠、大肠、肝、胰等处的癌),也存在于正常胚胎的消化管组织中,因此,血清中检出 CEA 并不能作为确诊大肠癌的根据。但测定 CEA 水平有助于观察患者癌肿的消长。影响大肠癌预后的因素很多,但以癌组织在肠壁的侵袭深度和有无淋巴结转移最为重要。大肠癌如能早期发现并及时手术治疗,5 年存活率可达90%以上。

四、原发性肝癌

原发性肝癌是由肝细胞或肝内胆管上皮细胞发生的恶性肿瘤,简称肝癌。其发生率在各国和地区差异很大,在亚非国家较常见。我国发病率较高,属于常见肿瘤之一。发病年龄多在中年以上,男性多于女性。

1. 病因及发病机制

原发性肝癌的病因尚未完全明了,目前认为与以下因素有关。

(1)病毒性肝炎

现知乙型肝炎与肝癌有密切关系,其次为丙型肝炎。肝癌病例 HBsAg 阳性率高达81.82%。国外报道,在肝癌高发地区有 60%~90% 的肝癌来自 HBV。近年报道,在 HBV 阳性的肝癌患者可见 HBV 基因整合到肝癌细胞 DNA 中,因此认为 HBV 是肝癌发生的重要因素。HCV 的感染也被认为是肝癌可能发生的病原因素之一。

(2)肝硬化

肝硬化与肝癌之间有密切关系。据有关资料统计显示,肝硬化一般经 7 年左右可发展为肝癌,其中以坏死后性肝硬化为最多,肝炎后肝硬化次之,门脉性肝硬化最少。

(3)真菌及其毒素

黄曲霉菌、青霉菌、杂色曲霉菌等都可引起实验性肝癌,其中以黄曲霉菌最为重要。黄曲霉菌或其毒素或被其污染的食物均可诱发动物肝癌。在肝癌高发区,食物被黄曲霉菌污染的情况往往也较严重。

(4)亚硝胺类化合物

包括亚硝胺和亚硝酸胺及其前体物,具有很强的化学致癌性。从肝癌高发区南非居民的食物中已分离出二甲基亚硝胺。此类化合物也可引起其他处肿瘤(如食管癌)的发生。

(5)酒精

是一种肝癌的致癌因子,可间接经由肝硬化产生肝癌,也可直接致癌。

2. 病理变化

早期肝癌(小肝癌)是指单个癌结节最大直径在 3 cm 以下或结节数目不超过 2 个、其最大直径总和在 3 cm 以下的原发性肝癌。小肝癌多呈球形或分叶状,灰白色,质较软,切面无出血坏死,与周围组织界限清楚。晚期肝癌肝脏体积明显增大,重量显著增加。

(1)大体分型

①巨块型:肿瘤为一圆形实体巨块,直径超过 10 cm,多位于肝右叶内,甚至占据整个右叶。瘤块质地较软,中心部常有出血坏死。瘤体周边常有散在的卫星状癌结节,不合并或合并轻度的肝硬化。

②(多)结节型:最多见,常伴有明显的肝硬化。癌结节可为单个或多个,散在,圆形或椭圆形,大小不等,直径由数毫米至数厘米。有的相互融合形成较大的结节,被膜下的癌结节向表面隆起致肝表面凹凸不平。

③弥漫型:癌组织在肝内弥漫分布,无明显的结节或形成极小结节。常发生在肝硬化基础上,形态上与肝硬化易混淆。此型较少见。

(2)组织学类型

①肝细胞癌:最多见,是由肝细胞发生的肝癌。其分化较好者,异型性较小,癌细胞类似肝细胞,分泌胆汁。分化差者癌细胞异型性明显,癌细胞大小不一,形态各异,常有巨核及多核瘤细胞。

②胆管细胞癌:较为少见,是由肝内胆管上皮发生的癌。其组织结构多为腺癌或单纯癌,较少合并肝硬化,有时继发于华支睾吸虫病。

③混合细胞型肝癌:具有肝细胞癌及胆管细胞癌两种结构,最少见。

3. 扩散途径

肝癌首先在肝内直接蔓延,癌细胞常沿门静脉分支播散、转移,在肝内形成转移结节,还可逆行蔓延至肝外门静脉主干,形成较大的癌栓,有时可阻塞管腔引起门静脉高压。肝外转移常通过淋巴道转移至肝门淋巴结、上腹部淋巴结和腹膜后淋巴结。晚期可通过肝静脉转移到肺、肾上腺、脑及肾等处。有时肝癌细胞可直接种植到腹膜和卵巢表面,形成种植性转移。

【模拟考场】

13. 早期食管癌患者癌组织的分布特点是(　　)
A. 局限在黏膜上皮层   B. 局限在黏膜层
C. 不超过黏膜肌层   D. 不超过肌层

14. 下列关于胃癌的描述,错误的是(　　)
A. Hp 的感染与胃癌的发生密切相关   B. 纤维胃镜活检可早期确诊
C. 血道转移最常累及肺   D. 黏液癌可种植转移形成 krukenberg 瘤

15. 原发性肝癌简称肝癌,是指(　　)
A. 肝细胞发生的癌   B. 肝内胆管上皮细胞发生的癌
C. 肝细胞和肝内胆管上皮细胞发生的癌   D. 肝细胞和胆管上皮细胞发生的癌

16. 大肠癌最常见的好发部位(　　)
A. 直肠和乙状结肠   B. 横结肠   C. 盲肠   D. 升结肠

17. 下列有关大肠癌的描述,正确的是(　　)
A. 最好发于直肠,多为腺癌   B. 最好发于直肠,多为鳞癌
C. 最好发于盲肠,多为鳞癌   D. 最好发于盲肠,多为腺癌

【模拟考场答案】

1—5　ACDBD　　　6—10　BDCBA　　　11—15　CDBCC　　　16—17　AA

∞ 本章同步强化训练 ∞

【同步强化训练】

一、名词解释

1. 桥接坏死

2. 肝硬化

3. 肝性脑病

二、填空题

1. 溃疡病癌变多见于_____溃疡。

2. 门脉性肝硬化晚期可引起_____、_____两大系列临床表现。

3. 胃溃疡多发生在_____,尤其多见于_____;十二指肠溃疡多发生在_____,以靠近幽门环的_____最多见。

4. 亚急性重型肝炎的特点是既有大片的_____,又有肝细胞_____。

5. 肝硬化的病变特点以_____,_____,_____三种改变为主,并反复交错进行。

三、单项选择题

1. 结直肠癌最常发生于(　　)

A. 回盲部　　　　　　B. 升结肠　　　　　C. 降结肠　　　　　D. 直肠

2. 食管癌镜下最常见的类型是(　　)

A. 鳞状细胞癌　　　　B. 腺癌　　　　　　C. 未分化癌　　　　D. 腺鳞癌

3. 慢性胃溃疡病变位置最常见于(　　)

A. 胃前壁　　　　　　　　　　　　　B. 胃后壁

C. 胃大弯及胃底部　　　　　　　　　D. 胃小弯近幽门部

4. 我国门脉性肝硬化最常见的原因是(　　)

A. 乙型病毒性肝炎　　B. 营养不良　　　　C. 药物中毒　　　　D. 酒精中毒

5. "革囊胃"指的是(　　)

A. 慢性萎缩性胃炎　　　　　　　　　B. 慢性胃溃疡

C. 慢性胃溃疡癌变　　　　　　　　　D. 弥漫浸润型胃癌

6. 下列哪项符合门脉性肝硬化的典型病理变化(　　)

A. 广泛的肝细胞变性坏死　　　　　　B. 正常肝小叶结构破坏

C. 结缔组织增生　　　　　　　　　　D. 再生结节及假小叶形成

四、简答题

1. 简述胃溃疡的病理变化(肉眼观和镜下观)及并发症。

2. 按照坏死的范围和程度不同,举例说明病毒性肝炎时肝细胞的坏死类型。

3. 简述病毒性肝炎的病变特点。

4. 何谓假小叶?其结构特点如何?

5. 简述门脉性肝硬化的肉眼及镜下病变。

6. 试述门脉性肝硬化时引起门脉高压症的原因及其临床表现。

7. 联系病理变化解释肝硬化晚期腹水形成的机制。

【同步强化训练答案】

一、名词解释

1. 桥接坏死:桥接坏死指在中央静脉与汇管区之间、两个中央静脉之间,或两个汇管区之间出现融合性肝细胞坏死带。

2. 肝硬化:多种损伤因素反复损伤肝实质,致使肝细胞弥漫性变性、坏死,继而出现纤维组织增生和肝细胞结节状再生,这三种病变反复交替进行,导致肝小叶结构破坏和血液循环途径逐渐被改建,肝变形、质地变硬而形成肝硬化。

3. 肝性脑病:肝性脑病指严重肝脏疾病时所继发的一系列严重的神经精神综合征。

二、填空题

1. 胃

2. 门脉高压   肝功能障碍

3. 胃小弯近幽门处   胃窦部   十二指肠球部   前壁或后壁

4. 肝细胞大范围坏死   结节状再生

5. 肝细胞弥漫性变性、坏死   纤维组织增生   肝细胞结节状再生

三、单项选择题

1. D 2. A 3. D 4. A 5. D 6. D

四、简答题

略。可参考正文。

第九章　泌尿系统疾病

∞ 第一节　肾小球肾炎 ∞

肾小球肾炎是一种病变主要累及肾小球的变态反应性炎症。按其病变范围,可分为局灶性和弥漫性两种。前者指炎症仅累及部分肾小球;后者指两侧肾脏几乎所有的肾小球均发生炎症变化。原发性肾小球肾炎为一种原发于肾脏并且病变主要累及肾小球的独立性疾病,而继发性肾小球肾炎则是继发于其他疾病,或作为某些全身性疾病的一部分,如系统性红斑狼疮。一般所指的肾炎,即原发性肾小球肾炎。

一、病因及发病机制

肾小球肾炎的病因及发病机制尚未完全阐明,但绝大多数(90%以上)类型的肾炎是由免疫机制抗原抗体反应所引起。引起肾小球肾炎的抗原物质种类很多,可分为内源性和外源性两类。外源性抗原有细菌(链球菌、肺炎球菌、葡萄球菌、伤寒杆菌等)、病毒(流行性感冒病毒、乙型肝炎病毒、EB病毒、水痘病毒、麻疹病毒等)、寄生虫(疟疾、原虫等)、药物、异种血清等。内源性抗原有核抗原、DNA、肾小球基底膜抗原、肿瘤抗原、甲状腺球蛋白抗原等。

其发病机制主要有以下两种。

1. 循环免疫复合物沉积

人类肾炎绝大多数属于这种发病机制。机体对外源性抗原或内源性抗原产生相应抗体后,在血液循环中结合形成抗原-抗体免疫复合物,经肾小球滤过时可阻留在肾小球滤过膜上。这种阻留与免疫复合物分子的大小有关,一般认为小分子的免疫复合物可通过肾小球的滤过膜,并从尿液中排出,不引起肾脏损害;大分子的免疫复合物不能通过滤过膜,可被单核巨噬细胞系统内的巨噬细胞吞噬、清除,不引起肾脏损害;只有中等大小的免疫复合物,在通过肾小球时可沉积在肾小球滤过膜的不同部位而引起肾脏损害。含阳离子的复合物可穿过基膜,易沉积于上皮下,含阴离子的复合物不易通过基膜,常沉积于内皮下,电荷中性的复合物易沉积于系膜区。电子显微镜观察时,可见肾小球基底膜上有电子致密物沉积;免疫荧光法可证实沿毛细血管基底膜表面排列的沉积物为免疫球蛋白和补体,并呈颗粒状荧光反应。

肾小球滤过膜上沉积的免疫复合物结合并激活补体,可产生许多活性物质,使肥大细胞释放组胺,引起毛细血管壁的通透性增高。继而吸引中性粒细胞、巨噬细胞,释放溶酶体酶,破坏内皮细胞和基底膜并激活凝血系统、纤溶系统、激肽系统,进一步引起肾小球内炎细胞浸润,毛细血管微血栓形成,以及系膜细胞、内皮细胞甚至球囊上皮细胞增生等一系列肾小球的病理变化。这种由免疫复合物沉积引起的肾炎称为免疫复合物肾炎。

2. 原位免疫复合物形成

抗原刺激机体产生相应的抗体出现在血液循环内,当抗体随血流经过肾小球时,与毛细血管壁上相应的抗原结合,形成原位免疫复合物,并激活补体而造成肾小球的免疫性损伤。引起原位免疫复合物形成的抗原目前多分为三类:① 肾小球基底膜抗原;② 植入性抗原;③ 其他肾小球抗原。

二、 基本病理变化

1. 肾小球病变

（1）肾小球细胞增多

主要是系膜细胞、内皮细胞和上皮细胞(尤其是壁层上皮细胞)增生,加上中性粒细胞、巨噬细胞和淋巴细胞浸润,使肾小球内细胞增多。

（2）基底膜增厚

可以是基底膜本身的增厚,也可由内皮下、上皮下或基底膜内的免疫复合物的沉积引起。增厚的基底膜理化性状发生改变,通透性增高,而且代谢转换率变慢,不易被分解和清除,久之可致血管袢或肾小球硬化。

（3）炎性渗出和坏死

急性炎症时,肾小球内可出现中性粒细胞等炎细胞浸润和纤维素渗出,毛细血管壁可发生纤维素样坏死,并可伴血栓形成。

（4）玻璃样变性和硬化

肾小球玻璃样变性指光镜下 HE 染色显示均质的嗜酸性物质沉积。电镜下可见细胞外出现无定形物质,其成分为沉积的血浆蛋白、增厚的基底膜和增多的系膜基质。严重时可导致毛细血管袢塌陷,管腔闭塞,发生硬化,为各种肾小球病变的最终结局。

2. 肾小管和肾间质的病变

由于肾小球血流和滤过性状的改变,肾小管上皮细胞常发生变性,管腔内可出现由蛋白质、细胞或细胞碎片浓聚形成的管型。肾间质可发生充血、水肿和炎细胞浸润。肾小球发生玻璃样变性和硬化时,相应肾小管萎缩或消失,间质发生纤维化。

三、 临床病理联系

肾小球疾病常表现为具有结构和功能联系的症状组合,即综合征。肾小球肾炎的临床表现与病理类型有密切的联系,但并非完全对应。不同的病变可引起相似的临床表现,同一病理类型的病变可引起不同的症状和体征。肾炎的临床表现还与病变的程度和阶段等因素有关。

肾小球疾病临床表现为综合征的有以下类型（表 9-1-1）。

1. 急性肾炎综合征

起病急,常表现为血尿、蛋白尿和少尿,常有水肿和高血压。严重者出现氮质血症。

引起急性肾炎综合征的病理类型主要是急性弥漫性增生性肾小球肾炎。

2. 急进性肾炎综合征

起病急,进展快。出现水肿、血尿和蛋白尿等改变后,迅速发展为少尿或无尿,伴氮质血症,并发生急性肾衰竭。

3. 肾病综合征

主要表现:① 大量蛋白尿,尿中蛋白含量达到或超过 3.5g/d;② 明显水肿;③ 低蛋白血症;④ 高脂血症和脂尿。

多种类型的肾小球肾炎均可表现为肾病综合征。

4. 无症状性血尿或蛋白尿

表现为持续或反复发作的镜下或肉眼血尿，或轻度蛋白尿，也可两者同时发生。相应的病理学类型主要是 IgA 肾病。

5. 慢性肾炎综合征

主要表现为多尿、夜尿、低比重尿、高血压、贫血、氮质血症和尿毒症，见于各型肾炎的终末阶段。

肾小球病变可使肾小球滤过率下降、血尿素氮和血浆肌酐水平增高，形成氮质血症。尿毒症发生于急性和慢性肾衰竭晚期，除氮质血症的表现外，还具有一系列自体中毒的症状和体征。尿毒症常出现胃肠道、神经、肌肉和心血管等系统的病理改变，如尿毒症性胃肠炎、周围神经病变、纤维素性心外膜炎等。急性肾衰竭表现为少尿和无尿，并出现氮质血症。慢性肾衰竭时持续出现尿毒症的症状。

表 9-1-1　肾小球疾病的病理类型、主要临床表现及其综合征

常见病理类型	主要临床表现	综合征
急性弥漫性增生性肾小球肾炎	起病急、明显血尿、蛋白尿、水肿、高血压，严重者出现氮质血症	急性肾炎综合征
快速进行性（新月体性或急进性）肾小球肾炎	明显血尿、蛋白尿，迅速出现少尿、无尿、氮质血症和急性肾衰竭	急进性肾炎综合征
微小病变性肾小球肾炎、膜性肾病、膜增生性肾小球肾炎、局灶性节段性肾小球硬化、系膜增生性肾小球肾炎	"三高一低"：大量蛋白尿、严重水肿、高脂血症和脂尿、低白蛋白血症	肾病综合征
IgA 肾病	反复发作的血尿或蛋白尿	无症状蛋白尿和（或）血尿
慢性肾小球肾炎	多尿、夜尿、低比重尿、高血压、贫血、氮质血症和尿毒症	慢性肾炎综合征

四、分类与病理特点

肾小球肾炎的分类较复杂，按临床类型，可分为：急性肾小球肾炎、急进性肾小球肾炎、慢性肾小球肾炎（普通型、高血压型、急性发作型）、肾病综合征（单纯型，伴高血压、血尿或肾功能不全）和隐匿性肾小球疾病（无症状性蛋白尿和单纯血尿）；按病理类型，可分为：急性弥漫性增生性肾小球肾炎、快速进行性（新月体性或急进性）肾小球肾炎、膜性肾小球肾炎、膜增生性肾小球肾炎、系膜增生性肾小球肾炎、微小病变性肾小球肾炎、局灶性节段性肾小球硬化、IgA 肾病和慢性肾小球肾炎。

常见的原发性肾小球肾炎的类型与病理特点如下。

1. 急性弥漫性增生性肾小球肾炎

急性弥漫性增生性肾小球肾炎又称弥漫性毛细血管内增生性肾小球肾炎。多发生于儿童及青少年。这种肾炎常发生于感染后，有感染后性肾小球肾炎之称，最常见的是 A 族乙型溶

血性链球菌感染,少数也可发生于其他细菌和病毒感染之后。这种肾炎多由血液中的免疫复合物沉积阻留在肾小球滤过膜上而引起。

（1）病理变化

本病属于增生性炎症,其特征性变化为:肾小球毛细血管内皮细胞和系膜细胞的显著增生。

肉眼观,肾脏体积可有轻度或中度肿大、充血,颜色变红,故有大红肾之称。切面见肾皮质增厚,纹理不清,与髓质分界明显,包膜容易剥离。以出血为主的病例,肾表面及切面均可见散在的小出血点,故有蚤咬肾之称。

病变累及双侧肾脏的大多数肾小球,光镜下可见肾小球毛细血管内皮细胞和系膜细胞明显肿胀与增生,较多的中性粒细胞和少量单核细胞浸润使肾小球内细胞数量明显增多,肾小球毛细血管因受压阻塞而引起肾小球缺血,肾小球内还有红细胞、浆液及纤维素性渗出物。

以上病变使肾小球体积增大。另一些病例的病变性质有所不同,如有的以渗出为主,称为渗出性肾炎;有的伴有大量出血,称为出血性肾炎;若病变严重,肾小球毛细血管内可有微血栓形成,毛细血管壁发生纤维素样坏死,称为坏死性肾炎。由于肾小球毛细血管的狭窄和闭塞,引起所属的肾小管缺血、缺氧,使肾小管上皮细胞水肿、脂肪变性、玻璃样变性。管腔内含有从肾小球滤出的蛋白质、红细胞、白细胞和脱落的上皮细胞凝成的各种管型。

电子显微镜下可见基底膜和脏层上皮细胞之间有致密物质沉积。这些沉积物大小不等,在基底膜表面呈驼峰状或小丘状。沉积物表面的上皮细胞足突多消失。基底膜变化不明显,有时基底膜内侧内皮细胞下和系膜内也可见小型沉积物。

免疫荧光检查显示肾小球内有颗粒状 IgG、IgM 和 C3 沉积。

（2）临床病理联系

主要临床症状是尿的变化（少尿、血尿、轻度蛋白尿）、水肿和高血压,表现为急性肾炎综合征。

① 尿的变化:由于肾小球毛细血管损伤,血管壁通透性增加,故常有血尿、蛋白尿、管型尿。由于肾小球内皮细胞和系膜细胞增生肿胀、压迫,致使管腔狭小,肾血流减少,肾小球滤过率降低,而肾小管重吸收无明显障碍,可引起少尿,导致水、钠在体内潴留。

② 水肿:患者常有轻、中度水肿,首先出现在组织疏松的部位,如眼睑。水肿因肾小球滤过减少,而肾小管重吸收功能相对正常,引起水、钠潴留所致;也可能与变态反应所引起的全身毛细血管痉挛和通透性增加有关。

③ 高血压:患者常有轻、中度高血压,其主要原因可能与水、钠潴留引起的血容量增加有关。

（3）结局

急性弥漫性增生性肾小球肾炎的预后与年龄和病因有一定关系。儿童溶血性链球菌感染后肾小球肾炎的预后很好。绝大多数可在数周或数月内症状消失,病变消退,完全恢复。成人患肾小球肾炎者预后较差,发生肾功能衰竭和转变为慢性肾小球肾炎者较多。由其他细菌感染引起的肾炎转变为慢性肾小球肾炎者,比链球菌感染后肾炎转为慢性者多见,预后也较差。

2. 快速进行性（新月体性或急进性）肾小球肾炎

快速进行性肾小球肾炎又称毛细血管外增生性肾小球肾炎,较少见,多见于青年人和中年人。病变特点为肾小球囊内壁层上皮细胞增生形成新月体。主要症状为血尿,并迅速出现少尿、无尿、高血压和氮质血症。病变严重、进展迅速,如不采取措施,常在数周至数月内发生肾功能衰竭,死于尿毒症,又称新月体性肾小球肾炎、急进性肾小球肾炎。

（1）病理变化

肉眼可见双侧肾脏弥漫性增大,颜色苍白,切面皮质增厚,纹理模糊,皮髓质分界清楚,肾皮质内常有散在出血点。

光镜下见病变为弥漫性,大部分肾小球内有新月体形成。新月体主要由肾球囊壁层上皮细胞增生和渗出的单核细胞组成。壁层上皮细胞显著增生,堆积成层,在肾球囊内毛细血管丛周围,呈新月状或环状,故称为新月体或环状体。新月体形成后,一方面压迫毛细血管丛,另一方面使肾球囊增厚,与毛细血管丛粘连,逐渐使球囊腔变窄或闭塞,最后使整个肾小球纤维化和玻璃样变性而丧失功能。

肾小管的上皮细胞常有水肿和脂肪变,腔内可见由蛋白质凝固而成的玻璃样管型。部分肾小管由于肾小球纤维化而发生萎缩和消失,呈轻度纤维组织增生伴淋巴细胞、单核细胞浸润。

电子显微镜下可见肾小球毛细血管基底膜不规则增厚,常有裂孔或缺损。现认为基底膜损伤可使血液中的红细胞和纤维蛋白渗入肾球囊,纤维蛋白原进而形成纤维素,刺激壁层上皮细胞增生而形成新月体。有时在基底膜上皮下或内皮下可见电子密度高的沉积物。

（2）临床病理联系

主要症状为血尿、蛋白尿,并逐渐出现少尿、无尿、高血压和氮质血症。由于此型肾炎常发生肾小球毛细血管丛的坏死、基底膜缺损和出血,故血尿常比较明显。蛋白尿是由于肾小球毛细血管损伤,通透性增高所致。大量肾单位纤维化及玻璃样变性,使肾组织缺血。醛固酮分泌增加,水钠潴留,血容量增加,可发生高血压。由于绝大多数肾小球有新月体形成,使肾小球管腔闭塞,血浆无法滤过,故出现少尿或无尿,代谢产物在体内滞留,而引起氮质血症。由于病变广泛,使大量代谢产物在体内堆积,引起水、电解质和酸碱平衡紊乱,最后可导致肾功能衰竭。

（3）结局

由于此型肾炎病变广泛,发展迅速,预后较差,如不及时采取措施,患者往往于数周或数月内死于尿毒症。患者的预后与出现新月体的肾小球的比例相关。

3. 引起肾病综合征的原发性肾小球肾炎

（1）微小病变性肾小球肾炎

微小病变性肾小球肾炎,因肾小管上皮细胞内常有大量脂质沉积,故又称脂性肾病。多见于小儿,成人患者较少,是引起小儿肾病综合征最常见的类型。

① 病理变化:肉眼观,肾脏肿胀,体积增大,颜色苍白,由于大量脂类沉积,切面可见黄色条纹。

光镜下可见肾小球形态基本正常,而肾近曲小管上皮细胞胞质内含大量脂质空泡和玻璃样小滴。肾小管上皮细胞内的玻璃样小滴和脂类沉积,是由于肾小球毛细血管通透性增加,大量脂蛋白通过肾小球滤出,而在肾小管被重吸收所致,肾小管腔内可有透明管型。这些变化常与蛋白尿的程度平行。

电镜观察可见弥漫性肾小球脏层上皮细胞足突融合消失,细胞内高尔基体和内质网增多,并可见脂滴,细胞表面常有多数微绒毛形成。经过治疗,蛋白尿等症状缓解后,脏层上皮细胞的变化可恢复正常。免疫荧光检查无免疫复合物沉积。

② 临床病理联系:此型患者临床上大多表现为肾病综合征(低蛋白血症,高脂血症,有大量蛋白尿和严重水肿)。蛋白尿为高度选择性,主要为小分子的白蛋白大量滤出。其原因可能为脏层上皮细胞损伤,合成的基底膜物质结构异常,致使基底膜通透性增高所致。还可能因肾小球基底膜和脏层上皮细胞损伤后其表面阴离子减少,使排斥其他阴离子物质的能力减弱,以致白蛋白从肾小球大量滤出。低蛋白血症可引起高度水肿,并继发高脂血症。

③ 结局:皮质激素对大多数患者治疗效果甚佳,预后良好,90%以上儿童可以完全康复,病变在数周内消失。成人预后也很好,少数患者可反复发作,一般不发展成慢性。

(2)膜性肾小球肾炎

膜性肾小球肾炎的主要病变为弥漫性肾小球毛细血管基底膜增厚,常伴有大量蛋白尿,是引起成人肾病综合征最常见的原因。由于肾小球无明显炎症现象,故又称为膜性肾病。起病缓慢,病程长,多见于成人。

① 病理变化:肉眼观,早期双肾肿大,颜色苍白,称为"大白肾"。晚期肾脏体积缩小,表面呈细颗粒状。光镜观察的主要特点是肾小球毛细血管壁呈弥漫性渐进性增厚,晚期可造成逐渐狭窄甚至闭塞,最终导致肾小球纤维化、玻璃样变性以及功能丧失。肾小球内通常未见细胞增生及炎细胞浸润等炎症病变。

电子显微镜下,可见毛细血管基底膜表面及上皮细胞下有许多细小的小丘状沉积物。六胺银染色可见基底膜表面形成许多钉状突起插入小丘状沉积物之间,钉状突起与基底膜垂直相连形如梳齿。免疫荧光法证实沉积物内含免疫球蛋白和补体。早期沉积物和基底膜钉状突起少而细小,以后逐渐增多、增大,使基底膜增厚,钉状突起伸向沉积物表面将沉积物包围,最后大量沉积物被埋藏在增厚的基底膜内,基底膜明显增厚。沉积物在增厚的基底膜内逐渐溶解,使基底膜呈虫蚀状。由于基底膜高度增厚,故毛细血管腔狭小,甚至阻塞。

② 临床病理联系:临床常表现为肾病综合征。肾小球基底膜严重损伤,肾小球毛细血管壁增厚,通透性明显增加,引起非选择性蛋白尿,每日排出蛋白可超过3.5g。血浆蛋白大量丢失出现低蛋白血症,导致血浆胶体渗透压降低,血管内液体外溢,引起水肿。同时血容量减少,肾小球血流量和肾小球滤过率减少,醛固酮和抗利尿激素分泌增加,引起水钠潴留,进一步加重水肿。低蛋白血症可刺激肝脏合成更多的血浆蛋白,脂类蛋白代偿性增加,运载胆固醇相应增多,出现高脂血症。血脂过高,血浆内的脂蛋白也可由肾小球滤过引起脂尿症。

③ 结局:膜性肾小球肾炎起病缓慢,病程较长。早期及时治疗病变可恢复,但多数病例呈缓慢进展,对皮质激素治疗反应较差。晚期多数肾小球纤维化可出现少尿、高血压,最终发展为肾功能衰竭。

(3)膜增生性肾小球肾炎

膜增生性肾小球肾炎的组织学特点是肾小球基膜增厚、肾小球细胞增生和系膜基质增多。由于系膜细胞明显增生,本病又称为系膜毛细血管性肾小球肾炎。膜增生性肾小球肾炎可以是原发性的,也可以是继发性的。原发性膜增生性肾小球肾炎根据超微结构和免疫荧光的特点分为两个主要类型。

Ⅰ型由循环免疫复合物沉积引起,并有补体的激活。Ⅱ型膜增生性肾小球肾炎的患者常出现补体替代途径的异常激活,血清C3水平明显降低,但C1和C4等补体早期激活成分水平正常或仅轻度降低。

① 病理变化:光镜下两个类型病变相似。肾小球体积增大,系膜细胞和内皮细胞数量增

多,可有白细胞浸润。部分病例有新月体形成。由于肾小球系膜细胞增生和基质增多,沿毛细血管内皮细胞下向毛细血管基底膜广泛插入,导致毛细血管基底膜弥漫增厚,血管球小叶分隔增宽,呈分叶状。因插入的系膜基质与基底膜染色特点相似,所以在六胺银和 PASM 染色时基底膜呈双线或双轨状。外侧为原有的基底膜,内侧为新形成的基膜样物质,其内有系膜细胞、内皮细胞或白细胞突起的嵌入。

Ⅰ型约占原发性膜增生性肾小球肾炎的 2/3。电镜下的特点是系膜区和内皮细胞下出现电子致密沉积物。免疫荧光显示 C3 颗粒状沉积,并可出现 IgG 及 C1q 和 C4 等早期补体成分。

Ⅱ型又称致密沉积物病,较少见。超微结构特点是大量块状电子密度极高的沉积物在基膜致密层呈带状沉积。免疫荧光检查显示 C3 沉积,通常无 IgG、C1q 和 C4 出现。

② 临床病理联系:本病多发生于儿童和青年,主要表现为肾病综合征,常伴有血尿,也可仅表现为蛋白尿。

③ 本病常为慢性进展性,预后较差。

(4) 局灶性节段性肾小球硬化

局灶性节段性肾小球硬化仅累及少数或部分肾小球。病变的肾小球血管丛呈节段性硬化,是引起肾病综合征常见的原因之一。多见于儿童和青年人。病因和发病机制尚未阐明。

① 病理变化:光镜下病变呈局灶性,常从肾皮质深部近髓质部分的少数肾小球开始。早期仅少数肾小球受累,病变的肾小球毛细血管丛的部分毛细血管萎陷,系膜硬化、增宽、玻璃样变性,系膜内和毛细血管内常有脂滴和玻璃样物质沉积,有时可见吞噬脂类的泡沫细胞聚积。电子显微镜下,可见硬化部分毛细血管基底膜皱缩,厚薄不均匀,上皮细胞足突消失。免疫荧光检查显示病变肾小球内有免疫球蛋白和补体沉积。

若病变继续发展可使受累的肾小球逐渐增多,有些肾小球可全部纤维化、硬化、玻璃样变性,而所属的肾小管也萎缩、纤维化。晚期大量肾小球硬化可发展为弥漫性硬化性肾小球肾炎而导致肾功能不全。

② 临床病理联系:绝大多数局灶性节段性肾小球硬化患者表现为肾病综合征。但不同点是约 2/3 患者同时伴有血尿、高血压。这类患者的大量蛋白尿多为非选择性,皮质类固醇治疗效果不佳,有效率仅为 20%~30%,病变持续发展最终可导致肾功能不全。一般儿童的预后比成人好。

(5) 系膜增生性肾小球肾炎

系膜增生性肾小球肾炎的病变特点为弥漫性系膜增生及系膜基质增多。多见于青少年。本病可为原发性,也可在一些全身性疾病时发生,如系统性红斑狼疮、过敏性紫癜等。有些迁延性毛细血管内增生性肾小球肾炎若病变持续不退,也可表现为系膜增生性肾小球肾炎。少数表现为肾病综合征。

① 病理变化:光镜下主要病变为肾小球系膜细胞和基质增生,系膜区增宽。毛细血管壁无明显变化,管腔通畅。系膜内可有少数单核细胞和中性粒细胞浸润。病变严重者可引起系膜硬化。

电子显微镜检查可见除肾小球系膜增生外,系膜内有电子致密物沉积。有时肾小球基底膜表面上皮细胞下、内皮细胞下也可见小型致密沉积物。

免疫荧光法检查常显示不同的结果,在我国最常见的是 IgG 及 C3 沉积,在其他国家则多表现为 IgM 和 C3 沉积。有的病例仅出现 C3 沉积或免疫荧光检查为阴性。

② 临床病理联系:病变主要累及系膜,早期症状多不明显,仅有轻度蛋白尿或复发性血尿,容易被忽略。系膜内沉积的免疫复合物与临床症状有一定联系;有 IgM 沉积的患者多表现为肾病综合征;同时有 IgG、IgA 及补体 C3 沉积者多伴有血尿。

③ 结局:一般病变可及时消退,预后较好。有时病变可持续 2~3 年,以后仍可消退。部分患者病变严重不能及时消退,继续发展可导致系膜硬化和肾小球硬化。晚期可发展为硬化性肾小球肾炎和慢性肾功能不全。

（6）IgA 肾病

IgA 肾病的特点是免疫荧光显示系膜区有 IgA 沉积,临床通常表现为反复发作的镜下或肉眼血尿。本病在全球范围内可能是最常见的肾炎类型。本病由 Berger 于 1968 年最先描述,故又称 Berger 病。IgA 肾病可为原发、独立的疾病。过敏性紫癜、肝脏和肠道疾病可引起继发性的 IgA 肾病。

IgA 分为 IgA1 和 IgA2 两种亚型。仅 IgA1 可导致肾脏内免疫复合物的沉积。IgA 肾病的发生与某些人类白细胞抗原(HLA)表型有关,提示遗传因素具有重要的作用。现有资料表明 IgA 肾病的发生与先天或获得性免疫调节异常有关。由于病毒、细菌和食物蛋白等对呼吸道或消化道的刺激作用,黏膜 IgA 合成增多,lgA1 或含 IgA2 的免疫复合物沉积于系膜区,并激活补体替代途径,引起肾小球损伤。

① 病理变化:最常见的是系膜增生性病变,也可表现为局灶性节段性增生或硬化。少数病例可有较多新月体形成。免疫荧光的特征是系膜区有 IgA 的沉积,常伴有 C3 和备解素,也可出现少量 IgG 和 IgM,通常无补体早期成分。电镜检查显示系膜区有电子致密沉积物。

② 临床病理联系:IgA 肾病可发生于不同年龄的个体,儿童和青年多发。发病前常有上呼吸道感染,少数发生于胃肠道或尿路感染后。可表现为急性肾炎综合征。

③ 结局:本病预后差异很大,许多患者肾功能可长期维持正常,发病年龄大、出现大量蛋白尿、高血压或肾活检时发现血管硬化或新月体形成者预后较差。

4. 慢性肾小球肾炎

慢性肾小球肾炎又称慢性硬化性肾小球肾炎,是各种类型肾小球肾炎发展到晚期的结果。大量肾小球纤维化、玻璃样变性,原始的病变类型已不能辨认。患者的主要症状为慢性肾功能衰竭。

（1）病理变化

肉眼观,双肾体积缩小,表面呈弥漫性细颗粒状;切面皮质变薄,皮髓质界限不清;肾盂周围脂肪增多;大体病变称为继发性颗粒性固缩肾。

光镜下可见大量肾小球硬化及玻璃样变性,有的形成无结构的玻璃样小团。这些肾小球所属的肾小管萎缩、纤维化、消失,纤维组织收缩,使纤维化、玻璃样变性的肾小球相互靠近集中。有些纤维化的肾小球消失于增生的纤维结缔组织中,无法辨别原有的病变类型。存留的肾单位常发生代偿性肥大,肾小球体积增大,肾小管扩张,肾小管上皮细胞呈立方或高柱状,有些肾小管明显扩大呈小囊状,上皮细胞扁平,扩张的肾小管腔内常有各种管型。纤维组织明显增生,并有多数淋巴细胞和浆细胞浸润。由于肾组织缺血及高血压,肾内细小动脉硬化,管壁增厚,管腔狭小。

（2）临床病理联系

晚期患者常表现为贫血、持续性高血压和肾功能不全,而尿常规检查往往变化不明显。由于大量肾单位被破坏,功能丧失,存留的肾单位相对比较正常,血浆蛋白漏出不多,因而蛋白尿、血尿、管型尿都不如早期那样明显,水肿也很轻微。大量肾单位丧失后,血流只能通过残存的肾单位,故血流通过肾小球的速度加快,肾小球滤过率和尿液通过肾小管的速度也随之加快。但肾小管的重吸收功能有限,所以大量水分不能再吸收,肾的尿浓缩功能降低,从而出现多尿、夜尿,尿的比重降低,常固定在 1.010 左右。

晚期,大量肾单位纤维化,肾组织严重缺血,肾素分泌增加,患者往往有明显的高血压。高血压可促使动脉硬化,进一步加重肾缺血,使血压持续在较高水平。长期高血压可引起左心室肥大,严重时甚至可导致心力衰竭。

晚期肾炎时肾单位大量破坏,残留的肾单位逐渐减少,造成体内代谢废物不能排出,水电解质代谢和酸碱平衡调节发生障碍,最终可导致氮质血症和尿毒症。

由于肾组织被大量破坏,促红细胞生成素生成减少,再加上长期肾功能不全引起的氮质血症和自身毒素抑制骨髓造血功能,故患者常有贫血。

死因主要为尿毒症、高血压引起的心力衰竭、脑出血或继发感染。

5. 原发性肾小球肾炎特点总结(表9-1-2)

表 9-1-2　原发性肾小球肾炎特点

类型	临床表现	发病机制	光镜	免疫荧光	电镜
急性弥漫性增生性肾小球肾炎	急性肾炎综合征	免疫复合物,循环或植入的抗原	弥漫性系膜细胞和内皮细胞增生	GBM 和系膜区颗粒状 IgG 和 C3 沉淀	上皮下驼峰状沉积物
快速进行性(新月体性成急进性)肾小球肾炎	急进性肾炎综合征	抗 GBM 型免疫复合物型免疫反应缺乏型	新月体形成	线性 IgG 和 C3颗粒物阴性或极弱	无沉积物有沉积物无沉积物
膜性肾小球肾炎	肾病综合征	自身抗体与抗原原位反应	弥漫性 GBM 增厚,钉突形成	基底膜颗粒状 IgG 和 C3	上皮下沉积物,GBM 增厚
微小病变性肾小球肾炎	肾病综合征	不清,肾小球阴离子丧失,足细胞损伤	肾小球正常,肾小管脂质沉淀	阴性	上皮细胞足突消失,无沉积物
局灶性节段性肾小球硬化	肾病综合征或蛋白尿	不清,循环性通透性增高因子作用,足细胞损伤	局灶性节段性玻璃样变性和硬化	局灶性,IgM 和 C3	上皮细胞足突消失、上皮细胞剥脱
膜增生性肾小球肾炎	肾病综合征或血尿、蛋白尿或慢性肾衰竭	Ⅰ型:免疫复合物 Ⅱ型:自身抗体、补体替代途径激活	系膜细胞增生、插入,基膜增厚,双轨状	Ⅰ型:IgG + C3;C1q+C4 Ⅱ型:C3,无 IgG、C1q 或 C4	Ⅰ型内皮下沉积物 Ⅱ型基膜致密沉积物

续表

类型	临床表现	发病机制	光镜	免疫荧光	电镜
系膜增生性肾小球肾炎	蛋白质、血尿或肾病综合征	免疫复合物沉积	系膜细胞增生，系膜基质增多	系膜区 IgG、IgM 和 C3 沉积	系膜区有沉积物
IgA 肾病	血尿或蛋白尿	免疫复合物，免疫调节异常	局灶性节段性增生或弥漫型系膜增宽	系膜区 IgA 沉积，可有 C3、IgG 和 IgM	系膜区沉积物
慢性肾小球肾炎	慢性肾炎综合征、慢性肾衰竭	具有原病变类型特点	肾小球玻璃样变性、硬化	因原疾病类型而异	因原疾病类型而异

【模拟考场】

1. 下列哪个变化不是肾病综合征的表现(　　)

A. 低蛋白血症　　　　　B. 血尿　　　　　　C. 严重水肿　　　　　D. 高脂血症

2. 急性弥漫性增生小球肾炎的镜下主要变化是(　　)

A. 肾小球间质中结缔组织增生　　　　　B. 肾小球系膜基质增生

C. 肾小球内皮细胞及系膜细胞增生　　　D. 肾小球球囊壁层上皮细胞增生

3. 急性弥漫性增生性肾小球肾炎尿的改变是(　　)

A. 脓尿、菌尿　　　　　B. 大量蛋白尿　　　C. 多尿、夜尿　　　　D. 血尿、少尿

4. "大红肾""蚤咬肾"是下列哪种肾炎的肉眼特征(　　)

A. 膜性增生性肾小球肾炎　　　　　B. 系膜增生性肾小球肾炎

C. 毛细血管内增生性肾小球肾炎　　D. 毛细血管外增生性肾小球肾炎

5. 下列哪项不是新月体性肾小球肾炎的病变(　　)

A. 肾小球毛细血管液化坏死　　　　B. 单核细胞浸润

C. 肾小球囊壁层上皮细胞大量增生　D. 肾小球囊脏层上皮细胞大量增生

6. 新月体主要由哪种细胞增生形成(　　)

A. 系膜细胞　　　　　　　　　　　B. 脏层上皮细胞

C. 壁层上皮细胞　　　　　　　　　D. 毛细血管内皮细胞

7. 快速进行性肾小球肾炎的最主要病变是(　　)

A. 中性粒细胞渗出于肾小球囊内　　B. 单核细胞渗出于肾小球囊内

C. 肾小球毛细血管纤维素样坏死　　D. 肾小球球囊壁层上皮细胞增生

8. 成年男性，临床表现为严重非选择性蛋白尿；镜下肾小球基底膜明显增厚，沉积的免疫复合物之间有新生的基底膜样物形成钉状突起，符合该病变特征为(　　)

A. 膜性肾小球肾炎　　　　　　　　B. 微小病变性肾小球肾炎

C. 膜增生性肾小球肾炎　　　　　　D. IgA 肾病

9. 慢性肾小球肾炎典型的尿的改变是(　　)

A. 少尿　　　　　　　　　　　　　B. 血尿、蛋白尿

C. 菌尿　　　　　　　　　　　　　D. 多尿、低比重尿

∞ 第二节 肾 盂 肾 炎 ∞

肾盂肾炎是肾盂、肾间质及肾小管的(化脓性)炎性疾病,是肾脏最常见的疾病之一。可发生于任何年龄,男女发病比例为 1∶10,好发于已婚育龄妇女、老年妇女和女婴。临床上常有发热、腰部酸痛、血尿和脓尿等症状。

一、 病因及发病机制

1. 病因

肾盂肾炎主要由细菌感染引起,肾组织和尿液中都可培养出致病菌。引起肾盂肾炎的致病菌主要为革兰氏阴性菌,以大肠杆菌最多,占 60% ~ 80%,其次为变形杆菌、产气杆菌、肠杆菌和葡萄球菌等。

2. 感染途径

(1)上行性感染

上行性感染是本病主要的感染途径,多见于女性。下泌尿道感染时,如尿道炎或膀胱炎,细菌可沿输尿管或输尿管周围的淋巴管上行到肾盂,引起肾盂和肾组织的炎症。病原菌以大肠杆菌为主。病变多累及一侧肾脏,也可累及双侧肾脏。

(2)下行性感染

下行性感染较少见,细菌由体内某处感染灶侵入血流,随血流到达肾脏。这种肾盂肾炎可以是全身脓毒败血症的一部分,病原菌以金黄色葡萄球菌多见,两侧肾脏常同时受累。

肾盂肾炎的易感因素包括尿道黏膜损伤、完全或不完全尿路梗阻、膀胱输尿管反流和肾内反流。医源性感染如导尿术、膀胱镜检查及尿道手术损伤尿道黏膜或消毒不严可将病原菌带入膀胱。慢性消耗性疾病、长期使用激素和免疫抑制剂等因素使机体抵抗力下降,可促使肾盂肾炎的发生。

上行性感染起始于细菌在尿道末端或女性阴道口黏膜附着和生长,女性尿道感染远较男性多见,原因包括:女性尿道短,尿道括约肌作用弱,细菌容易侵入;女性激素水平的变化有利于细菌对尿道黏膜的黏附及性交时黏膜容易受伤等。

二、 类型

肾盂肾炎根据其临床表现和病理变化的特点可分为急性肾盂肾炎和慢性肾盂肾炎两种。

1. 急性肾盂肾炎

急性肾盂肾炎是细菌感染引起的以肾盂、肾间质及肾小管为主的急性化脓性炎。

(1)病理变化

主要病变为肾的化脓性炎和肾小管坏死。病变分布不规则,可累及一侧或两侧肾脏。肉眼观,肾脏肿大、表面充血、散在多个大小不等的脓肿,呈黄色或黄白色,周围有紫红色充血带环绕。数个小化脓灶可融合成较大脓肿,不规则地分布在肾组织各部。髓质内可见黄色条纹向皮质伸展,有些条纹融合形成小脓肿。肾盂充血水肿,可有散在的小出血点,表面有脓性渗出物覆盖,肾盂内可有脓液蓄积。

上行性感染引起的急性肾盂肾炎首先引起肾盂炎症。镜下可见肾盂充血水肿,并有中性粒细胞等炎细胞浸润。之后炎症沿肾小管及其周围组织扩散,在肾内引起大量中性粒细胞浸润,并可形成大小不等的脓肿,其中肾小管往往被破坏,肾小管腔内充满脓细胞和细菌。早期肾小球多不受影响,病变严重时肾小球也被破坏。

下行性感染的特点是肾组织内有多数散在的小脓肿,常先累及肾皮质,病变发生于肾小球及其周围的间质,以后逐渐扩大,破坏邻近组织,也可破入肾小管蔓延到肾盂。

(2)并发症

① 肾乳头坏死:肾乳头因缺血和化脓发生坏死。病变累及单个或所有肾乳头。显微镜下肾乳头发生凝固性坏死,正常组织和坏死组织交界处可见中性粒细胞浸润。

② 肾盂积脓:有严重尿路阻塞,特别是高位完全性尿路阻塞时,脓性渗出物不能排出,淤积在肾盂、肾盏和输尿管内,引起肾盂积脓。

③ 肾周围脓肿:肾组织内的化脓性炎可穿过肾被膜,扩展到肾周围的组织中,引起肾周围脓肿。

(3)临床病理联系

由于急性肾盂肾炎为急性化脓性炎,故起病急,突然出现发热、寒战、白细胞增多等全身症状。肾脏肿大,肾盂、肾间质的化脓性病变常引起腰部酸痛和尿的变化,如脓尿、蛋白尿、管型尿、菌尿,有时还有血尿等,尿培养可找到致病菌。由于膀胱和尿道急性炎症的刺激可出现尿频、尿急、尿痛等症状。肾盂肾炎病变为不规则病灶性,早期肾小球往往无明显病变或病变较轻,故肾功能一般无明显变化,无氮质血症和高血压。急性坏死性乳头炎时常有明显血尿,严重时肾小管被破坏,相应的肾小球被阻塞可引起少尿和氮质血症。乳头坏死组织脱落可阻塞肾盂,有时坏死组织碎块通过输尿管排出可引起绞痛。

(4)结局

急性肾盂肾炎如能及时彻底治疗,大多数都可治愈。如果治疗不彻底或尿路阻塞未消除,易反复发作而转为慢性。如有严重尿路阻塞,可引起肾盂积水或肾盂积脓。

2. 慢性肾盂肾炎

慢性肾盂肾炎为肾小管、肾间质的慢性炎症,是慢性肾衰竭的常见原因之一。

(1)病理变化

慢性肾盂肾炎的病变特点是既有肾小管和肾间质的活动性炎症,又有肾组织纤维化,瘢痕形成,肾盂、肾盏变形。病变可累及一侧或两侧肾脏。病变分布不均匀,呈不规则的灶性或片状。

肉眼观,可见两侧肾脏不对称,大小不等。体积缩小,质地变硬。表面高低不平,有不规则的凹陷性瘢痕,称瘢痕肾,这是慢性肾盂肾炎大体观察的特征性改变。切面可见皮髓质界线模糊,肾乳头萎缩。肾盂、肾盏因瘢痕收缩而变形,肾盂增厚,粗糙。肾包膜增厚,且常与瘢痕粘连。

镜下见病变呈不规则片状,夹杂于相对正常的肾组织之间。瘢痕区的肾组织破坏,肾间质和肾盂纤维组织大量增生,其中有大量淋巴细胞、浆细胞、单核细胞和多少不等的中性粒细胞浸润。有些肾小管萎缩、坏死,由纤维组织替代。有些肾小管腔扩张,腔内有均匀红染的胶样管型,形似甲状腺滤泡。有些肾小管腔内还有大量中性粒细胞。肾小球多萎缩、纤维化或玻璃样变性。病灶周围的肾组织内肾小球尚为完好,有些肾小球的球囊壁增厚,形成环形纤维化,有些肾单位呈代偿性肥大。

（2）临床病理联系

慢性肾盂肾炎常反复急性发作。发作时症状与急性肾盂肾炎相似,尿中有大量白细胞、蛋白质和管型。肾小管浓缩功能降低和丧失,可出现多尿和夜尿。电解质如钠、钾和重碳酸盐丧失过多,可导致缺钠、缺钾和代谢性酸中毒。晚期由于肾组织纤维化和小血管硬化,肾组织缺血,肾素分泌增加,引起高血压。肾乳头萎缩,肾盂、肾盏因瘢痕收缩而变形,肾盂造影检查对临床诊断有一定意义。晚期大量肾单位破坏,可引起氮质血症和尿毒症。

（3）结局

慢性肾盂肾炎病程较长,及时治疗可控制病情发展,肾功能损害可维持多年而无显著变化,不致引起严重后果。若反复急性发作,病变广泛并累及双肾者,晚期可引起高血压和肾功能衰竭等严重后果,因此去除诱因和早期彻底治疗非常重要。

【巧思妙记】

肾的形态	病理意义
大红肾	急性肾小球肾炎
大白肾	脂性肾病、膜性肾病、膜性增生性肾炎、新月体性肾小球肾炎
蚤咬肾	急性肾小球肾炎
原发性颗粒性固缩肾	高血压肾病
继发性颗粒性固缩肾	慢性肾小球肾炎
动脉粥样硬化性固缩肾	动脉粥样硬化
不规则瘢痕肾	慢性肾盂肾炎

【模拟考场】

10. 急性肾盂肾炎的基本病变属于(　　　)

A. 纤维素炎　　　　　B. 卡他性炎　　　　　C. 急性增殖性炎　　　　　D. 化脓性炎

11. 肾盂肾炎的最常见原因和病变是(　　　)

A. 大肠杆菌引起上行性感染,出现肾盂、肾间质化脓

B. 葡萄球菌引起血源性感染,出现肾盂、肾间质化脓

C. 大肠杆菌引起上行性感染,出现肾小球、肾小管化脓

D. 葡萄球菌引起血源性感染,出现肾小球、肾小管化脓

∞ 第三节　泌尿系统常见肿瘤 ∞

一、肾细胞癌

肾细胞癌又称肾癌或肾腺癌或透明细胞肾腺癌,是肾脏最常见的恶性肿瘤,约占肾恶性肿

瘤的 80%~90%。多发生于 40 岁以后,男性与女性之比约为 2∶1。流行病学调查显示,吸烟者肾癌的发生率是非吸烟者的两倍。肾细胞癌来源于肾小管上皮细胞。

1. 病理变化

肾细胞癌可发生于肾的任何部位,但多见于肾脏上、下两极,尤以肾上极更为多见。一般为单个圆形,大小差别很大,小者直径 1~2 cm,大者可重达数公斤,多数直径为 3~15 cm。切面上癌组织呈淡黄色或灰白色,其间常有出血、坏死、软化和钙化区,故常呈红、黄、灰、白相间的多种色彩。癌组织与邻近的肾组织分界明显,常有假包膜形成。但肿瘤周围组织中常可见小肿瘤结节环绕,说明肿瘤具有侵袭性。

(1) 肾透明细胞癌(最常见)

约占肾细胞癌的 70%~80%,多数癌细胞体积较大,呈多角形,轮廓清楚,胞质清亮透明,细胞核小而深染,位于细胞中央或边缘。癌细胞常排列成片状、条索状、腺泡状或管状,很像肾小管。

(2) 乳头状肾细胞癌

占肾细胞癌的 10%~15%,细胞癌呈立方形或矮柱状,乳头状排列,胞质呈伊红色细颗粒状;由颗粒细胞组成,癌细胞体积较大。核圆形,多位于细胞中央。

(3) 嫌色性肾细胞癌

约占肾细胞癌的 5%,癌细胞大小不一,细胞膜较明显,胞质染色较淡,可略嗜酸性,核周常有空晕,患者预后较好。

2. 转移

肾细胞癌除直接蔓延向邻近组织扩散外,还可通过血道和淋巴道转移。癌组织丰富,早期即可发生血道转移。最常转移到肺,其次为骨、局部淋巴结、肝、肾上腺和脑。

3. 临床病理联系

肾细胞癌早期常无症状,或仅有发热、乏力等全身症状,肿瘤体积增大到一定程度时才被发现。临床主要表现为血尿、肾区疼痛和肿块。血尿多因癌组织浸润或侵及肾盂、肾盏引起。肿瘤体积增大或侵犯包膜时,可引起腰部疼痛,并可触及肿块。有时癌组织出血,血块通过输尿管排出时,可引起剧烈绞痛。

肾细胞癌可产生多种激素和激素样物质而引起不同的症状。其中包括:① 红细胞生成素可引起红细胞增多症;② 甲状旁腺样激素可引起血钙过高;③ 肾素可引起高血压;④ 促性腺激素可导致女性化或男性化;⑤ 肾上腺分泌的糖皮质激素可引起库欣综合征。

二、肾母细胞瘤

肾母细胞瘤又称 Wilms 瘤,是后肾胚基组织来源的肿瘤,为儿童期肾脏最常见的恶性肿瘤,尤其是 10 岁以下儿童,最多见于 2~4 岁的小儿,很少见于成人。

1. 病理变化

肾母细胞瘤通常为单侧,有 5%~10% 为双侧。肿瘤巨大多呈球形,有时可占据大部分腹腔。肿瘤边界清楚,压迫周围肾组织,可有假包膜形成。切面色彩不一,与肿瘤的成分有关,部分呈灰白色,质硬;部分呈黏液样,质软;部分呈鱼肉状;部分可见透明软骨样组织,并常有钙化、大片出血和坏死区。早期,肿瘤一侧可见残留的肾组织,晚期肾组织可被全部破坏,并可穿破肾包膜侵入肾周围组织。

镜下可见原始的肾小球样和肾小管样结构,周围为间叶组织来源的梭形细胞基质。梭形细胞胞质少,核染色深,呈肉瘤样。此外,肿瘤内还可见横纹肌、平滑肌、胶原纤维、软骨、骨和脂肪细胞。部分有坏死者,其中可见胆固醇结晶和吞噬脂类的巨噬细胞,最常见的是横纹肌细胞。基质梭形细胞的异型性程度与预后有关。

2. 临床病理联系

腹部肿块是最常见的症状,一些患者可有血尿。巨大的肿块可越过腹中线到达盆腔,压迫邻近器官引起腹痛、肠梗阻。有些患儿可出现高血压,这可能与肿瘤压迫肾动脉和产生肾素有关。

肿瘤在局部生长可侵入邻近组织,也可沿血道和淋巴道转移到肺、肝、肾门淋巴结和主动脉旁淋巴结。综合应用手术切除、放射治疗和化学治疗效果较好。有些已发生肺部转移的患者经综合治疗后,肺部转移灶可以消失。

三、 尿路与膀胱上皮肿瘤

尿路上皮肿瘤可发生于肾盂、输尿管、膀胱和尿道,但以膀胱最常见,约95%的膀胱肿瘤起源于上皮组织,绝大多数上皮性肿瘤成分为尿路上皮(即移行上皮),故称为尿路上皮肿瘤或移行上皮肿瘤。

膀胱癌是泌尿系统最常见的恶性肿瘤,多发生于50岁以上的成年人,男性与女性发病之比为3:1。

膀胱癌的发生与大量吸烟、膀胱长期遭受刺激(如慢性感染、结石造成的慢性炎症)、细胞免疫功能障碍患者的色氨酸代谢异常、发生在膀胱内的寄生虫感染等有关。

1. 病理变化

膀胱癌多发生于膀胱侧壁和膀胱三角区近输尿管开口处,易造成输尿管口阻塞引起肾盂积水和肾盂肾炎。肿瘤的外形多呈乳头状或息肉状,肿瘤有蒂或广基,单发或多发,大小不等,表面可有大小不等的溃疡、出血,常伴发感染。肿瘤切面呈灰白色,有时可伴有坏死。

2. 组织学类型

根据组织学类型,可将膀胱癌分为移行细胞癌、鳞状细胞癌和腺癌。

(1)移行细胞癌

最多见,约占膀胱癌的90%,包括从分化良好的乳头状非浸润性癌到高度未分化的浸润性癌。根据癌细胞分化程度不同,移行细胞癌可分为三级。

① 移行细胞癌 I 级:癌组织呈乳头状,表面被覆的移行上皮较厚,细胞层次较多,缺乏细胞逐渐分化的现象。细胞核的大小不一致,有些较大、染色较深。核分裂象在局部区域稍多,且不限于基底层,有时癌细胞可浸润固有膜。

② 移行细胞癌 II 级:癌组织呈乳头状、菜花状或扁平无蒂状,表面常有坏死、溃疡形成。在镜下部分癌组织仍保持乳头状结构,但不规则,并有许多实体癌巢。癌细胞大小不一,排列紊乱,极性消失,常有瘤巨细胞形成。癌组织常浸润至上皮下组织,甚至可达肌层。

③ 移行细胞癌 III 级:部分为菜花状,底部宽,无蒂,或为扁平的斑块,表面常有坏死和溃疡形成。癌组织高度未分化,细胞大小、形态不一,排列紊乱,很少或无乳头状结构,有的形成不规则的癌巢。常见瘤巨细胞。核形状不规则,染色深,核分裂象多,并见不典型病理性核分裂象。癌组织常浸润至膀胱壁肌层深部,并可穿过膀胱壁浸润到邻近器官。

（2）鳞状细胞癌

较少见,常在膀胱移行上皮鳞状化生的基础上发生。多数为浸润性,表面常有坏死和溃疡形成。镜下结构与一般鳞状细胞癌相同,分化程度好的,可见细胞间桥和角化,有癌珠形成;分化差的表现为未分化癌。这种单纯的鳞状细胞癌应与移行细胞癌伴有灶性鳞状化生相区别,单纯的鳞状细胞癌预后较好。

（3）腺癌

很少见。可来自脐尿管残余、尿道周围和前列腺周围的腺体、囊性和腺性膀胱炎或移行上皮的化生。有的腺癌可以产生黏液。

3. 扩散途径

膀胱癌以淋巴道转移为主,首先转移到局部淋巴结,常累及髂动脉旁、主动脉旁和子宫旁淋巴结。晚期可发生血道转移,常累及肝、肺、骨髓、肾、肾上腺等处。

4. 临床病理联系

无痛性血尿是膀胱癌最常见的症状,有时是唯一的症状。血尿是由于肿瘤乳头断裂、瘤体表面坏死、溃疡形成或合并感染所致。如果肿瘤组织侵及膀胱壁或继发膀胱炎时,可出现膀胱刺激症状;如果肿瘤组织侵及输尿管入口处,可造成患侧上尿路阻塞,导致肾盂或输尿管积水、肾盂肾炎、肾盂积脓等并发症。

5. 预后

膀胱癌的预后与其他恶性肿瘤一样,取决于病理类型、浸润范围和患者本身的免疫状态等。移行细胞癌与分级有关,一般认为,分化越差越易侵犯膀胱壁,且侵犯得越深,预后也越差;分化好、浸润浅者,预后较好。膀胱顶部和前壁肿瘤预后比膀胱底部肿瘤预后差。晚期膀胱癌患者往往死于肿瘤广泛转移和输尿管阻塞引起的感染。

【模拟考场】

12. 移行细胞癌最常见的好发部位是（   ）

A. 肾盂   B. 输尿管   C. 膀胱三角区   D. 膀胱前壁

【模拟考场答案】

1-5 BCDCD   6-10 CDADD   11-12 AC

∞ 本章同步强化训练 ∞

【同步强化训练】

一、名词解释

1. 大红肾

2. 肾小球肾炎

3. 肾病综合征

二、填空题

1. 肾盂肾炎最常见的感染途径是_____。

2. 急性肾盂肾炎是发生在_____、_____和_____的急性化脓性炎症。

3. 急性弥漫性增生性肾小球肾炎时增生的细胞为_____和_____。

4. 急性弥漫性增生性肾小球肾炎时水肿形成的原因主要为_____和_____。

5. 快速进行性肾小球肾炎的特征性病变为_____。

6. 慢性肾小球肾炎肉眼改变为_____。

三、单项选择题

1. 急进性肾小球肾炎表现为( )

A. 少尿、蛋白尿、脓尿　　　　　　　　B. 血尿、蛋白尿、水肿、高血压

C. 无症状性血尿或蛋白尿　　　　　　　D. 蛋白尿、低蛋白血症、水肿、高脂血症

2. 肾脏活检切片显示肾小球纤维化、玻璃样变性,所属肾小管萎缩消失,其最可能的诊断是( )

A. 急性弥漫性增生性肾小球肾炎　　　　B. 快速进行性肾小球肾炎

C. 膜性肾小球肾炎　　　　　　　　　　D. 慢性肾小球肾炎

3. 膜性肾小球肾炎的主要病变特点是( )

A. 肾小球有较多单核细胞及淋巴细胞浸润

B. 部分病人出现低补体血症

C. 上皮细胞内有粗大的沉积物

D. 银染色见基膜形成钉状突起,钉状突起与基膜垂直相连如梳齿状

4. 膜增生性肾小球肾炎的主要病变是( )

A. 内皮细胞增生　　　　　　　　　　　B. 肾小球囊脏层上皮细胞足突消失

C. 球囊脏层上皮细胞增生　　　　　　　D. 肾小球毛细血管基底膜弥漫性增厚

5. 急性肾盂肾炎的并发症不包括( )

A. 急性坏死性乳头炎　　　　　　　　　B. 肾盂积脓

C. 肾周围脓肿　　　　　　　　　　　　D. 肾结石

6. 慢性肾盂肾炎肉眼观的主要病变特点是( )

A. 肾表面呈不规则的凹陷性瘢痕　　　　B. 肾表面呈红色(大红肾)

C. 肾表面颜色苍白(大白肾)　　　　　　D. 肾表面见多数小出血点(蚤咬肾)

7. 肾脏最常见的肿瘤是( )

A. 肾盂乳头状瘤　　　　　　　　　　　B. 血管平滑肌脂肪瘤

C. 肾母细胞瘤　　　　　　　　　　　　D. 肾细胞癌

四、简答题

1. 简述急性弥漫性增生性肾小球肾炎的病理变化与临床病理联系。

2. 简述急性肾盂肾炎的病理变化与临床病理联系。

3. 肾盂肾炎有哪些感染途径和诱因？为什么女性多于男性？

【同步强化训练答案】

一、名词解释

1. 大红肾:急性弥漫性增生性肾小球肾炎时,双肾轻度或中度肿大、充血,颜色变红,故有大红肾之称。

2. 肾小球肾炎:肾小球肾炎是一种病变主要累及肾小球的变态反应性炎症。

3. 肾病综合征:肾病综合征是指临床以大量蛋白尿、高度水肿、高脂血症和低蛋白血症(即三高一低)为主的肾小球疾病。

二、填空题

1. 上行性感染

2. 肾盂   肾间质   肾小管

3. 内皮细胞   系膜细胞

4. 水钠潴留   毛细血管通透性增加

5. 新月体形成

6. 继发性颗粒性固缩肾

三、单项选择题

1. B   2. D   3. D   4. D   5. D   6. A   7. D

四、简答题

略。可参考正文。

第十章 女性生殖系统疾病

∞ 第一节 子宫颈疾病 ∞

一、慢性子宫颈炎

慢性子宫颈炎是指子宫颈的慢性炎症,是育龄期女性最常见的疾病。常见原因:① 分娩造成宫颈撕裂伤;② 宫颈内膜皱襞易隐藏细菌,其中葡萄球菌、链球菌及肠球菌是较常见的致病菌;③ 宫颈分泌物较多,有助于病原菌的生长。临床上主要表现为白带增多,时有白带带血或伴有腹坠、腰酸等。

病理变化:慢性子宫颈炎的主要病理变化是宫颈黏膜充血水肿,固有膜纤维组织增生,有较多淋巴细胞、单核细胞和浆细胞浸润。子宫颈上皮细胞有变性、坏死、增生等变化。

根据临床病理特点可分为以下几种类型。

1. 子宫颈糜烂(宫颈柱状上皮异位)

慢性子宫颈炎时,覆盖在子宫颈阴道部表面的鳞状上皮坏死脱落,形成表浅的缺损,称为真性糜烂,较少见。而临床上常见的子宫颈糜烂,实际上为假性糜烂,上皮损伤后,由子宫颈管的黏膜柱状上皮增生,并向子宫阴道部鳞状上皮的缺损处延伸,覆盖创面,取代了原鳞状上皮缺损区域。由于柱状上皮较薄,下方充血的毛细血管明显易见,所以肉眼观,见宫颈外口病变呈红色糜烂样,似无上皮被覆。

2. 子宫颈囊肿

增生的鳞状上皮覆盖阻塞子宫颈管腺体开口或子宫颈腺体被增生的纤维组织压迫,使黏液潴留,腺体扩大呈囊状,称子宫颈囊肿,也称为纳博特囊肿。

3. 子宫颈息肉

慢性子宫颈炎时,子宫颈上皮、腺体及间质结缔组织局限性增生形成突出表面带蒂的小肿块,称子宫颈息肉。肉眼观,息肉常为单个,也可多发,数毫米至数厘米,质软,易出血,呈红色。镜下息肉表面被覆柱状上皮或鳞状上皮,实质部由增生的腺体、纤维组织和扩张充血的毛细血管构成,并伴有以淋巴细胞为主的炎细胞浸润,可见腺体鳞状上皮化生现象。

4. 子宫颈肥大

长期慢性炎症刺激,子宫颈结缔组织和腺体明显增生。肉眼观,宫颈体积均匀增大,质地较硬,表面光滑,色苍白。镜下宫颈表面鳞状上皮增厚,纤维组织增生,充血,淋巴细胞浸润,腺体增生。

二、子宫颈上皮不典型增生与原位癌

子宫颈上皮不典型增生是指子宫颈鳞状上皮不同程度的异型性增生改变,系癌前病变。

若上皮全层皆为异型细胞所取代,但尚未突破基底膜者,称为原位癌。

病理变化:子宫颈不典型增生常见于子宫颈鳞状上皮与宫颈管柱状上皮交界处。肉眼观,近似正常,或显示为糜烂,故仅凭临床表现无法诊断。镜下上皮层增生,细胞大小形态不一,细胞异型,胞核大,深染,可见核分裂象,细胞排列极性紊乱。根据细胞异型性程度及病变累及上皮层的范围,将其分为轻度、中度及重度不典型增生(Ⅰ、Ⅱ、Ⅲ级)。异常增生的细胞占上皮的下 1/3 者为Ⅰ级(轻度),占上皮的下 1/3 至 2/3 者为Ⅱ级(中度),占全层 2/3 以上者为Ⅲ级(重度)。近年,将子宫颈上皮不典型增生至原位癌这一演变过程称为子宫颈上皮内瘤变(CIN)。CIN 分为三级,CIN Ⅰ、Ⅱ级分别相当于轻度、中度不典型增生,CIN Ⅲ级相当于重度不典型增生及原位癌。

根据现有临床及病理资料,未加治疗的 CIN 可能有以下转归:可经多年保持原来病变无变化;恢复正常;若干年后继续发展为原位癌或侵袭癌。据统计,各级 CIN 发展为原位癌所需时间为 3~7 年。Ⅰ级及Ⅱ级病变,如及时正确治疗,绝大多数可以治愈。

三、子宫颈癌

子宫颈癌是女性生殖系统常见的恶性肿瘤。国外统计其发病率仅次于乳腺癌,居第 2 位。发病年龄以 30~60 岁最多,近年来有年轻化的趋势。

1. 病因

子宫颈癌的病因尚未阐明,可能与以下因素有关:① 婚姻与生育:早婚、早育、多产、性生活紊乱、局部卫生不良、宫颈撕裂伤等。② 包皮垢及雌激素刺激等。③ 病毒:近年来对病毒这一致病因素研究较多,人乳头瘤病毒(HPV-16、18 型)和单纯疱疹病毒Ⅱ型(HSV-Ⅱ)的感染与子宫颈癌的发病有关。

2. 病理变化

大部分子宫颈癌发生于宫颈鳞状上皮和柱状上皮交界处。由于各种病因的不断刺激,在反复损伤和修复过程中,鳞状上皮及柱状上皮下的贮备细胞进一步发生异常增生而导致癌变。

(1)肉眼观

根据形态可分为以下四型。

① 糜烂型:为较早期表现,癌组织常环绕子宫颈外口呈糜烂状或颗粒状突起,病变处黏膜潮红,可有浅表溃疡,质地较脆,触之易出血,与一般子宫颈糜烂外观上不易区别。组织学上多属原位癌或早期浸润癌。

② 外生菜花型:癌组织突出于宫颈表面和阴道部,呈乳头状或菜花状,质脆,易出血,表面常有坏死和浅表溃疡形成。此型若能早期诊断和治疗,预后较好。

③ 内生浸润型:此型癌组织主要向宫颈管壁深部浸润,早期宫颈一侧增厚变硬,以后宫颈呈不均匀增大或呈结节状突起。晚期若癌组织坏死严重,脱落可形成较深的溃疡。此型预后较差。

④ 溃疡型:外生菜花型或内生浸润型在发展过程中,癌组织发生坏死脱落,形成溃疡,似火山口状,易继发出血和感染。

(2)镜下观

根据病理组织学分为子宫颈鳞状细胞癌和腺癌两大类。子宫颈癌组织学类型以鳞状细胞癌居多,原发性子宫颈腺癌较鳞癌少见,近年来其发病率有上升趋势,约占子宫颈癌的 20%。

① 子宫颈鳞状细胞癌:鳞状细胞癌在子宫颈癌中最为常见。根据癌的发生过程,可分为以下几种。

A. 原位癌。癌细胞限于上皮层内,可沿基底膜累及腺体,使部分腺体或整个腺体为癌细胞代替,但未浸润到间质内。

B. 早期浸润癌。指癌细胞突破基底膜,向固有膜间质内浸润,但较表浅,浸润深度不超过基底膜下 5 mm 且浸润宽度不超过 7 mm 者。肉眼观,检查往往见不到明显病变或仅见糜烂而易被漏诊,只有做活检后在显微镜下才能确诊。早期浸润癌很少有淋巴道转移。

C. 浸润癌。浸润癌指癌组织浸润深度已超过基底膜下 5 mm 以上者,按分化程度可分为三级:高分化约占 20%,中分化约占 60%,低分化约占 20%。

② 子宫颈腺癌:其发病年龄一般在 55 岁左右。年轻患者子宫颈癌大多数为腺癌。肉眼观,腺癌的形态与鳞癌基本相同,呈菜花状、息肉型、溃疡型、侵袭结节型等。镜下一般为腺癌结构,可表现为乳头状腺癌、黏液腺癌、管状腺癌。子宫颈腺癌对放疗和化疗均不敏感,早期易发生转移,预后较鳞癌差。

3. 扩散途径

（1）直接蔓延

癌组织局部浸润,并向邻近器官及组织扩散,向下累及阴道穹隆部及阴道壁;向上侵犯破坏整个子宫颈,但很少侵犯子宫体;向两侧侵及子宫旁和盆壁组织。晚期还可侵犯和压迫输尿管导致输尿管阻塞;向前、向后分别侵犯膀胱、直肠。

（2）淋巴道转移

淋巴道转移是子宫颈癌最重要和最常见的转移途径,并且发生较早。一般通过子宫旁淋巴结转移至闭孔、髂内、髂外、髂总、腹股沟及骶前淋巴结,晚期可转移至锁骨上淋巴结。

（3）血道转移

多见于晚期癌患者。最常见的转移部位是肺、骨、肝等处。

4. 临床病理联系

早期,患者常无自觉症状,与子宫颈糜烂不易区别。随着病变进展,癌组织破坏血管,患者可出现接触性出血及不规则阴道流血。若癌组织刺激宫颈使腺体分泌亢进,可出现白带增多;若癌组织坏死继发感染,白带多且有特殊臭味。晚期因癌组织浸润盆腔神经,可出现下腹部及腰骶部疼痛。如癌组织侵及膀胱及直肠时,可引起子宫膀胱瘘或子宫直肠瘘。

5. 预后

原位癌、早期浸润癌经及时治疗,绝大多数预后良好。局限于子宫颈的浸润癌,术后 5 年生存率达 90%;而侵及直肠或膀胱,或已发生远处转移的病例,其 5 年生存率仅有 10% 左右。

∞ 第二节 子宫体疾病 ∞

一、子宫内膜增生症

子宫内膜增生症也称子宫内膜增殖症,是由于内源性或外源性雌激素增高引起的子宫内膜腺体或间质的增生性病变。临床上称为功能性子宫出血,主要表现为不规则阴道出血和月经量过多。多见于青春期或绝经期女性。主要与卵巢功能紊乱导致雌激素分泌过多和孕激素缺乏有关。

1. 病理变化

肉眼观,增生的子宫内膜呈弥漫性或灶性增厚,其厚度超过 5 mm。根据细胞形态和腺体结构增生和分化程度的不同,分为以下几种类型。

（1）单纯性增生

腺体增多、密集、腺体大小较一致,呈小圆形,上皮细胞增生呈多层。细胞无异型性,内膜间质细胞增生。约 1% 可发展为子宫内膜腺癌。

（2）复杂性增生

腺体大小极不一致。小者如增生早期的腺体,大者扩张呈囊状,形成像藕片样的小孔结构,内膜细胞明显增生,排列紧密;也可以腺体增生为主,腺体密集靠拢,增生的腺上皮可形成乳头状向腺腔内突起或向间质呈指状突入。上皮细胞也无异型性。约 3% 发展为子宫内膜腺癌。

（3）不典型增生

主要表现为腺体上皮细胞异型增生,排列呈复层,极性紊乱,腺体间仍可有少量分隔。此种子宫内膜不典型增生的患者约 1/3 可发展为子宫内膜腺癌。

2. 临床病理联系

子宫内膜增生症主要表现为不规则子宫出血,长期可引起贫血。由于卵巢功能紊乱而导致雌激素水平增高,孕酮缺乏。一方面卵巢持续性不排卵,引起子宫内膜增生;另一方面反馈地作用于垂体前叶,使增生的子宫内膜得不到足够的雌激素的支持而发生坏死、脱落,引起子宫出血。

二、 子宫平滑肌瘤

子宫平滑肌瘤是女性生殖系统最常见的一种良性肿瘤,多见于 30~50 岁女性,绝经后肿瘤可逐渐萎缩。其发病可能与过度的雌激素长期刺激有关。

1. 病理变化

肉眼观,肿瘤可发生在子宫的任何部位。常位于子宫肌层(壁间肌瘤)、黏膜下(黏膜下肌瘤)和浆膜下(浆膜下肌瘤)。肿瘤可单发,也可多发,多者可达数十个,称多发性子宫平滑肌瘤。肿瘤大小不等,小者仅镜下可见,大者可超过 30 cm。肿瘤多呈球形,或融合成不规则形,质较硬,与周围组织界限清楚。切面灰白色、呈编织状或旋涡状。当肿瘤生长较快或供血不足时,可发生各种继发性改变,如黏液变性、囊性变及出血、坏死等。镜下瘤细胞与正常子宫平滑肌细胞相似,但比较密集,常排列成纵横交错的编织状,与周围正常组织界限清楚。瘤细胞核大多呈长杆状,两端钝圆,有少量纤维结缔组织。

2. 临床病理联系及预后

临床上肿瘤较小时,多数患者无症状。部分患者可出现月经量过多,经期延长或不规则阴道流血,下腹部不适及局部肿块。肿块较大时可有局部压迫症状;若肿块发生退行性变伴继发感染时,患者可出现发热、腹痛等症状。有些患者还可出现不孕等症状。子宫平滑肌瘤呈良性经过,恶变率极低。

三、子宫内膜腺癌

子宫内膜腺癌较常见。多见于50岁以上的绝经期和绝经期后女性,55~65岁为发病高峰期。病因未完全清楚,可能与过量雌激素的长期刺激有关。临床主要表现为不规则阴道出血。

1. 病理变化

肉眼观,肿瘤分为两种类型:① 弥漫型:癌组织遍及子宫内膜大部分或整个子宫内膜,使内膜明显增厚,表面粗糙不平。癌组织灰白色、质松脆、易坏死脱落引起出血或形成溃疡,并向肌层侵袭,致子宫呈不同程度增大。② 局限型:肿瘤仅局限于子宫内膜的某一区域,多见于子宫底及子宫角,肿瘤呈乳头状或息肉状,主要向宫腔内生长,但也可侵及子宫肌层。若肿瘤较小而表浅时,可能在刮宫诊断时被清除,故再做子宫切除时,已不见癌组织。

镜下子宫内膜腺癌大多数呈高分化腺癌结构,部分呈乳头状腺癌。腺体排列密集、紊乱,腺体较少,呈"背靠背"或"共壁"现象。根据癌组织的分化程度,分为高、中、低三级。有时子宫内膜腺癌伴有鳞状上皮化生,化生的鳞状上皮呈良性形态者,称为腺棘皮癌,如果其化生的鳞状上皮呈恶性时,称为腺鳞癌,后者预后较差。

2. 扩散途径

子宫内膜腺癌一般生长缓慢。扩散途径主要以直接蔓延为主,晚期可发生淋巴道转移和血道转移。

3. 临床病理联系

临床主要表现为不规则阴道出血。当癌组织坏死脱落时,可由阴道排出米汤样、脓性及伴有腥臭味的物质。晚期患者由于肿瘤压迫神经而发生腰骶部及下腹部疼痛,可向腿部放射。刮宫进行组织学活检,可早期发现。

4. 预后

子宫内膜腺癌的预后较好。其预后与临床分期、病理类型、肌层浸润程度、治疗的充分与否及淋巴结有无转移、腹腔有无癌细胞、癌组织雌激素受体(ER)及孕激素受体(PR)水平、患者年龄等因素有关。

第三节　滋养层细胞疾病

滋养层细胞疾病包括葡萄胎、侵蚀性葡萄胎及绒毛膜癌和胎盘部位滋养细胞肿瘤,其共同特征为滋养层细胞异常增生。患者血清和尿液中绒毛膜促性腺激素(hCG)含量高于正常妊娠,可作为临床诊断、随访观察和评价疗效的辅助指标。

一、葡萄胎

葡萄胎又称水泡状胎块,是胎盘绒毛的一种良性病变,以绒毛高度水肿、滋养层细胞不同程度增生为特征,形成许多串状水泡。葡萄胎与妊娠有关,经产妇多于初产妇。

1. 病因及发病机制

葡萄胎的病因及本质尚未完全阐明,染色体的异常可能起着主要作用。

2. 病理变化

肉眼观,子宫增大,病变局限于宫腔内,不侵入肌层。葡萄胎分为完全性和部分性。完全性葡萄胎见胎盘绒毛普遍水肿,形成大量成串的半透明水泡,状似葡萄。水泡大小不一,大者直径可达 2 cm,无胚胎或胎儿。部分性葡萄胎有部分正常的胎盘组织,部分胎盘绒毛形成囊泡,伴有或不伴有胎儿或其附属器官。

镜下完全性葡萄胎有三个特点:① 滋养层细胞有不同程度增生;② 绒毛水肿;③ 绒毛间质内血管消失,或有少数无功能性毛细血管,见不到红细胞。部分性葡萄胎仅部分绒毛水肿,滋养细胞常为局灶性增生及轻度增生,绒毛可有或无毛细血管。

区分完全性葡萄胎及部分性葡萄胎的意义是:完全性葡萄胎有 2%~3% 可发展为绒毛膜癌,而部分性葡萄胎一般不发展为绒毛膜癌。

3. 临床病理联系

由于胎盘绒毛的过度增生和水肿,致子宫体积明显增大,远超过同月份正常妊娠子宫的大小。B 超检查显示宫腔内可见密集不均匀的光点如落雪状。因胚胎早期死亡,故临床检查听不到胎心,扪不到胎体,患者也不觉胎动。由于增生的滋养层细胞有较强的侵袭能力,故在妊娠早期(2~4 个月)就可有少量阴道出血。因增生的滋养层细胞分泌绒毛膜促性腺激素(hCG)增多,患者血尿中 hCG 水平常超出正常妊娠的水平数倍至数十倍,故尿妊娠试验 hCG 呈强阳性。卵巢的卵泡在大量 hCG 的作用下,常发生黄体化而形成黄体囊肿。

4. 预后

葡萄胎经彻底刮宫手术可完全治愈,部分病例虽未经刮宫亦可自行排出而痊愈。约有 10% 的葡萄胎因水泡侵袭子宫肌层而转变为侵蚀性葡萄胎,约 2% 发展为绒毛膜上皮癌。故葡萄胎患者刮宫后须连续监测血液及尿中 hCG 水平,hCG 水平持续升高者提示恶变倾向。

二、 侵蚀性葡萄胎

侵蚀性葡萄胎又称恶性葡萄胎,多继发于葡萄胎之后,但也有一开始即为侵蚀性葡萄胎者。

侵蚀性葡萄胎和良性葡萄胎的主要区别是水泡状绒毛侵入子宫肌层,引起子宫肌层出血坏死,甚至向子宫外侵袭累及阔韧带,或经血管栓塞至阴道、肺和脑等远隔器官。绒毛不会在栓塞部位继续生长并可自然消退,和转移有明显区别。

1. 病理变化

肉眼观,子宫肌层内有局限性水泡状绒毛浸润,侵袭并破坏肌层静脉,形成暗红色结节,也可穿透子宫壁累及子宫旁周围组织。镜下子宫壁肌层破坏伴出血,其中见高度水肿的绒毛结构,滋养层上皮细胞增生明显,有一定异型性。侵蚀性葡萄胎的病理诊断要点是在子宫壁肌层内找到完整的水泡状绒毛结构。

2. 临床病理联系

患者血、尿妊娠试验 hCG 持续阳性,阴道持续性或间断性不规则出血。因为侵蚀性葡萄胎其侵袭力强并破坏局部子宫肌壁而发生大出血,水肿的绒毛可经静脉栓塞到肺,也可逆行经血道栓塞到阴道壁,形成暗红色的出血结节。

3. 预后

多数侵蚀性葡萄胎患者经化疗可以治愈。

三、绒毛膜癌

绒毛膜癌简称绒癌,是滋养层细胞的高度侵袭性恶性肿瘤。绝大多数与妊娠有关。约半数继发于葡萄胎之后,多见于 20 岁以下和 40 岁以上的女性。

1. 病理变化

肉眼观,子宫体不规则增大。切面可见癌肿呈结节状,单个或多个,紫蓝色或暗红色,质较脆。多位于子宫底,常突出子宫腔内,大小不一。癌组织常侵袭并穿破子宫壁而突出于浆膜外,也可侵入盆腔或子宫旁组织,形成出血性肿块。镜下子宫肌层内可见两种高度异型增生的滋养层细胞。癌细胞排列紊乱,成片状或条索状,无绒毛结构(此点是与侵蚀性葡萄胎鉴别的重要依据)。癌细胞的生长和增生主要依靠侵袭邻近血管而得到营养,由于被侵蚀,故癌组织出血和坏死严重。

2. 扩散途径

绒癌极易破坏血管,故主要发生血道转移,最常见的转移部位是肺,其次为脑、胃肠道、阴道壁、肝等。逆血流可到阴道壁,常形成血肿样的"阴道结节"。癌组织也可直接蔓延至子宫体及阔韧带,穿透宫壁、阔韧带,可引起腹腔大出血。

3. 临床病理联系

① 多数患者在葡萄胎刮宫术后或足月产后数天至数月发生持续性不规则阴道出血。子宫增大且软。血中 hCG 水平持续升高,尿妊娠试验阳性。② 因长期阴道出血,患者可发生贫血,大出血可致休克。如转移到肺可有咯血,转移到脑可出现头痛、抽搐、瘫痪等症状。

4. 预后

绒癌恶性程度很高,以往治疗以手术为主,多在 1 年内死亡。自应用化疗后,绒癌的死亡率已明显下降。

四、胎盘部位滋养细胞肿瘤

胎盘部位滋养细胞肿瘤源自胎盘绒毛外中间滋养叶细胞,相当少见。核型多为双倍体,常在妊娠几个月时发病。

1. 病理变化

肉眼观,肿瘤位于胎盘种植部位,呈结节状,棕黄色,切面肿瘤侵入子宫肌层,与周围组织界限不清,肌层的浸润程度不一,少数情况下,肿瘤可穿透子宫全层。一般无明显出血。

镜下,在正常妊娠过程中,中间型滋养叶细胞的功能是将胚体固定在肌层表面。当中间型滋养叶细胞呈肿瘤增生时,浸润的方式和胎盘附着部位的正常滋养叶上皮相似,仍然位于滋养叶上皮生长旺盛的典型部位。一般无坏死和绒毛。与绒毛膜上皮癌不同的是,胎盘部位滋养细胞肿瘤由单一增生的胎盘中间滋养叶细胞组成,而绒毛膜上皮癌由两种细胞构成。免疫组织化学染色大多数中间型滋养叶细胞胎盘催乳素(HPL)阳性;而仅少部分细胞 hCG 阳性。少数情况下,肿瘤细胞可出现异型,细胞丰富密集,核分裂象多见,并伴有较广泛的坏死,呈恶性组织学表现。

2. 临床病理联系

胎盘部位滋养细胞肿瘤虽然在局部呈浸润性生长,但一般较局限,临床表现多为良性,10% 的病例可发生转移,偶致患者死亡。若 HCG 持续阳性,则预后和绒毛膜上皮癌相似。

五、 葡萄胎、侵蚀性葡萄胎、绒毛膜癌的异同（表 10-3-1）

表 10-3-1　葡萄胎、侵蚀性葡萄胎、绒毛膜癌的异同

	葡萄胎	侵蚀性葡萄胎	绒毛膜癌
完整绒毛	有	有	无
侵袭肌层	无	有	有
侵袭力	无	强	更强
血道转移	无	无 （可经血管栓塞远处器官）	有

∞ 第四节　卵 巢 肿 瘤 ∞

卵巢肿瘤是女性生殖器的常见肿瘤。卵巢虽小,但组织复杂,是全身各脏器肿瘤类型最多的部位。卵巢肿瘤按其组织发生主要分为三类:① 发生于卵巢上皮的肿瘤,如浆液性肿瘤、黏液性肿瘤、子宫内膜样肿瘤、透明细胞肿瘤等;② 发生于卵巢(包括性索间质)的肿瘤,如纤维瘤、颗粒细胞-卵泡膜细胞瘤、支持-间质细胞瘤、两性母细胞瘤等;③ 发生于生殖细胞的肿瘤,如畸胎瘤、无性细胞瘤、胚胎性癌、绒毛膜癌和内胚窦瘤等。

一、 病因及发病机制

卵巢肿瘤的发生可能与以下因素有关:卵巢组织有生理性周期改变;卵巢可含有胚胎残留组织;卵巢的生殖细胞、卵巢生发上皮、卵巢组织等具有多方向发展的可能性,故卵巢组织可能在异常刺激下,发生许多不同种类的肿瘤。

二、 病理变化

1. 卵巢上皮性肿瘤

（1）浆液性囊腺瘤

浆液性囊腺瘤是最常见的一种卵巢肿瘤,可分为良性、恶性和交界性,其中约 60% 为良性,15% 为交界性,25% 为恶性;良性和交界性肿瘤常见于 30~40 岁女性,而恶性肿瘤的患者年龄偏大。肉眼观,肿瘤表面光滑,圆形或卵圆形,触之有囊性触感。囊内为清亮透明的浆液,囊壁内面一处或多处可见乳头生长。镜下囊壁由单层立方上皮或低柱状上皮被覆,上皮表面可有纤毛,细胞核大,呈圆形或椭圆形,位于细胞中央。囊壁和乳头均由纤维结缔组织构成,有时可见圆形钙化小体(砂粒体)。

（2）黏液性囊腺瘤

肉眼观,肿瘤大小不等,囊内外表面光滑,偶见小乳头形成。囊内充以灰白色半透明黏液。镜下囊内表面衬以单层柱状上皮,上皮无纤毛,胞质透明。核位于基底部;胞质和囊内黏液作黏液染色呈阳性反应;主要为纤维结缔组织。

（3）囊腺癌

囊腺癌是卵巢最常见的恶性肿瘤，可以开始即为癌，但也可以由良性囊腺瘤恶变而来，分为浆液性和黏液性囊腺癌两种。肉眼观，肿块呈囊性，表面光滑。囊腔大小不一，囊腔内容物呈黏液或浆液样，并可见乳头状生长物局限于囊壁一侧。镜下观，肿瘤的囊壁、乳头及腺腔均有具有异型性的单层或多层上皮被覆，核分裂象易见，内均可见散在的腺样或条索状癌巢浸润。

2. 卵巢性索间质肿瘤

（1）颗粒细胞瘤

大部分发生于绝经期前后。肉眼观，肿块大小不一，小者仅在镜下才能检见，大者可占据大部分腹腔。此瘤95%为单侧，双侧发生者罕见。肿瘤呈圆形或卵圆形，表面光滑或呈分叶状，有包膜。切面呈实体或伴有囊性变，肿瘤呈淡黄色，常伴暗红色出血区。镜下见肿瘤细胞与颗粒细胞相似，或含有部分卵泡膜细胞和（或）成纤维细胞。瘤细胞大小比较一致，椭圆形或多角形，核位于中央，呈圆形或卵圆形，有时可见核仁，核膜清楚，常有核沟，即在细胞核内沿细胞核长轴有一条纤细纹状结构。瘤细胞排列呈多样性，如小滤泡状、大滤泡状、梁索型。其中具有诊断意义的是 Call-Exner 小体形成，即由5~6个瘤细胞排列成小腺泡样或菊形团样结构，小体中心为淡红色蛋白液或退化的细胞核。此瘤为低度恶性肿瘤。

（2）卵泡膜细胞瘤

其发生年龄比颗粒细胞瘤者大，多发生于绝经后的妇女。多为单侧发生，双侧极少。肉眼观，肿瘤质地较硬，切面多为实性或纤维组织，呈灰白色或浅黄色。镜下肿瘤细胞由成束的短梭形细胞组成，胞质淡染透亮，排列成片状或编织状。

3. 卵巢生殖细胞肿瘤

（1）无性细胞瘤

起源于原始生殖细胞的肿瘤为恶性肿瘤。多见于儿童和青年，多为单侧性。肉眼观，瘤体圆形或椭圆形，有包膜，质韧；切面为实性，常伴有出血、坏死和囊性变。镜下与典型的睾丸精原细胞瘤相似，瘤细胞体积大而一致。呈圆形或多角形，胞质透明，核大而圆，核仁明显，核分裂象常见，有多少不等的纤维组织，常伴淋巴细胞浸润。

（2）内胚窦瘤

又称卵黄囊瘤，为原始生殖细胞向卵黄囊分化形成的高度恶性肿瘤，多见于年轻患者，常为单侧。除卵巢外，还可发生于骶尾、腹膜后、纵隔、松果体等处。肉眼观，肿块呈圆形或卵圆形，有包膜，切面多为实体性，质软而脆，因生长迅速常有明显出血、坏死，伴小囊形成，而致瘤体较大，色泽多样，呈灰红、红褐色。镜下常为疏松网状结构，瘤细胞胞质突起互相连接成网状结构，相互沟通的腔隙及囊腔形如迷路；腔隙和囊腔被覆扁平、立方或柱状上皮，网眼内可见嗜酸性小体及基底膜样物形成；亦可见到上皮套结构，即胚胎性柱状上皮细胞排列在带有少量纤维组织的毛细血管周围形成套。

（3）胚胎性癌

为来自具有向胚外或胚内分化潜能的原始生殖细胞的一种未分化癌。肉眼观，实体性，切面灰白色伴有灶状出血坏死。镜下肿瘤由实体上皮样瘤细胞团组成，瘤细胞体积大，多边形或卵圆形，细胞境界不清，常形成合体细胞样排列，核大而不规则，深染，核分裂象多见，可见巨细胞和多核瘤细胞。有时可见不典型的管状、腺泡状或乳头状图像。

三、临床病理联系及预后

浆液性囊腺瘤较黏液性囊腺瘤癌变率高,特别是呈乳头状生长时,恶变后成为卵巢囊腺癌。当肿瘤破裂或向表面生长时,常可发生腹腔种植,有腹水形成,此时即使组织学上为良性,也应列为交界性肿瘤,预后较差。

卵泡膜细胞瘤的临床症状与颗粒细胞瘤相似,均表现为由雌激素分泌过多引起的症状,如性早熟、不规则阴道出血等。后者属低度恶性,其扩展蔓延局限在盆腔和下腹部,远处转移少,而前者一般认为是良性肿瘤。

无性细胞瘤属于恶性肿瘤。对放疗敏感,预后较好。癌组织多通过腹膜种植或淋巴道转移。

内胚窦瘤恶性度很高,对放射线不敏感,预后不良,多在手术后 1 年内复发或转移。

∽ 第五节　乳 腺 疾 病 ∽

一、乳腺增生症

乳腺增生症又称乳腺腺病或乳腺结构不良,是最常见的乳腺疾病。可发生于青春期后任何年龄,30~40 岁妇女为发病高峰。一般认为其发病与卵巢内分泌功能失调有关,主要是由于黄体酮减少而雌激素分泌过多,刺激乳腺组织不同程度增生。临床上表现为乳腺肿块,单发或双侧。本病可分为以下三种类型。

1. 乳腺组织增生

为乳腺增生早期病变。临床上以乳腺周期性疼痛为特征,乳腺可触及弥散的颗粒状肿块。肉眼观,增生区域呈弥漫性,边界不清,质韧。镜下见乳腺小叶大小不一。小导管轻度扩张或有小囊腔形成,上皮细胞正常或增生成复层。小叶纤维组织增生。病变一般在 1~3 个月内可自行消失,部分病例可发展为乳腺腺病。

2. 乳腺腺病

乳腺腺病以乳腺小叶腺泡、末梢导管和结缔组织增生为特征,小叶结构基本保存。根据组织学改变可分为以下三型。

（1）小叶增生型

表现为小叶数目及小叶内腺泡数目增多,致小叶增大,上皮细胞呈双层或多层。

（2）纤维腺病型

小叶继续增生,同时结缔组织增生明显,故也称硬化性腺病。

（3）纤维化型

是乳腺腺病的晚期表现,由于间质结缔组织大量增生,腺泡受压而萎缩、消失,仅见残留部分萎缩的小导管。

3. 囊肿病

囊肿病又称乳腺囊性增生症,以小叶末梢导管和腺泡高度扩张成囊肿为特征。肉眼观,囊肿常呈多发性,囊腔大小不等,多少不一。镜下中、小导管或腺泡扩张成囊,囊壁上皮萎缩或增生。部分上皮呈乳头状增生突入囊内,当多数扩张的导管和囊肿内均有乳头状增生时,则称为乳头状瘤病。囊肿伴有不典型增生性病变时,易癌变,视为癌前病变。

二、乳腺纤维腺瘤

乳腺纤维腺瘤是乳腺最常见的良性肿瘤,多为单个发生,可为多个,边界清楚。发病年龄多为 20~35 岁。本病发生在卵巢功能活跃时期,故认为与雌激素的刺激有密切关系。

肉眼观,为实体性,质韧,有完整包膜,肿物直径一般在 3 cm 以下,切面灰白色,有时可见散在的细小裂隙。镜下根据腺管的数量及形态不同,分为以下两型。

1. 管内型

纤维组织增生较明显,将管腔压扁,有时呈裂隙状。

2. 管周型

增生的纤维组织围绕上皮生长,使腺管大致呈圆形或椭圆形。乳腺纤维腺瘤因有完整包膜,手术易切除干净,不易复发。

三、乳腺癌

乳腺癌很常见,居女性恶性肿瘤的第一位,常发生于 40~60 岁的女性;男性乳腺癌少见,仅占 1% 左右。临床表现除乳房内硬结外,无其他不适,患者往往是在自我检查或体检时发现。癌肿多数发生于乳腺外上象限,其次为乳腺中央区和其他象限。

其发生原因尚不明了,雌激素长期作用、家族遗传倾向、环境因素和长时间大剂量接触放射线等都和乳腺癌发病有关。

1. 病理变化及分类

乳腺癌形态结构较复杂,故类型亦多,大致上分为非浸润性癌和浸润性癌两大类。

(1) 非浸润性癌

分为导管原位癌和小叶原位癌,二者均来自终末导管-小叶单元上皮细胞。前者癌细胞位于和导管相似的扩张的小叶,不见小叶结构;后者癌细胞充满轻度扩张的小叶腺泡,小叶结构尚存。二者均局限于基底膜以内,未向间质或淋巴管、血管浸润。非浸润性癌具有发展为浸润癌的趋势,但非必然如此,WHO(2003)乳腺组织学分类将其划入癌前病变范畴。

① 导管原位癌:导管明显扩张,癌细胞局限于扩张的导管内,导管基膜完整。由于乳腺放射影像学检查和普查,检出率明显提高,已由过去占所有乳腺癌的 5% 升至 15%~30%。根据组织学改变分为粉刺癌和非粉刺型导管内癌。

A. 粉刺癌

一半以上位于乳腺中央部位,切面可见扩张的导管内含灰黄色软膏样坏死物质,挤压时可由导管内溢出,状如皮肤粉刺,故称为粉刺癌。由于粉刺癌间质纤维化和坏死区钙化,质地较硬,肿块明显,容易被临床和乳腺摄片检出。

镜下癌细胞体积较大,胞质嗜酸性,分化不等,大小不一,核仁明显,伴丰富的核分裂象。癌细胞呈实性排列,中央见坏死,是其特征性的改变。坏死区常可查见钙化。导管周围见间质纤维组织增生和慢性炎细胞浸润。

B. 非粉刺型导管内癌

细胞呈不同程度异型,但不如粉刺癌明显,细胞体积较小,形态比较规则,一般无坏死或仅有轻微坏死。癌细胞在导管内排列成实性、乳头状或筛状。导管周围间质纤维组织增生亦不如粉刺癌明显。

②　小叶原位癌:扩张的乳腺小叶末梢导管和腺泡内充满呈实性排列的癌细胞,癌细胞的体积较导管内癌的癌细胞小,大小形状较为一致,核圆形或卵圆形,核分裂象罕见。增生的癌细胞未突破基底膜。一般无癌细胞坏死,亦无间质的炎症反应和纤维组织增生。

（2）浸润性癌

①　浸润性导管癌:由导管原位癌发展而来,是乳腺癌最常见的类型,约占乳腺癌的70%,以40~60岁妇女为多见。肉眼观,肿块呈单个结节状,直径一般为2~4 cm,质硬,与周围组织界限不清。切面呈灰白色,蟹足状。镜下癌细胞排列成巢状、团索状,偶见腺样结构。根据实质与间质比例的不同,可将其分为硬癌、单纯癌和不典型髓样癌。

②　浸润性小叶癌:由小叶原位癌发展而来。临床上可触及肿块,边界不清。镜下癌细胞排列松散,呈条索状,有时癌细胞分散于结缔组织内,亦可沿腺管周围结缔组织呈同心圆排列。周围常见到小叶原位癌。此型癌肿生长较缓慢,预后较好。

（3）特殊类型浸润性癌

乳腺特殊类型浸润性癌的预后有较大差异。患者预后较好的类型包括:髓样癌、小管癌、黏液癌、分泌性癌、实性乳头状癌等。患者预后较差的类型包括:浸润性微乳头状癌、化生性癌、炎性乳癌、富于脂质性癌等。

其中典型髓样癌较少见,约占乳腺癌的5%,以50岁以下妇女多见。肉眼观,肿瘤体积较大,直径4~6 cm或更大,多位于乳腺中央较深处,边界较清,质软,灰白色脑髓样,常有出血、坏死。镜下多见癌实质,弥散分布,间质少。坏死较多,常有淋巴细胞、浆细胞浸润。

2. 扩散途径

（1）直接蔓延

癌组织可直接侵袭乳腺实质、乳头、皮肤、筋膜、胸大肌及胸壁等。

（2）淋巴道转移

是乳腺癌最常见的转移途径,发生也较早。最早转移至同侧腋窝淋巴结,晚期可转移至锁骨上、下淋巴结,乳内动脉旁淋巴结和纵隔淋巴结。偶尔可通过胸壁深筋膜淋巴管转移至对侧腋窝淋巴结。

（3）血道转移

晚期乳腺癌可发生血道转移,癌细胞侵入人体静脉,首先发生肺转移,继而转移到肝、脑、骨等处。

3. 临床病理联系

如果肿瘤侵犯皮肤,阻塞真皮淋巴管导致皮肤水肿,使皮肤出现不规则浅表微小凹陷,呈橘皮样外观;如侵及乳头,出现乳头回缩、下陷;晚期癌组织侵入周围组织,形成卫星结节。

4. 预后

乳腺癌预后与临床分期密切相关。应用于临床的乳腺钼靶X线检查有助于乳腺癌的早期诊断和预示术后复发情况。

【模拟考场】

1. 下列哪项不是绒毛膜癌的特征（　　　　）

A. 没有间质

B. 血道转移为主

C. 高度恶性　　　　　　　　　　　　　D. 水泡状绒毛浸润到子宫壁肌层

2. 葡萄胎的病理学诊断依据是(　　)

A. 子宫体积增大　　　　　　　　　　　B. 宫腔内刮出大小不一的水泡

C. 阴道无痛性流血　　　　　　　　　　D. 胎心音消失

3. 阴道转移性肿瘤结节,石蜡切片观察可见胎盘绒毛状结构,滋养层细胞显著增生、异型性明显,应考虑为(　　)

A. 恶性葡萄胎　　　　　　　　　　　　B. 绒毛膜上皮细胞癌

C. 葡萄胎　　　　　　　　　　　　　　D. 畸胎瘤

4. 乳腺癌最常见的病理组织学类型是(　　)

A. 浸润性导管癌　　　B. 髓样癌　　　　C. 浸润性小叶癌　　　D. 胶样癌

【模拟考场答案】

1-4　DBAA

∞ 本章同步强化训练 ∞

【同步强化训练】

一、名词解释

1. 子宫内膜增生症

2. 子宫颈糜烂

3. 子宫颈上皮非典型增生

二、填空题

1. 乳腺癌的好发部位是乳腺_____象限。

2. 子宫颈鳞癌的肉眼常见的类型有_____、_____、_____和_____。

3. 葡萄胎的镜下特点为_____、_____、_____。

4. 绒毛膜癌大多经_____转移,最常转移至_____。

三、单项选择题

1. 下列哪种肿瘤属于良性,多见于30~50岁女性,在女性生殖系统中最常见(　　)

A. 子宫平滑肌瘤　　　　　　　　　　　B. 卵巢畸胎瘤

C. 卵巢浆液性囊腺瘤　　　　　　　　　D. 葡萄胎

2. 恶性葡萄胎与绒毛膜癌的主要区别是有无(　　)

A. 浸润子宫肌层　　　B. 绒毛结构　　　C. 血道转移　　　　D. 异型性

3. 属于癌前病变的乳腺疾病是(　　)

A. 纤维瘤　　　　　　B. 囊肿病　　　　C. 硬化性腺病　　　D. 纤维腺瘤

4. 某30岁女性,1年前有流产史,现有阴道不规则流血,子宫体积增大,近来出现咳嗽、咯血,最可能的诊断是(　　)

A. 肺癌　　　　　　　B. 肺结核伴空洞形成　C. 葡萄胎　　　　　　D. 绒毛膜癌

【同步强化训练答案】

一、名词解释

1. 子宫内膜增生症：子宫内膜增生症也称子宫内膜增殖症，是由于内源性或外源性雌激素增高引起的子宫内膜腺体或间质的增生性病变，临床上称功能性子宫出血。

2. 子宫颈糜烂：临床上常见的子宫颈糜烂，实际上为假性糜烂，上皮损伤后，由子宫颈管的黏膜柱状上皮增生，并向子宫阴道部鳞状上皮的缺损处延伸，覆盖创面，取代了原鳞状上皮缺损区域。由于柱状上皮较薄，下方充血的毛细血管明显易见，所以肉眼观，见宫颈外口病变呈红色糜烂样，似无上皮被覆。

3. 子宫颈上皮非典型增生：子宫颈上皮非典型增生属癌前病变。是指子宫颈上皮细胞呈现程度不等的异型性，表现为细胞大小形态不一，核增大深染，核质比例增大，核分裂象增多，细胞极性紊乱。

二、填空题

1. 外上

2. 糜烂型　　外生菜花型　　内生浸润型　　溃疡型

3. 绒毛水肿　　绒毛间质血管消失　　滋养层细胞增生

4. 血道　　肺

三、单项选择题

1. A　2. B　3. B　4. D

第十一章　内分泌系统疾病

∞ 第一节　甲状腺疾病 ∞

　　甲状腺分左右两叶,中间以峡部相连。甲状腺包膜伸向腺体内将腺体分成许多小叶。每小叶含 20~40 个滤泡,大小不一。滤泡上皮呈单层立方形,基底膜完整。滤泡间和部分滤泡上皮层内有滤泡旁细胞,分泌降钙素,参与钙、磷代谢。

　　甲状腺能吸收碘,合成和分泌甲状腺激素。主要功能是促进机体的新陈代谢,提高神经系统兴奋性,促进生长发育,尤其对婴幼儿的骨骼发育和中枢神经系统发育影响很大。甲状腺的活动受下丘脑-腺垂体-甲状腺轴的调节,腺垂体可分泌促甲状腺激素(TSH),维持机体甲状腺功能正常。

　　甲状腺疾病包括甲状腺炎、甲状腺肿和甲状腺肿瘤。

一、甲状腺炎

　　甲状腺炎可分为急性、亚急性、慢性三种。急性甲状腺炎为细菌感染引起的化脓性炎,由于甲状腺对细菌感染抵抗力强,较少见;亚急性甲状腺炎多为病毒感染或感染后的变态反应所致;而慢性甲状腺炎最常见,包括慢性淋巴细胞性甲状腺炎和纤维性甲状腺炎。

1. 慢性淋巴细胞性甲状腺炎

　　亦称桥本甲状腺炎、桥本病,是一种自身免疫病。患者血清中可检出抗甲状腺抗体,常见于中年女性,临床上表现为甲状腺无痛性弥漫性肿大,功能正常或降低。增大的甲状腺可压迫食管、气管及喉返神经等,引起吞咽和呼吸困难、声音嘶哑等。

　　甲状腺对称性中度肿大,质较韧,包膜完整,极少与周围组织粘连。切面灰白色,正常分叶明显。镜下可见甲状腺结构为大量淋巴细胞、浆细胞、巨噬细胞等所取代,并有淋巴滤泡形成。甲状腺滤泡萎缩,可见小灶性萎缩滤泡残留,滤泡上皮细胞大而胞质嗜酸性。晚期纤维结缔组织增生。

2. 纤维性甲状腺炎

　　又称慢性木样甲状腺炎,罕见,主要发生在中年女性,病因不清。病变多从一侧开始,甲状腺甚硬。表面略呈结节状,与周围组织明显粘连,切面灰白色。镜下甲状腺滤泡明显萎缩,胶质减少,纤维组织明显增生和玻璃样变性,少量淋巴细胞浸润,但不形成淋巴滤泡,临床常有甲状腺功能低下。

二、甲状腺肿

　　甲状腺肿是由于缺碘或某些致甲状腺肿因子所引起的甲状腺非肿瘤性增生性疾病。根据其增生情况可分为弥漫性甲状腺肿和结节性甲状腺肿;根据是否伴有甲状腺功能亢进,又可将其分为弥漫性非毒性甲状腺肿和弥漫性毒性甲状腺肿。

1. 弥漫性非毒性甲状腺肿

弥漫性非毒性甲状腺肿亦称单纯性甲状腺肿,是由于缺碘使甲状腺素分泌不足,促甲状腺激素分泌增多,甲状腺滤泡上皮增生,胶质堆积而引起的甲状腺肿大。根据地理分布可分为地方性甲状腺肿和散发性甲状腺肿两种。地方性甲状腺肿以远离海岸的内陆山区和半山区多见,约有10%以上的人患有该病;散发性可见于全国各地,女性多于男性。

（1）病因和发病机制

① 外源性因素:地方性甲状腺肿的主要病因是缺碘。由于饮水及土壤中缺碘,人体碘摄入不足,导致甲状腺素合成减少,出现轻度的甲状腺功能低下,通过反馈机制使垂体TSH分泌增多,促使甲状腺滤泡上皮细胞增生肥大,出现甲状腺肿大。同时由于摄取碘的功能增强,甲状腺合成分泌甲状腺素的能力提高,使血中甲状腺素恢复到正常水平,这时增生的上皮可逐渐恢复到正常。如果长期持续缺碘,一方面滤泡上皮持续增生,另一方面所合成的甲状腺球蛋白不能充分碘化,不能被上皮细胞吸收利用,从而堆积在滤泡内,使滤泡腔显著扩大,可使甲状腺进一步肿大。

② 内源性因素:机体对碘或甲状腺素需求量的增加(例如青春期、妊娠期、哺乳期),机体内甲状腺素相对缺乏,也可导致甲状腺肿。

③ 高碘:碘摄入过量,过氧化物酶的功能基团过多地被占用而影响了酪氨酸氧化,使碘有机化受阻,导致甲状腺代偿性肿大。

④ 遗传与免疫:家族性甲状腺肿的原因是激素合成过程中酶的遗传性缺乏。自身免疫反应也可能参与甲状腺肿的发生。

（2）病理变化

按其病变发生、发展过程和病变特点可分为以下三期。

① 增生期:当甲状腺素分泌减少时,通过反馈作用,垂体分泌大量促甲状腺激素,滤泡上皮细胞增生明显。肉眼观,甲状腺呈弥漫性对称性中度增大,一般不超过150g,表面光滑。镜下甲状腺滤泡增生,伴有新生小滤泡,增生的滤泡上皮细胞肥大,呈立方或低柱状,甚至形成乳头状,胶质含量少,间质充血,甲状腺功能无明显变化。此期的甲状腺肿可称为弥漫性增生性甲状腺肿。

② 胶质贮积期:长期缺碘和促甲状腺激素的刺激,使滤泡上皮反复增生、复旧,少数滤泡上皮仍呈增生肥大,保持小型滤泡增生状态,但大部分滤泡显著扩大,内积大量浓厚的胶质,上皮细胞受压变扁平。肉眼观,甲状腺弥漫性对称性显著增大,可达200~300g(正常20~40g),表面光滑,无结节形成,质地较软,切面呈淡褐色,半透明胶冻状。此期的甲状腺肿可称为弥漫性胶样甲状腺肿。

③ 结节期:随着病程的发展,由于甲状腺内不同部位滤泡上皮增生与复旧变化不一致,逐渐形成不规则的结节,故称为结节性甲状腺肿。肉眼观,甲状腺更加肿大,外形不规则,有许多结节,数量及大小不一,大者直径可达数厘米,有的结节境界清楚,多无完整包膜,这是和腺瘤的明显不同之处。常发生出血、坏死及囊性变,出血和坏死灶可被机化而导致纤维化。镜下与上一期基本相同,只是滤泡大小不一,部分滤泡过度扩大,直径可达300~400μm以上,腔内贮存胶质,上皮扁平;部分滤泡上皮呈高柱状或乳头样增生,小滤泡形成。可发生癌变。

（3）临床病理联系

肿大的甲状腺可向胸骨延伸,压迫气管和食管,有时可压迫颈静脉和上腔静脉、喉返神经、颈交感神经,引起相应症状。患者可有颈部压迫感、吞咽困难、呼吸困难、刺激性干咳和哮喘。甲状腺功能一般无明显变化,但少数可有亢进或减退。少数有乳头形成者(1%~2%)可癌变。

2. 弥漫性毒性甲状腺肿

弥漫性毒性甲状腺肿是指血中甲状腺素过多,作用于全身组织所引起的临床综合征,临床上称甲状腺功能亢进症,简称甲亢。因约有 1/3 患者有眼球突出,又称为突眼性甲状腺肿,也称 Graves 病或 Basedow 病。多见于 20~40 岁女性,男女之比为 1:4~1:6。临床主要表现为甲状腺肿大,基础代谢率和神经兴奋性升高,血中 T_3、T_4 高,吸碘率高,可出现心悸、多汗、烦热、脉搏快、手震颤、多食、消瘦、乏力、突眼等症状。

(1)病因和发病机制

一般认为本病的发生与下列因素有关。

① 自身免疫性疾病:其依据是:第一,血中球蛋白增高,并有多种抗甲状腺抗体,且常与其他自身免疫性疾病合并发生;第二,血中存在能与 TSH 受体结合的抗体,具有类似 TSH 的作用,刺激滤泡上皮细胞增生,分泌甲状腺激素。

② 遗传因素:某些患者亲属中也患有此病或其他自身免疫性疾病。

③ 精神创伤:可能也会干扰免疫系统而促进自身免疫疾病的发生。

(2)病理变化

肉眼观,甲状腺对称性弥漫性增大,一般为正常的 2~4 倍(60~100g),表面光滑,质较软,切面灰红,胶质含量少。镜下以滤泡增生为主要特征,滤泡大小不等,以小型滤泡为主。小型滤泡上皮呈立方形,大型滤泡上皮多为高柱状,常向腔内形成乳头状突起。滤泡腔内胶质少而稀薄,胶质的周边部即靠近上皮处出现大小不等的空泡,有的滤泡内甚至不见胶质。间质血管丰富,显著充血,淋巴组织增生。

除甲状腺病变外,全身淋巴组织增生,胸腺肥大、脾脏肿大;心脏肥大、扩张,心肌可有灶状坏死及纤维化;肝细胞脂肪变性,空泡变性,甚至可有坏死和纤维增生。部分病例有眼球突出,其原因是眼球外肌水肿及淋巴细胞浸润;球后脂肪纤维组织增生,淋巴细胞浸润及大量氨基多糖积聚而形成的黏液水肿,目前认为系自身免疫反应引起。

(3)临床病理联系

弥漫性毒性甲状腺肿临床表现为甲状腺肿大、甲状腺功能亢进和眼球突出三大症状。患者颈部变粗、肿大的甲状腺随吞咽上下移动、有杂音、压迫症状不明显。由于甲状腺素分泌过多,机体代谢活动增强,基础代谢率增高,对儿茶酚胺敏感,患者表现为神经过敏、易激动、手颤、心动过速、多食但体重减轻等症状。眼球突出,眼睑闭合困难,角膜干燥,易继发感染。甲状腺功能亢进的严重并发症为甲状腺危象,病死率极高。

三、甲状腺肿瘤

1. 甲状腺腺瘤

甲状腺腺瘤是甲状腺滤泡上皮发生的一种常见的良性肿瘤。常在无意中发现,多见于中青年女性。肿瘤绝大多数为单发,表面光滑,呈圆形或椭圆形,直径一般为 3~5cm,有完整包膜,常压迫周围组织。肿瘤中心有时可见囊性变、纤维化或钙化。根据病理组织学可分为滤泡性腺瘤和乳头状腺瘤两种。

（1）滤泡性腺瘤

根据肿瘤组织中滤泡分化特征，又可分为单纯型腺瘤、胶样型腺瘤、胎儿型腺瘤、胚胎型腺瘤、嗜酸细胞型腺瘤等亚型。

（2）乳头状腺瘤

滤泡上皮细胞排列成单层，呈乳头状向腺腔内突出，滤泡常形成大囊腔，故亦称乳头状囊腺瘤。肿瘤少，常并发出血、坏死及纤维化。应注意与乳头状腺癌相鉴别。

结节性甲状腺肿和甲状腺腺瘤的诊断和鉴别要点：① 前者多为多发的结节、无完整的包膜；后者一般为单发，有完整的包膜。② 前者滤泡大小不一致，一般比正常的大；后者则相反。③ 前者周围甲状腺组织无压迫现象，临近的甲状腺内与结节内有相似病变；后者周围甲状腺有压迫现象，周围和远处甲状腺组织均正常。

2. 甲状腺癌

甲状腺癌是一种较常见的恶性肿瘤，病因未明，在不同地区的发病率差别很大，可见于各个年龄段，以 40～50 岁多见，女性明显多于男性。本病与其他器官的癌相比，发展较缓慢。但值得注意的是，有的原发灶很小，临床上常首先发现转移病灶。

（1）病理变化

甲状腺癌可分为以下四种类型。

① 乳头状癌：是甲状腺癌中最常见的类型。占甲状腺癌的 40%～60%，青少年女性多见，生长较慢，恶性程度低，预后较好，但局部淋巴结转移较早。肉眼观，肿瘤一般呈圆形，直径 2～3cm，无包膜。切面灰白色或灰棕色，质地较硬。部分病例可囊性变、常伴有出血、坏死、纤维化和钙化。镜下肿瘤细胞呈乳头状排列，中央有纤维轴，乳头分支较多。癌细胞呈立方形或矮柱状，核染色质少，呈透明或毛玻璃样，无核仁，间质内常有同心圆状钙化小体，即砂粒体，有助于诊断。本癌发现时约 50% 已有颈部淋巴结转移，有些病例原发灶甚小，癌直径小于 1cm 者称"隐匿性癌"。

② 滤泡癌：占甲状腺癌的 20%～25%，多见于 40 岁以上女性。早期即可出现血道转移，原发灶切除后 5 年存活率为 30%～40%。肉眼观，肿瘤灰白色，结节状，有不完整包膜；有的广泛浸润于甲状腺内，进而侵犯气管壁、颈部、肌肉及喉返神经。镜下见不同分化程度的滤泡，分化良好者，滤泡结构较完整，细胞异型性较低，不易与腺瘤区别，须注意是否有包膜和血管侵犯加以鉴别。分化不良者，滤泡少，滤泡形态不整，有的呈实性细胞巢，细胞异型性较明显，核分裂象多见。少数情况下本癌主要由嗜酸性细胞构成，称嗜酸性细胞癌。

③ 髓样癌：较少见，占甲状腺癌的 5%～10%，此癌有 10%～20% 具有家族史，40～60 岁为高发年龄，女性略高于男性。此瘤来源于滤泡旁细胞（亦称 C 细胞）发生的恶性肿瘤，又称滤泡旁细胞瘤，是 APUD 肿瘤的一种。肉眼观，癌组织呈灰白或黄褐色，质实而软，可有假包膜，但境界清晰。镜下癌细胞为圆形、多角形或梭形小细胞，大小较一致，呈实体巢状，或乳头状、滤泡状排列，内常有淀粉样物质和钙盐沉着。

④ 未分化癌：占甲状腺癌的 5%～10%，恶性程度高，生长快，早期即可向周围组织浸润并发生转移。患者多在 50 岁以上，女性较多见。肉眼观，切面灰白色，常有出血、坏死。光镜下，癌细胞大小形态不一，核分裂象多。根据组织形态可分为小细胞型、巨细胞型、梭形细胞型和混合细胞型。

（2）临床病理联系

乳头状癌生长缓慢、低度恶性、病程较长,但常发生淋巴结转移,故临床上往往先发现颈部淋巴结转移。滤泡癌亦生长缓慢,但预后较乳头状腺癌差,且浸润较常见。髓样癌的恶性程度有的很高,有的较低,可有家族性及内分泌紊乱症状,常有淋巴管浸润。未分化癌生长迅速,常广泛浸润至颈部,形成固定而巨大的肿块,肿块压迫附近器官,如喉、气管、食管而引起相应的压迫症状,表现为咳嗽、呼吸困难、吞咽困难等,并常通过淋巴管、血道扩散,转移部位以淋巴结、骨、肺、皮肤、胃肠道常见。

【模拟考场】

1. 下列关于非毒性甲状腺肿结节期的描述哪项是错误的(　　　)
A. 又称结节性甲状腺肿
B. 结节境界清楚,具有完整的包膜
C. 滤泡上皮可表现为乳头状增生
D. 结节内可有出血、坏死和纤维组织增生

∞ 第二节　糖　尿　病 ∞

糖尿病是由于体内胰岛素相对或绝对缺乏,或靶细胞对胰岛素敏感性降低,或胰岛素本身存在结构上的缺陷而引起的糖、脂肪和蛋白质代谢障碍的一种慢性疾病,其主要特点是持续的血糖升高和糖尿。临床上患者表现为多饮、多食、多尿和体重减轻(即"三多一少")。糖尿病的发病率日益增高,已成为世界性的常见病、多发病。

一、病因和发病机制

1. 原发性糖尿病

（1）胰岛素依赖型糖尿病

胰岛素依赖型糖尿病(IDDM)又称 1 型或幼年型糖尿病,约占糖尿病的10%,患者多为青少年,发病时年龄小于20岁,起病急,病情重,发展快,胰岛 B 细胞数目明显减少,血中胰岛素明显降低,易合并酮症甚至昏迷,治疗依赖胰岛素。目前认为其发病是在遗传易感性的基础上,胰岛感染了病毒或受毒性化学物质的影响,使胰岛 B 细胞损伤,释放出致敏蛋白,引起自身免疫反应(包括细胞免疫及体液免疫),导致胰岛的自身免疫性炎症,进一步引起胰岛 B 细胞严重破坏。

（2）非胰岛素依赖型糖尿病

非胰岛素依赖型糖尿病(NIDDM)又称 2 型或成年型糖尿病,约占糖尿病的90%,主要特点是成年发病,起病缓慢、病情较轻、进展缓慢。胰岛数目正常或轻度减少,血中胰岛素可正常、增多或降低,肥胖者多见,不易出现酮症,一般可以不依赖胰岛素治疗。病因和发病机制尚不清楚,一般认为是与肥胖有关的胰岛素相对不足及组织对胰岛素不敏感(胰岛素抵抗)所致。

2. 继发性糖尿病

指已知原因造成胰岛内分泌功能不足所致的糖尿病,如炎症、肿瘤、手术或其他损伤和某

些内分泌疾病等。

二、 病理变化

1. 胰岛病变

主要是胰岛的退行性改变，胰岛 B 细胞颗粒脱失、空泡变性、坏死、消失，胰岛细胞变小、数目减少、纤维组织增生、玻璃样变性以及淋巴细胞浸润等，这些均非特异性改变。其中 1 型糖尿病较明显，2 型糖尿病一般轻微，且约 1/3 病例胰岛无明显病变。

2. 血管病变

血管病变最具特征性，从毛细血管到大中动脉均有不同程度的病变，且病变发病率较正常人高，发病早，进展快，病情严重；毛细血管基底膜明显增厚；细动脉壁玻璃样变性、硬化，小动脉增生性硬化，血压可升高；有的血管壁发生纤维素样坏死；有的有血栓形成使管腔狭窄，导致血液供应障碍，引起相应组织或器官缺血损伤及功能障碍；大中动脉有动脉粥样硬化或中层钙化，粥样硬化病变发生早、程度重。临床表现为主动脉、冠状动脉、下肢动脉、脑动脉以及其他器官动脉粥样硬化，引起冠心病、心肌梗死、脑萎缩和脑梗死以及下肢坏疽等。

3. 肾脏病变

（1）肾小球硬化

表现为肾小球内玻璃样物质沉积，主要损害肾小球毛细血管壁和系膜，使毛细血管腔变窄或完全闭塞，最终导致肾小球缺血和玻璃样变性。

（2）肾小管-间质损害

肾小管上皮细胞水肿，晚期肾小管萎缩。肾间质损害包括纤维化、水肿和炎细胞浸润。

（3）肾血管损害

糖尿病累及所有的肾血管，特别是入球和出球小动脉，发生玻璃样变性硬化，而较大的血管如肾动脉及其主干则发生动脉粥样硬化。

（4）肾乳头坏死

常见于糖尿病患者并发急性肾盂肾炎时，因缺血感染所致。

4. 视网膜病变

早期可表现为微小动脉瘤和视网膜小静脉扩张，继而发生渗出、水肿、微血栓形成、出血等非增生性视网膜性病变；病变可引起缺氧，刺激纤维组织增生、新生血管形成等增生性视网膜性病变。视网膜病变可造成白内障，严重者可因视网膜剥离而失明。

5. 神经系统病变

周围神经可因血管病变引起缺血性损伤或症状，如肢体疼痛、麻木、感觉丧失、肌肉麻痹等，脑细胞也可发生广泛变性。

6. 其他组织或器官病变

可出现皮肤黄色瘤、肝脂肪变和糖原沉积、骨质疏松、糖尿病性外阴炎及化脓性和真菌性感染等。

三、 临床病理联系

糖尿病的典型症状为"三多一少"，即多尿、多饮、多食和体重减轻，这是由于血糖过高，引起糖尿，造成渗透性利尿而致多尿；由于尿量过多，引起水分丧失，血液渗透压增高，刺激下丘脑口渴中枢致口渴而多饮;由于机体不能充分利用糖,因而脂肪和蛋白质分解加强,加上血糖过高,刺激胰岛素分泌,致使患者食欲亢进,并常有饥饿感。患者消瘦、面容憔悴、体重下降、疲乏无力,这是由于糖代谢障碍,使 ATP 生成减少和负氮平衡所致。

【模拟考场】

2. 细动脉壁玻璃样变性常发生于(　　　　)

A. 急进型高血压

B. 糖尿病

C. 急性弥漫性增生性肾小球肾炎

D. 急性肾盂肾炎

【模拟考场答案】

1-2. BB

∽ 本章同步强化训练 ∽

【同步强化训练】

一、名词解释

1. 弥漫性毒性甲状腺肿

2. 糖尿病

二、填空题

1. 甲状腺癌中最常见的类型是_____。

2. 糖尿病一般分为_____和_____两大类。

三、单项选择题

1. 弥漫性非毒性甲状腺肿病变发展的 3 个时期,依次为

A. 增生期、结节期、胶质贮积期

B. 胶质贮积期、增生期、结节期

C. 增生期、胶质贮积期、结节期

D. 胶质贮积期、结节期、增生期

2. 导致地方性甲状腺肿最常见的原因是

A. 高碘

B. 自身免疫因素

C. 遗传因素

D. 缺碘

3. 甲状腺功能亢进患者不会出现下列哪种表现

A. 黏液水肿

B. 消瘦,乏力

C. 多食

D. 突眼

4. 非毒性甲状腺肿胶质贮积期的病变不包括

A. 滤泡腔高度扩大

B. 滤泡腔内大量胶质

C. 小滤泡形成

D. 间质淋巴组织增生及淋巴滤泡形成

【同步强化训练答案】

一、名词解释

1. 弥漫性毒性甲状腺肿:弥漫性毒性甲状腺肿是指血中甲状腺素过多,作用于全身组织所引起的临床综合征,临床上称甲状腺功能亢进症,简称甲亢。

2. 糖尿病:糖尿病是由于体内胰岛素相对或绝对缺乏或靶细胞对胰岛素敏感性降低,或胰岛素本身存在结构上的缺陷而引起的糖、脂肪和蛋白质代谢障碍的一种慢性疾病,其主要特点是持续的血糖升高和糖尿。临床上患者表现为多饮、多食、多尿和体重减轻(即"三多一少")。

二、填空题

1. 乳头状癌

2. 原发性糖尿病   继发性糖尿病

三、单项选择题

1. C   2. D   3. A   4. D

第十二章　传染病与寄生虫病

传染病是由病原微生物通过一定的传播途径侵入易感人群的个体所引起的具有传染性的一组疾病,并能在人群中引起局部或广泛的流行。

传染病的流行必须同时具备三个基本环节:传染源、传播途径和易感人群。

引起传染病的常见病原体有病毒、细菌、真菌、立克次体、螺旋体、支原体等。传染病患者和病原体的携带者常成为传染源。病原体侵入人体时有一定的途径和方式,并且往往定位于特定的组织或器官,传染病的基本病变都属于炎症。

∞ 第一节　结　核　病 ∞

一、概述

结核病是由结核杆菌引起的一种慢性肉芽肿性炎症,典型的病变特征是形成具有诊断价值的结核结节伴随有不同程度的干酪样坏死,结核病可累及全身各组织、器官,以肺结核最为常见。

1. 病因及发病机制

结核病的病原菌是结核分枝杆菌,可分为四类:人型、牛型、非洲型和鼠型。对人有致病性的是人型和牛型。结核杆菌无侵袭性酶,不产生内、外毒素,其致病因素主要与菌体所含的成分有关。菌体含有脂质、蛋白和多糖三种成分。

（1）脂质

脂质中糖脂的衍生物之一索状因子具有较强的毒性作用,能破坏线粒体膜,还与结核结节形成有关。另一种糖脂蜡质 D,能和菌体蛋白结合引起机体产生强烈的变态反应,造成机体的损伤。脂质中的磷脂使结核杆菌不易被巨噬细胞消化,并刺激巨噬细胞转变为上皮样细胞及朗汉斯多核巨细胞而形成结核结节。

（2）蛋白

结核杆菌的蛋白成分具有抗原性,与蜡质 D 结合后能使机体发生强烈的变态反应引起组织坏死和全身中毒症状,在结核结节形成中也发挥一定的作用。

（3）多糖

可引起局部中性粒细胞浸润,可作为半抗原参与免疫反应。

结核病主要经呼吸道传播,也可经消化道传播(食入带菌的食物或咽下带菌的痰液等),极少数经皮肤伤口传染。呼吸道传播是最常见和最重要的途径。肺结核患者(主要是空洞型肺结核)从呼吸道排出大量带菌微滴,吸入这些带菌微滴即可造成感染。直径小于 $5\mu m$ 的微滴能到达肺泡,因此其致病性最强。到达肺泡的结核杆菌可以趋化和吸引巨噬细胞,并被巨噬细胞所吞噬。人对结核杆菌的自然免疫力较弱,在机体初次感染结核杆菌且未产生特异性免疫力之前,巨噬细胞将其杀灭的能力较有限,结核杆菌可在巨噬细胞内生存并繁殖,一方面可引起局部炎症,另一方面可发生全身性血源性播散,成为以后肺外结核病发生的根源。机体对结核杆菌产生特异的细胞免疫一般需 30~50 天时间。这种特异的细胞免疫在临床上表现为皮肤结核菌素试验阳性,人对结核杆菌的免疫力主要来自这种感染后的特异性免疫(即获得性免疫),目前主要以接种卡介苗来替代初次感染,使机体获得免疫力,当已获得免疫力的机体再度感染结核杆菌时,免疫反应和变态反应往往相伴发生。

2. 基本病理变化

结核病的基本病变为炎症,常呈慢性经过,并可形成具有特征性的肉芽肿性病变。由于侵入细菌数量和毒力及组织的特性不同,以及机体在感染过程中不同时期免疫力和变态反应的消长,故病变复杂,可有不同的病变类型。

(1)以渗出为主的病变

主要见于结核病的早期或机体抵抗力弱、细菌数量多、毒力强或变态反应较强时。渗出物主要为浆液和纤维素,严重时还有红细胞的漏出,早期有中性粒细胞浸润,随即被巨噬细胞所取代。渗出病变不稳定,渗出物可完全吸收不留痕迹,或转变为以增生为主或以坏死为主的病变。此型病变好发于肺、浆膜、滑膜和脑膜等处。

(2)以增生为主的病变

当细菌数量少、毒力弱或人体免疫力较强时则以增生为主,形成具有诊断价值的结核结节。病变最初是局部出现巨噬细胞,由于细胞免疫反应的结果,被活化的巨噬细胞对结核杆菌有很强的吞噬、消化的能力,在杀灭细菌的过程中,由于结核杆菌的作用,巨噬细胞转变为多角形、胞质丰富、境界不清、连接成片的上皮样细胞,其核呈圆形或卵圆形,染色质甚少,甚至可呈空泡状,核内有 1~2 个核仁。多个上皮样细胞还能互相融合或一个细胞核分裂而胞质不分裂形成朗汉斯巨细胞。直径可达 300μm,胞质丰富,核的形态与上皮样细胞核相似,核的数目有十几个到几十个不等,常排列在细胞质周围呈花环状、马蹄形或密集在胞体的一端。

在结核病时,上皮样细胞、朗汉斯巨细胞、外周局部集聚的淋巴细胞和少量反应性增生的成纤维细胞常聚集形成结节状,构成结核性肉芽肿,又称结核结节。单个结核结节直径约 0.1mm,通常三四个结节融合后肉眼才能看到,粟粒状大小,呈灰白色半透明状。典型的结核结节中央有干酪样坏死。

(3)以坏死为主的病变

当细菌数量多、毒力强、机体抵抗力低或变态反应强烈时,出现以坏死为主的病变,多由渗出性病变和增生性病变恶化而来。肉眼观,坏死灶由于含脂质较多而呈淡黄色,均匀细腻,质地较实,状似奶酪,故有干酪样坏死之称。镜下为红染无结构的颗粒状物。干酪样坏死物内有一定量的结核杆菌,一旦液化,则菌量增多。坏死物液化有利于坏死物排出、消除病变,但却会成为细菌播散的来源,也是造成结核病恶化进展的原因。

3. 结核病的转归

结核病的发展变化主要取决于机体抵抗力和结核杆菌的致病力之间的关系。当机体抵抗力增强或经适当治疗时,结核杆菌被抑制、消灭,结核病转向愈合;反之,转向恶化。

(1)转向愈合

① 吸收、消散:是渗出性病变的主要愈合方式。渗出物主要通过淋巴道吸收,较小的干酪样坏死灶,经过适当的治疗也可被吸收。X 线检查时,可见边缘模糊、密度不均、呈云絮状的渗

出性病变的阴影逐渐缩小或被分割成小片状,以至完全消失。临床称为吸收好转期。

② 纤维化、纤维包裹及钙化:增生性病变和小的干酪样坏死灶(1~2mm)以及未完全吸收的渗出性病变,均可逐渐纤维化,形成瘢痕而愈合。较大的干酪样坏死灶难以全部纤维化,主要由周围增生的纤维组织包裹,中央的坏死物逐渐干燥浓缩并有钙盐沉着,钙化的结核灶内有少量结核杆菌残留,当机体抵抗力下降时便成为结核病复发的根源。X线检查,可见纤维化病灶呈边缘清楚、密度升高的条索状阴影;钙化灶为密度更高、边缘清晰的阴影。临床称为硬结钙化期。

(2)转向恶化

① 浸润进展:病变恶化,原有病灶周围发生渗出性病变,并继发干酪样坏死,如此反复病灶不断扩大。X线检查,原病灶周围出现边缘模糊的絮状阴影,出现干酪样坏死时,坏死处密度增高。临床上称为浸润进展期。

② 溶解播散:病情恶化时,干酪样坏死物可发生液化,发生液化的干酪样坏死物内含有大量结核杆菌,在经自然管道排出的过程中造成新的播散,并在局部留下空洞。X线检查,可见病灶阴影密度深浅不一,空洞部位出现透亮区,周围为大小不等且深浅不一的新播散病灶的阴影。临床称为溶解播散期。此外,结核杆菌还可通过淋巴道和血道播散至全身各处。

二、 肺结核病

肺结核是结核病中最常见的类型。我国现有传染性肺结核患者200多万。由于初次感染和再次感染结核杆菌时机体的反应性不同,而致肺部病变的发生发展各有不同的特点,从而可分为原发性肺结核病和继发性肺结核病两大类。

1. 原发性肺结核病

原发性肺结核病是指机体第一次感染结核杆菌所引起的肺结核病,多见于儿童,故又称儿童型肺结核病。偶见于未感染过结核杆菌的青少年或成人。免疫功能严重抑制的人可多次发生原发性肺结核病。

(1)病理变化

原发性肺结核病的病理特征是原发复合征形成。结核杆菌被吸入肺泡后,常在通气较好的肺上叶下部或下叶上部靠近胸膜处形成直径1~1.5cm大小的原发灶(Ghon灶),以右侧肺更为多见。原发病灶呈圆形,直径多为1cm左右,色灰黄。初起为渗出性病变,继而发生干酪样坏死,周围形成结核性肉芽组织。由于初次感染,机体缺乏对结核杆菌的免疫力,所以肺部结核病变不易局限,原发病灶的结核杆菌游离或被巨噬细胞吞噬,很快侵入淋巴管,随淋巴液引流到局部肺门淋巴结,引起结核性淋巴管炎和肺门淋巴结结核。受累的淋巴结常为数个,肿大并有干酪样坏死形成。肺的原发病灶、结核性淋巴管炎和肺门淋巴结结核三者合称为原发复合征,是原发性肺结核病的特征性病变。X线检查,可见肺原发病灶和肺门淋巴结结核,由结核性淋巴管炎的条索相连,形成哑铃状结构。

原发性肺结核病多无明显的症状,很多患儿在不知不觉中度过,仅表现为结核菌素试验阳性。少数患者病变较重,可出现倦怠、食欲减退、潮热、盗汗等症状,但很少有咳嗽、咯血等呼吸道症状。

(2)病变的转归

原发复合征形成初期细菌可通过血道或淋巴道播散至全身其他器官,1~2个月后由于细胞免疫的建立,绝大部分(95%)的患者病情不再发展,病灶进行性纤维化和钙化而自然痊愈,少数抵抗力低下的患者可发生淋巴道、血道和支气管的播散。

①痊愈:绝大多数原发性肺结核病,由于机体抗结核免疫力逐渐建立而自然痊愈。小的病灶可完全被吸收或钙化,较大的病灶可发生纤维包裹或钙化。

②恶化:少数患儿因年龄小、营养不良或同时患有其他呼吸道传染病(如流行性感冒、麻疹、百日咳等),使机体抵抗力下降,或感染细菌量多、毒力强时,病变发生恶化,肺内原发病灶及肺门淋巴结病灶继续扩大,并通过支气管、淋巴道和血道而发生播散。

A. 淋巴道播散。肺门淋巴结病变恶化后,结核杆菌经淋巴管到达气管分叉处、支气管旁、纵隔、锁骨上下及颈前颈后淋巴结引起病变。如果引流淋巴管因结核病变发生阻塞,结核杆菌可逆流到腋下、腹股沟、腹膜后及肠系膜淋巴结,引起广泛的淋巴结结核。

B. 血道播散。结核杆菌入血后可引起血道播散。若进入血液循环的菌量较少而免疫力较强,则可不发生明显病变。如有大量细菌入血,机体抵抗力较弱时,则可引起血源性结核病,这种病变亦见于继发性结核病。血道播散可引起以下几种类型结核病:

a. 全身粟粒性结核病:当机体免疫力很差,大量细菌短期内侵入肺静脉及其分支,可出现急性全身粟粒性结核病,其病理特点是全身器官多处(如肺、肝、脑、肾和脑膜、腹膜等)分布大小一致、灰白色、粟粒大小的结核病灶。每个粟粒病灶由几个结核结节组成,可进一步发生干酪样坏死。由于患者同时有结核性败血症,所以患儿病情危重,有明显的中毒症状,如高热、寒战、烦躁、神志不清。如果细菌少量多次进入体循环,则粟粒性病灶大小不一,新旧各异,称慢性全身粟粒性结核病。

b. 肺粟粒性结核病:有时结核病变播散仅限于肺内,此系淋巴结中的干酪样坏死液化后破入附近的静脉系统,则细菌由右心经肺动脉播散至两肺,其播散的形状与全身粟粒性结核病相同。

c. 肺外器官结核:在原发性肺结核时,如有少量的结核杆菌经原发灶处的毛细血管侵入血流播散至肺外某些器官如骨、关节、泌尿生殖器官、神经系统等处,形成了个别或少数结核病灶,由于机体抵抗力强,病灶中的细菌受到抑制,暂时潜伏下来,以后机体抵抗力下降时,可以繁殖、复发,形成肺外器官结核。

C. 支气管播散。肺原发灶的干酪样坏死范围扩大,侵及相连的支气管,含菌的液化坏死物沿支气管排出,形成空洞,细菌播散至邻近或远隔的肺组织,形成干酪样肺炎。原发性肺结核病形成空洞和支气管播散者较少见,可能与儿童支气管树发育不完善、炎症时易塌陷闭塞有关。

2. 继发性肺结核病

继发性肺结核病是指再次感染结核杆菌所引起的肺结核病。多见于成人,病程长,易反复,是肺结核中的一个主要类型。其感染来源有:一是内源性再感染,细菌由原发性肺结核病血源播散形成潜伏病灶,当机体抵抗力下降时,潜伏病灶活动发展为继发性肺结核病;二是外源性再感染,结核杆菌由外界再次侵入肺内而发病。多以内源性感染为主。

继发性肺结核病患者对结核杆菌已具有了一定的免疫力,因此病变具有与原发性肺结核病不同的病变特点:X线显示病变往往从肺尖部开始(血液循环差、通气不畅、细菌容易繁殖),多以增生为主,形成结核结节,病变较局限,很少发生淋巴道、血道播散。病程较长,病情比较复杂,时好时坏,新旧病变交替,有时以渗出或坏死为主、有时以增生为主。

继发性肺结核病的主要类型有以下几种。

（1）局灶型肺结核

局灶型肺结核多为早期病变，常见于肺尖下 2~4cm 处，病灶多为一个，也可为多个，直径 0.5~1cm，境界清楚，以增生性病变为主，中央为干酪样坏死。患者常无明显症状，多于体检时发现，属非活动性结核病。少数患者在抵抗力下降时，可发展为浸润型肺结核。

（2）浸润型肺结核

浸润型肺结核是临床上最常见的活动性、继发性肺结核，多由局灶型肺结核发展而来，少数病例也可开始即为本型肺结核。X 线显示病变处为边缘模糊的云絮状阴影。病变以渗出为主，中央部有干酪样坏死，病变周围肺泡内充满浆液、单核细胞、淋巴细胞和少数中性粒细胞。患者常有低热、疲乏、盗汗、咳嗽、咯血等症状。如能合理治疗，多在半年左右痊愈，如患者抵抗力差或未能得到及时和适当的治疗，干酪样坏死区进一步扩大，坏死物液化经支气管排出后局部形成急性空洞，这种空洞一般较小、形状不规则、洞壁薄、洞壁内附有干酪样坏死物及结核杆菌。急性空洞较易愈合，经过适当的治疗后，洞壁肉芽组织增生，填满洞腔而愈合；洞腔也可塌陷，最后形成瘢痕。空洞若经久不愈，则液化的干酪样坏死物不断经支气管播散，可引起新的病灶。

（3）慢性纤维空洞型肺结核

慢性纤维空洞型肺结核是成人慢性肺结核的类型。病变特点是肺内有一个或多个厚壁空洞。多位于肺上叶，形状不规则，大小不一。壁厚可达 1cm 以上，镜下观察，洞壁分三层：内层为干酪样坏死物，其中有大量结核杆菌；中层为结核性肉芽组织；外层为增生的纤维结缔组织。同侧或对侧肺组织特别是肺下叶可见由支气管播散引起的新旧不一、大小不等、病变类型不同的病灶。厚壁空洞较急性薄壁空洞难愈合，若空洞大，沿壁坏死物质脱落，洞壁肉芽组织转变成瘢痕组织或由邻近的支气管上皮增生覆盖洞壁内面，称开放性愈合。

较小的厚壁空洞经适当的治疗后，也可经纤维组织增生、瘢痕形成而愈合。严重的病例后期肺组织破坏严重，广泛纤维化，严重影响肺功能并可导致肺源性心脏病。慢性空洞常与支气管相通，成为结核病的传染源，故又称开放性肺结核。可继发喉结核、肠结核、气胸或脓气胸等，如空洞壁的干酪样坏死物侵蚀较大血管，可引起大咯血而危及生命。

（4）干酪样肺炎

干酪样肺炎是在机体免疫力极度低下或变态反应过强的情况下由浸润型肺结核恶化而来或由急、慢性空洞内的细菌经支气管播散所致，常累及一个或几个肺叶，镜下主要为大片干酪样坏死物，肺泡腔内有大量浆液纤维蛋白性渗出物。此型病情危重，常可危及生命，目前已十分少见。

（5）结核球

球形的干酪样坏死灶有纤维组织包裹，直径在 2~5cm，称结核球，又名结核瘤。多见于肺上叶，一般为单个。

结核球是相对稳定的病灶，常无临床症状，但由于坏死灶较大、又有纤维组织包绕，药物难以进入，治愈可能性较小。当机体免疫力下降时，病灶还可恶化，干酪样坏死物液化，纤维包膜破溃，造成结核播散。如肺的其他部位病变不重，可考虑局部手术切除，以防恶化。

（6）结核性胸膜炎

结核性胸膜炎是一种比较常见的结核性疾患，可发生于任何年龄，但多见于儿童和青少

年。按其病变特点可分为两种:

① 湿性结核性胸膜炎:又称为渗出性结核性胸膜炎,较常见,表现为浆液纤维素性炎,渗出物多以浆液为主。严重时可有红细胞漏出,大量积液时可引起呼吸困难。此型经及时有效的治疗一般都可痊愈,如病程过长,渗出的纤维素过多,未被溶解吸收的纤维素机化后可造成脏、壁两层胸膜的粘连和增厚。

② 干性结核性胸膜炎:又称增生性结核性胸膜炎,由肺膜下结核病灶直接蔓延而来,病变较局限,以增生为主,一般经过纤维化而愈合。

3. 原发性和继发性肺结核病的比较(表 12-1-1)

表 12-1-1　原发性和继发性肺结核病的比较

	原发性肺结核病	继发性肺结核病
结核杆菌感染	第一次感染	再次感染
好发年龄	儿童	成人
起始病灶	右肺上叶下部,下叶上部,近胸膜处	肺尖部
病理特征	肺原发复合征	病变复杂,新旧交替趋向于增生
播散方式	淋巴道、血道播散为主,支气管播散少见	支气管播散为主
病程	较短,大多数可自愈	长,需要长期治疗

三、 肺外结核病

1. 肠结核病

原发性很少见,常见于幼儿,多因饮用带菌的乳制品而感染,细菌进入肠壁,在肠黏膜形成原发性结核病灶,继而侵入淋巴管到达肠系膜淋巴结,形成肠原发复合征(肠原发性结核性溃疡、结核性淋巴管炎和肠系膜淋巴结结核)。继发性绝大多数继发于活动性空洞型肺结核,因反复咽下含菌的痰液所致,肠结核病大多(约85%)发生于回盲部,其他肠段少见。

依其病变特点分为以下两型。

(1)溃疡型

结核杆菌常侵入肠壁淋巴组织,并通过肠壁淋巴管蔓延,局部形成结核结节,结节逐渐融合并发生干酪样坏死,坏死物脱落后即形成溃疡。典型的肠结核溃疡多呈环形,与肠的长轴(纵轴)垂直。溃疡边缘参差不齐,底部较浅为干酪样坏死物,其下为结核性肉芽组织。肠溃疡愈合时常因瘢痕收缩而致肠管狭窄。

(2)增生型

较少见,以大量结核性肉芽组织形成和纤维组织增生为其病变特征,肠壁高度肥厚变硬、肠腔狭窄,黏膜表面可有浅表性溃疡及息肉形成。临床上表现为慢性不完全低位肠梗阻。右下腹可触及肿块,故需与肿瘤相鉴别。

2. 结核性脑膜炎

结核性脑膜炎主要见于原发性结核病发生血行播散的儿童。病变以脑底部最明显,在脑桥、脚间池、视神经交叉及大脑外侧裂等处的蛛网膜下隙内有大量的灰黄色混浊的胶冻样渗出物积聚,病变较长者,可因发生闭塞性血管内膜炎引发脑软化及蛛网膜下隙渗出物机化而发生粘连导致脑积水。

3. 肾结核病

肾结核病最常见于 20~40 岁男性,90%为单侧发生,多为血行播散所致。病变始发于肾皮质和肾髓质交界处或肾锥体乳头内。初期有结核性肉芽肿形成,病变进行性发展,出现干酪样坏死,坏死物破溃入肾盂,形成多发性结核空洞。干酪样坏死物液化后常随尿液下行而使输尿管和膀胱发生感染,继而也可造成对侧输尿管和肾的病变。

4. 生殖系统结核病

男性生殖系统结核病主要发生在附睾,结核杆菌多由泌尿系统直接蔓延而来。血源感染偶见。附睾肿大变硬,常与阴囊粘连,可见结核性肉芽肿和干酪样坏死,坏死物液化后可穿破阴囊皮肤,形成经久不愈的窦道。女性生殖系统的结核主要发生于输卵管,多由肺结核病灶内的细菌经过血道或淋巴道播散而来,少数来自腹膜结核。子宫内膜和卵巢的结核则常为输卵管结核蔓延的结果。生殖系统结核是男性不育、女性不孕的常见原因之一。

5. 骨与关节结核病

骨和关节结核由血行播散所致,常见于儿童和青少年。

(1)骨结核

多侵犯脊椎骨、指骨及长骨骨骺等处。

① 干酪样坏死型:病变局部干酪样坏死物和死骨形成。病变常累及周围软组织,引起干酪样坏死和结核性肉芽肿形成。坏死物液化后在骨旁形成结核性"脓肿"。因局部无红、热、痛,故称"冷脓肿",脓肿穿破皮肤后形成经久不愈的窦道。

② 增生型:较少见,主要以结核性肉芽组织逐渐侵蚀骨小梁为特征,无明显干酪样坏死和死骨形成。脊椎结核在骨结核中最常见,多发于第 10 胸椎至第 2 腰椎。椎体常发生干酪样坏死,波及椎间盘及邻近椎体,引起脊柱后突畸形。干酪样坏死物液化后可在局部或沿筋膜间隙下流,在远处形成"冷脓肿"。

(2)关节结核

以髋、膝、踝、肘关节等处多见,常继发于骨结核,由骨骺或干骺端处干酪样坏死累及关节软骨及滑膜引起。病变处软骨破坏,滑膜有结核性肉芽肿形成和纤维素渗出。炎症波及周围软组织可使关节明显肿胀。当干酪样坏死穿破软组织及皮肤时,可形成经久不愈的窦道。病变愈合时,由于大量纤维组织增生,充填关节腔,致使关节强直。

【模拟考场】

1. 关于原发性肺结核的描述,哪一项是不正确的( )

A. 多发于儿童   B. 原发性病灶位于上叶部或下叶部

C. 可沿支气管播散   D. 如不经过积极治疗,多难于痊愈

2. 下列哪种疾病容易引起肠管狭窄( )

A. 肠阿米巴病   B. 肠伤寒

C. 肠结核   D. 细菌性痢疾

∞ 第二节　伤　　寒 ∞

伤寒是由伤寒杆菌引起的一种急性肠道传染病,病变特点是全身单核巨噬细胞系统细胞的增生,并且形成具有诊断意义的伤寒肉芽肿。以回肠末端淋巴组织的病变最为突出,临床表现为持续高热、相对缓脉、脾大、皮肤玫瑰疹及中性粒细胞和嗜酸性粒细胞减少等。

一、病因与发病机制

伤寒杆菌为革兰阴性杆菌,沙门菌属。其菌体"O"抗原、鞭毛"H"抗原及表面"Vi"抗原都能使人体产生相应抗体,尤以"O"及"H"抗原性较强,故可用血清凝集试验(肥达反应)来测定血清中的抗体,抗体增高可作为临床诊断伤寒的依据之一。主要致病原因是菌体裂解后释放出来的内毒素。

伤寒患者和带菌者是本病的传染源,细菌随尿、粪排出,人因为误食被污染的水或食品而感染,患者以儿童和青壮年多见。全年均可发病,以夏秋季最多。病后可获得比较稳固的免疫力,很少再感染。

伤寒杆菌进入消化道后,一般可在胃内被胃酸杀灭,只有进入的菌量较多时才会有部分未被杀死的伤寒杆菌进入小肠,伤寒杆菌进入小肠后可穿过小肠黏膜上皮细胞而侵入肠壁淋巴组织(回肠末端,特别是回肠末段的集合淋巴小结和孤立淋巴小结),在淋巴组织内伤寒杆菌被巨噬细胞吞噬但不能被消灭,而是在巨噬细胞内大量繁殖,并经过胸导管进入血液引起菌血症。血液中的伤寒杆菌很快被全身单核巨噬细胞所吞噬,并在其中大量繁殖,使得单核巨噬细胞系统增生引起肝、脾、淋巴结肿大,这段时间患者无临床症状,故又称潜伏期,10天左右。此后随着细菌的繁殖和内毒素大量释放入血,患者出现败血症和毒血症症状。当由肝进入胆囊的大量细菌随胆汁再次进入肠腔时,细菌穿过肠黏膜进入肠壁,接触已致敏的回肠末端肠壁淋巴组织,引起强烈变态反应,使局部肠黏膜坏死、脱落及形成溃疡。胆汁是伤寒杆菌的良好培养基,胆汁中含有大量的伤寒杆菌。

二、病理变化及临床病理联系

伤寒的主要病理变化特点是全身单核巨噬细胞系统细胞的增生,属于急性增生性炎。增生活跃的巨噬细胞具有强大的吞噬能力,胞质内含有被吞噬的伤寒杆菌、红细胞、淋巴细胞及一些坏死组织碎屑,这种细胞是本病的特征性病变,故称"伤寒细胞"。若伤寒细胞聚集成团,则称其为伤寒肉芽肿或伤寒小结,具有病理诊断价值。

1. 肠道病变

主要以回肠末段集合淋巴小结和孤立淋巴小结的病变最为常见和明显。根据病变的发展进程可分为四期。

(1)髓样肿胀期

在起病的第1周,由于淋巴小结内的大量巨噬细胞增生及伤寒肉芽肿的形成,使局部肿胀凸出于黏膜表面,其中以集合淋巴小结及孤立淋巴小结处黏膜肿胀最为明显,色灰红、质软,似隆起的脑回。镜下肠壁淋巴组织内可见典型的伤寒肉芽肿。此期患者体温呈阶梯形升高

（40~41℃），伴头疼、全身乏力、肝脾肿大。

（2）坏死期

在起病第 2 周出现，由于局部血管受压，血栓形成导致缺血，以及过敏反应使淋巴组织发生多灶性坏死，并逐步融合扩大累及黏膜表面。此期由于坏死物和毒素入血，神经系统中毒症状明显，表现为昏睡、谵妄等。

（3）溃疡期

在起病的第 3 周，坏死组织崩解脱落形成溃疡，溃疡边缘隆起，底部高低不平。在集合淋巴小结发生的溃疡，其长轴与肠的长轴平行。孤立淋巴小结处的溃疡小而圆。溃疡一般深及黏膜下层，坏死严重者可深达肌层及浆膜层，甚至肠穿孔。如病变侵及肠壁小动脉，可引起肠腔内出血。因此，此期常出现肠出血、肠穿孔等并发症。

（4）愈合期

相当于起病的第 4 周，由新生的肉芽组织将溃疡面填平，黏膜上皮再生覆盖而愈合。目前由于抗生素的应用，四期病变已不典型。

由于上述肠道病变，患者出现食欲减退、腹部胀痛、便秘或腹泻等症状，右下腹可有轻度压痛。病程第 1 周因败血症及肠道病变而开始出现持续高热，可达 40℃，第 2 周起粪便细菌培养阳性，第 4 周因病变逐渐愈合而体温下降。

2. 其他脏器病变

（1）肠系膜淋巴结

主要为回肠下段邻近的肠系膜淋巴结，常明显肿大，镜下见淋巴窦扩大，充满大量吞噬活跃的巨噬细胞，并有伤寒小结形成，常见灶性坏死。

（2）肝脏

肝脏肿大，质软。镜下见肝细胞明显水肿，灶性坏死，肝小叶内散在有伤寒小结。病变严重者可以出现黄疸和肝功能障碍。

（3）脾

中度肿大，为正常的 2~3 倍，质软，切面呈果酱状，脾小体不清。镜下见巨噬细胞弥漫增生，并有伤寒小结形成，常见灶性坏死。

（4）胆囊

伤寒杆菌易在胆汁内繁殖，但多数患者胆囊无明显的病变或仅有轻度的炎症。由于患者在临床痊愈后，细菌仍可在胆汁内存活，并不断随胆汁经肠道排出体外，成为带菌者，故应重视。

（5）骨髓

大量巨噬细胞增生，伤寒小结形成和灶状坏死，粒细胞系统受抑制，致使外周血中中性粒细胞和嗜酸性粒细胞明显减少。

（6）心肌

心肌纤维明显水肿，间质充血、水肿，单核细胞浸润，重者可发生中毒性心肌炎。临床上出现相对缓脉，可能是由于内毒素对心肌的影响或毒素造成的心迷走神经兴奋性增高所致。

三、　并发症

伤寒如无严重并发症，一般 4~5 周即可痊愈，愈后可获得较强的免疫力，极少再发生感染。败血症、肠出血、肠穿孔是伤寒的主要死亡原因。主要的并发症：① 肠出血、肠穿孔。均多见于溃疡期，由于小动脉破裂出血，可导致出血性休克，肠穿孔多为一个，常引起弥漫性腹膜炎。② 支气管肺炎。儿童患者多见。由于抵抗力下降而继发呼吸道细菌感染。

【模拟考场】

3. 伤寒病理变化的主要特征是（　　）
A. 肠道溃疡　　　　　　　　B. 脾肿大
C. 胆囊炎　　　　　　　　　D. 全身单核巨噬细胞系统细胞增生
4. 伤寒病理变化的主要特征是（　　）
A. 肠管发生溃疡　　　　　　B. 以单核巨噬细胞增生为主
C. 末梢血白细胞减少　　　　D. 脾大

∞ 第三节　细菌性痢疾 ∞

细菌性痢疾简称菌痢，是由痢疾杆菌引起的一种常见的肠道传染病，多发于夏秋季节，儿童发病率较高，其次为青壮年。其主要病理变化是大量纤维素渗出，在黏膜表面形成假膜，假膜易脱落而形成溃疡，临床表现为腹痛、腹泻、里急后重和黏液脓血便。

一、 病因与发病机制

痢疾杆菌是革兰阴性的短杆菌。可分为四群：福氏、宋内、鲍氏和志贺菌。四群均可产生内毒素，志贺菌还可产生外毒素。

本病的传染源是细菌性痢疾的患者或带菌者，痢疾杆菌由粪便排出后，可直接或间接（以苍蝇为媒介）污染食物、餐具、水等，经消化道传染给健康人。侵入肠道的痢疾杆菌是否致病取决于细菌的数量、毒力、肠管的防御能力、全身的抵抗力等。在机体全身或局部抵抗力下降时，痢疾杆菌侵入肠黏膜上皮细胞内生长繁殖，然后通过基底膜进入黏膜固有层，并在该处继续生长繁殖，产生内毒素，引起局部炎症反应，使肠黏膜变性、坏死、脱落形成溃疡。极少数患者固有层内细菌产生的内毒素可被吸收入血引起全身毒血症。

二、 病理变化及临床病理联系

细菌性痢疾的病变主要在大肠（乙状结肠和直肠多见），根据其特点可分为以下三种。

1. 急性细菌性痢疾

病变初期为急性卡他性炎，黏膜充血、水肿，黏液分泌亢进，中性粒细胞和巨噬细胞浸润，随后黏膜上皮坏死脱落形成浅表糜烂。病变进一步发展为假膜性炎是本病特征性的病变。黏膜表层坏死，同时渗出的大量纤维素、中性粒细胞、红细胞和细菌一起形成假膜。假膜附着于黏膜皱襞顶部，呈灰白色。1周左右假膜开始脱落，形成大小不等，形状不一的"地图状"溃疡，溃疡多表浅。经适当的治疗1~2周后大多痊愈，并发肠出血、肠穿孔少见，少数病例可转为慢性。

临床上，由于局部炎症刺激，肠蠕动亢进、肠肌痉挛、腺体分泌亢进以及对水分吸收障碍，引起腹痛、腹泻等症状。初起为水样便和黏液样便,随着肠道炎症变化,之后转为黏液脓血便。炎症刺激直肠壁内的神经末梢及肛门括约肌,导致里急后重和排便次数增多。早期黏液便是由于急性卡他性炎黏液分泌亢进;当黏膜上皮变性坏死、假膜溶解、脱落伴出血时则排出脓血便。

2. 慢性细菌性痢疾

多由急性细菌性痢疾转变而来,病程超过 2 个月,病程长者可达数月或数年。肠道病变新旧混杂。损伤和修复反复交替进行,使溃疡不规则,黏膜过度增生而形成息肉,肠壁不规则增厚、变硬,严重的可致肠腔狭窄。

3. 中毒性细菌性痢疾

常见于 2~7 岁的儿童,起病急,全身中毒症状严重,肠道病变轻,发病数小时后即可出现中毒性休克或呼吸衰竭而死亡。肠黏膜仅呈轻度卡他性炎,有时伴肠壁集合淋巴小结、孤立淋巴小结滤泡增生、肿胀,呈滤泡性肠炎改变。本型细菌性痢疾常由毒力较低的福氏或宋内痢疾杆菌引起,发病机制不清,可能与患者特异性体质对细菌毒素产生强烈过敏反应,引起微血管痉挛缺血有关。

【模拟考场】

5. 以纤维素渗出为主,在黏膜上形成浅表性、大小不等的地图状溃疡为特征的肠道疾病( )

   A. 肠结核   B. 肠伤寒

   C. 细菌性痢疾   D. 肠阿米巴

6. 某患者有畏寒、发热、腹痛、腹泻、黏液脓血便和里急后重,应考虑诊断( )

   A. 肠结核   B. 阿米巴痢疾

   C. 肠伤寒   D. 细菌性痢疾

7. 下列有关传染病的描述,不恰当的是( )

   A. 肠结核环形裂隙状溃疡,易引起肠狭窄

   B. 肠伤寒火山口状溃疡,易引起肠出血、穿孔

   C. 细菌性痢疾不规则地图状溃疡,易引起里急后重

   D. 肠阿米巴烧瓶状溃疡,易出现果酱样大便

∞ 第四节　肾综合征出血热 ∞

肾综合征出血热又称流行性出血热,是由汉坦病毒引起的一种由鼠类传播给人的自然疫源性急性传染病,临床以发热、休克、充血、出血和急性肾功能衰竭为主要表现。本病广泛流行于欧亚国家,我国属于高发区,除新疆和青海外,均有病例报道。

一、病因及发病机制

肾综合征出血热由汉坦病毒感染引起,鼠类是最主要的宿主和传染源。发病机制尚未完全阐明。多数研究发现,汉坦病毒感染引起细胞结构和功能的损害,同时病毒感染诱发的免疫

应答和各种细胞因子的释放,既有清除病毒保护机体的作用,又有引起组织损伤的不利作用,由于汉坦病毒对机体组织呈泛嗜性感染,因而能引起多器官损害。

二、 病理变化

肾综合征出血热的基本病变为全身小血管的出血性炎症,主要表现为小动脉、小静脉和毛细血管内皮肿胀、脱落和管壁的纤维素样坏死,血管壁通透性增高,从而导致全身皮肤和各脏器广泛出血,其中肾上腺髓质的出血、脑垂体前叶出血和右心房、右心耳内膜下大片出血通常恒定出现,具有病理诊断价值。

三、 临床病理联系

本病典型的病程可分为五期,即发热期、休克期、少尿期、多尿期和恢复期。其主要的临床症状为发热,出血、休克、充血和急性肾功能衰竭。

2/3 以上病例病情较轻,主要表现为发热和上呼吸道感染的症状,肾脏损害很轻。1/3 以下的重症病例发病急骤,常伴有高热、头痛、腰痛、眼眶痛以及头晕、全身乏力、食欲减退、恶心呕吐、腹痛、腹泻和烦躁,体征有颜面、颈和上胸部潮红(醉酒貌),结膜充血水肿,皮肤(腋下等处)和黏膜(软腭和鼻等处)进行性出血等。部分病例可有急性肾功能衰竭,一般认为广泛的小血管的损害、低血压、肾小球和肾小管基底膜免疫复合物的沉积以及 DIC 的发生是引起急性肾功能衰竭的原因。

肾综合征出血热治愈后可以产生持久而稳固的免疫力,一般不会发生二次感染。

∞ 第五节   流行性脑脊髓膜炎 ∞

流行性脑脊髓膜炎简称流脑,是由脑膜炎双球菌引起的化脓性脑膜炎。多见于 10 岁以下的儿童,冬春季节多发。致病菌由鼻咽部侵入血液,形成败血症,最后局限于脑膜及脊髓膜,形成化脓性脑脊髓膜病变。主要临床表现有发热、头痛、呕吐、皮肤瘀点及颈项强直等脑膜刺激征。脑脊液呈化脓性改变。

一、 病因及发病机制

脑膜炎双球菌属奈瑟菌属,革兰染色阴性,传染源是带菌者和患者。病原菌存在于患者或带菌者的鼻咽分泌物中,借咳嗽、喷嚏、说话等由飞沫直接从空气中传播。因其在体外生活力极弱,故通过日常生活用品间接传播的机会极少。密切接触,如同睡、怀抱、哺乳、接吻等对 2 岁以下婴儿传播本病有重要意义。

二、 病理变化

根据病变特点分为普通型和暴发型,多数患儿属于普通型。

1. 普通型流脑

约占 90%,典型者分为以下三期。

(1)上呼吸道感染期

细菌在鼻咽部繁殖,主要表现为上呼吸道感染症状,黏膜充血、肿胀,分泌物增多等。

（2）败血症期

主要病变为血管内皮损害,血管壁有炎症、坏死和血栓形成,同时血管周围有出血,皮下、黏膜及浆膜也可有局灶性出血。

（3）脑膜炎症期

脑膜炎症期病变以软脑膜为主,早期有充血、少量浆液性渗出物及局灶性小出血点,后期则有大量纤维素、中性粒细胞、细菌出现。病变累及大脑半球表面及颅底。颅底部由于脓性粘连压迫及化脓性改变的直接侵袭,可引起视神经、展神经、动眼神经、面神经、听神经等脑神经损害,甚至可发展为永久性损害。脑组织表层由于毒素影响而有退行性变。

肉眼观,脑脊髓膜血管高度扩张充血,病变严重的区域,蛛网膜下隙可充满灰黄色脓性渗出物,覆盖于脑沟、脑回,以致结构模糊不清。一般以大脑额叶和顶叶表面、脑底部最为明显。边缘病变较轻的区域,可见脓性渗出物沿血管分布。在渗出物较少的区域,软脑膜往往略带浑浊。由于炎性渗出物的阻塞,脑脊液循环发生障碍,可引起不同程度的脑室扩张。光镜下,蛛网膜血管明显扩张、充血,蛛网膜下隙增宽,其中有大量中性粒细胞、纤维素渗出和少量单核细胞、淋巴细胞浸润。脑实质一般不受累,邻近的脑皮质可有轻度水肿,由于内毒素的弥散作用可使神经元发生不同程度的变性。严重病例在邻近脑膜的脑实质可出现明显炎症,称为脑膜脑炎。

2. 暴发型流脑

本病起病急骤,主要表现为周围循环衰竭,休克和皮肤、黏膜大片紫癜。同时,两侧肾上腺严重出血,肾上腺皮质功能衰竭,称为沃-佛综合征,其发生机制主要是大量内毒素释放所引起的中毒性休克和弥漫性血管内凝血,病情凶险,常在短期死亡,患者脑膜病变轻微。

三、 临床病理联系

1. 败血症
寒战、高热及出血性皮疹等均为脑膜炎双球菌引起的败血症所致。

2. 颅内压升高
由于脑膜血管扩张,蛛网膜下腔内充满大量脓性渗出物,脓性渗出物导致脑脊液回流障碍,致使患儿出现头痛、呕吐、昏迷、抽搐、前囟饱满等颅内压升高的症状。

3. 脑膜刺激征
表现为颈项强直和屈髋伸膝征阳性。炎症累及脊神经根周围的蛛网膜及软膜致使神经根增粗,在通过椎间孔时受压,当肌肉收缩时可引起疼痛。颈项强直是颈部肌肉对上述情况所发生的一种保护性痉挛状态。婴幼儿由于腰背部肌肉发生痉挛而引起角弓反张,屈髋伸膝试验时,坐骨神经牵引神经根而发生疼痛。

4. 脑脊液改变
颅内压力增高,脑脊液混浊,含大量脓细胞,蛋白增多,糖减少。涂片或培养可找到病原菌,是诊断本病的重要依据。

∞ 第六节　流行性乙型脑炎 ∞

流行性乙型脑炎简称乙脑,是由嗜神经性乙型脑炎病毒感染所致的中枢神经系统传染病。由蚊等吸血昆虫传播。流行于夏秋季,多发生于儿童,临床上以高热、意识障碍、惊厥、呼吸衰竭及脑膜刺激征为特征。起病急,病情重,死亡率高。

一、病因及发病机制

病原体为嗜神经性乙型脑炎病毒。人和动物感染后都可成为传染源。人感染后病毒血症期短暂,血中病毒含量少,不是主要的传染源。作为中间宿主的动物,特别是猪、马、狗等感染率高,血中病毒含量高,传染性强,成为主要的传染源。

二、病理变化

病变广泛存在于大脑及脊髓,但主要位于脑部,且一般以大脑皮质、基底核和视丘病变最为严重,越靠近脊髓越轻微。属于变质性炎。肉眼观,可见软脑膜及脑实质血管高度扩张与充血,脑实质水肿,有时在皮质深层、基底核可见到粟粒或针尖大小的软化坏死灶。显微镜下可见下列病变。

1. 血管病变

脑内血管高度扩张、充血,小血管内皮细胞肿胀、坏死、脱落。血管周围环状出血,血管周围有淋巴细胞和单核细胞浸润,可形成"袖套状浸润"。

2. 神经细胞变性、坏死

神经细胞变性,胞核溶解,尼氏小体消失,胞质内出现空泡、核偏位。细胞坏死则表现为胞质深染,核固缩、碎裂或溶解消失。在变性、坏死的神经细胞周围,常有增生的少突胶质细胞围绕,称为神经细胞卫星现象。小胶质细胞或血源性巨噬细胞吞噬坏死的神经元,称为噬神经细胞现象。

3. 软化灶形成

局灶性神经组织坏死或液化,形成染色较浅,质地疏松,边界清楚的筛网状病灶,称为筛状软化灶,病灶呈圆形或卵圆形,边界清楚,分布广泛,除大脑(顶叶、额叶、海马回)皮质及灰、白质交界处外,丘脑、中脑等处也颇常见,对本病的诊断具有一定的特征性。筛状软化灶的发生机制尚未能肯定,除病毒或免疫反应对神经组织可能造成的损害外,病灶的局灶性分布提示,局部血液循环障碍可能也是造成软化灶的一个因素。

4. 胶质细胞增生

主要是小胶质细胞明显增生,呈弥漫性或局灶性,分别存在于血管旁或坏死崩解的神经细胞附近,形成小胶质细胞结节。

三、临床病理联系

1. 颅内压增高

由于脑内血管的扩张、充血、血流停滞,血管内皮细胞受损,血管壁的通透性升高,导致脑水肿,引起颅内压升高,患者常出现头痛、呕吐。严重者颅内压升高可引起脑疝。

2. 嗜睡、昏迷

由于神经细胞的广泛变性、坏死,引起中枢神经系统功能障碍,可导致患者出现嗜睡、抽搐,甚至昏迷等症状。

3. 脑膜刺激症状

脑膜刺激症状少见。由于脑膜有不同程度的反应性炎症,临床上可出现脑膜刺激症状。

4. 脑脊液

脑脊液中细胞数增多,计数从数十到数百不等。以淋巴细胞增高为主。

多数患者经过适当治疗,在急性期后可痊愈,脑部病变逐渐消失。重症患者,可出现语言障碍、痴呆、肢体瘫痪及因颅神经损伤所致的吞咽困难、中枢性面瘫等,这些表现经数月之后多能恢复正常。少数病例不能完全恢复而留下后遗症。

四、流脑和乙脑的区别(表 12-6-1)

表 12-6-1　流脑和乙脑的区别

	流行性脑脊髓膜炎	流行性乙型脑炎
简称	流脑	乙脑
病原体	细菌(脑膜炎双球菌)	病毒(乙型脑炎病毒)
寄生部位	患者和带菌者的鼻咽部	中枢神经系统
传染源	患者、带菌者	患者和中间宿主家畜、家禽
传播途径	呼吸道直接传播(飞沫传播)	通过媒介(蚊)传播
发病季节	冬春季	夏秋季
特征	化脓性炎	变质性炎
发病	多见于儿童、青少年	多见于 10 岁以下儿童
病损部位	主要为脑脊髓膜(软膜、蛛网膜),脑实质一般不受累	主要为脑实质(神经元),脑膜病变轻微
病理改变	① 脑脊髓膜血管高度扩张充血; ② 蛛网膜下腔灰黄色脓性渗出物以额、顶叶最明显	① 脑实质血管高度扩张充血; ② 脑回变宽、脑沟变浅,以顶叶及丘脑最明显; ③ 可见筛状软化灶(特征性表现,有诊断意义)
炎症变性	① 蛛网膜下腔脓性渗出,炎细胞浸润; ② 脑脊膜血管充血扩张	① 神经细胞变性、坏死; ② 血管充血扩张,血管套形成; ③ 软化灶形成,胶质细胞增生

续表

	流行性脑脊髓膜炎	流行性乙型脑炎
临床表现	① 脑膜刺激征明显（颈项强直、Kernig 征阳性）； ② 颅内压增高（头痛、呕吐、视乳头水肿）； ③ 脑脊液压力增高、蛋白增多、脓细胞阳性； ④ 败血症表现（发热、中毒性休克）	① 脑膜刺激征不明显（主要为神经损害）； ② 神经元损伤症状； ③ 脑组织水肿时，颅内压可增高； ④ 脑脊液细胞数增多
后遗症	脑积水、颅神经受损、脑梗死	痴呆、语言障碍、肢体瘫痪

【模拟考场】

8. 流行性脑脊髓炎属于（　　　）

A. 变质性炎 　　　　　　　　　　　B. 浆液性或纤维素性炎

C. 化脓性炎 　　　　　　　　　　　D. 出血性炎

9. 沃-佛综合症属于（　　　）

A. 急性暴发性流脑 　　　　　　　　B. 脓毒败血症

C. 流行性乙型脑炎 　　　　　　　　D. 病毒血症

10. 流行性乙型脑炎的病变，下列哪个部位最为轻微（　　　）

A. 大脑皮质 　　　　　　　　　　　B. 基底节

C. 脊髓 　　　　　　　　　　　　　D. 中脑

11. 下列哪项不是流行性乙型脑炎的病变（　　　）

A. 病变以大脑皮质、基底核和视丘病变最重　　B. 中性粒细胞浸润形成血管套

C. 神经细胞变性坏死 　　　　　　　D. 胶质细胞增生

12. 脑软化不见于（　　　）

A. 脑栓塞 　　　　　　　　　　　　B. 脑动脉粥样硬化

C. 流行性脑脊髓膜炎 　　　　　　　D. 流行性乙型脑炎

∞ 第七节　性传播疾病 ∞

　　性传播疾病是一组以性接触为主要传播途径的传染病，习惯上称之为性病。传统的性病只包括梅毒、淋病、软下疳、性病性淋巴肉芽肿和腹股沟淋巴肉芽肿。近二十年来性传播疾病的病种已多达 20 余种，这些疾病不仅引起泌尿生殖器官和附属淋巴结病变，还可引起全身皮肤和重要器官的病变，甚至威胁生命。本节主要介绍我国规定的性病检测病种中的淋病、尖锐湿疣、梅毒和艾滋病。

一、淋病

淋病是由淋球菌引起的主要累及泌尿生殖系统的急性化脓性炎。男女均可发病。淋病传染性强,可引起多种并发症和后遗症。

1. 病因及传播途径

人类是淋球菌唯一的自然宿主,主要由性接触传播,少数因接触含淋球菌的分泌物或被淋球菌污染的用具如衣被、毛巾、浴盆、坐便器等而感染。淋球菌侵入泌尿生殖道繁殖,男性发生尿道炎,女性引起尿道炎、阴道炎及子宫颈炎。如治疗不彻底,可扩散至整个泌尿系统和生殖系统。胎儿可经产道感染,造成新生儿淋病性急性结膜炎。人类对淋球菌无自然免疫力,均易感,病后免疫力不强,不能防止再感染。

2. 病理变化及临床病理联系

淋病是化脓性炎。在男性,病变开始于前尿道,进而蔓延至后尿道和尿道旁腺体;在女性,病变除尿道外,还有阴道、前庭大腺和子宫颈。临床上,患者常有尿道口溢脓、红肿以及尿频、尿急、尿痛等尿路刺激征,女性可有脓性白带,女童淋病可见弥漫性阴道炎和外阴炎,还可累及肛门和直肠。新生儿淋病性结膜炎常表现为双侧眼结膜充血、水肿和大量脓性渗出物。

3. 结局及并发症

少数患者可发生菌血症,出现皮疹,还可发生关节炎、脑膜炎、胸膜炎、肺炎、心内膜炎、心包炎、骨髓炎等,严重者可发生淋球菌性败血症。大多数患者经治疗后可痊愈,少数未经治疗或治疗不彻底转为慢性淋病。部分男性患者可引起淋病性前列腺炎、精囊炎和附睾炎;女性患者可引起前庭大腺炎、慢性子宫颈炎、慢性输卵管炎等。尿道炎性瘢痕可导致尿道狭窄,造成排尿困难。输卵管病变可延及卵巢,形成输卵管卵巢积脓或脓肿,病变扩展至盆腔,导致淋病性盆腔炎而引起盆腔器官粘连,患者可因此不孕。在慢性淋病过程中,淋球菌可长期潜伏在病灶内,会反复引起急性发作。

二、尖锐湿疣

尖锐湿疣是由人乳头瘤病毒(HPV)感染引起的以肛门生殖器部位良性增生性病变为主要表现的性传播疾病。好发于性活跃的中青年,也是全球范围内最常见的性传播疾病之一。临床上主要表现为粉红色或淡白色表面粗糙的丘疹或菜花状团块,局部伴有痛痒、烧灼痛。研究表明尖锐湿疣与子宫颈癌、外阴癌、阴茎癌的发病有关。

1. 病因及传播途径

病原体是 HPV,属 DNA 病毒,其中 HPV6 型,11 型,16 型和 18 型与尖锐湿疣有关。主要通过性接触传播,少数病例由污染物(浴巾、浴盆等)接触传染。潜伏期长短不一,通常为 3 个月。

2. 病理变化和临床表现

尖锐湿疣好发于外生殖器及肛周皮肤黏膜湿润区,男性多位于阴茎冠状沟、龟头、系带等处,同性恋者多见于肛门及直肠内,女性多见于阴蒂、阴唇等处。病变起初为小而尖的丘疹,单个或多个,质地柔软,淡红色。随后皮疹逐渐增多增大,形成乳头状、菜花状、鸡冠状或伞状的疣状物,粉红色或污灰色,表面常见糜烂、渗液及出血。镜下见上皮呈乳头状瘤样增生,表皮角质层轻度增厚,棘层肥厚,表皮钉突增粗延长,偶见核分裂。表皮浅层出现挖空细胞(凹空细胞)为特征性病变。挖空细胞较正常细胞大,胞质呈空泡状,细胞边缘常残存带状胞质,核增大居中,圆形、椭圆形或不规则形,可见双核或多核。真皮层见毛细血管和淋巴管扩张,大量慢性炎细胞浸润。尖锐湿疣可长得很大,称为巨大型尖锐湿疣,颇似鳞状细胞癌,具有组织破坏性,但病理组织学上仍为良性。临床上多数患者无明显症状,少数有异物感、灼痛或性交不适等。

3. 结局

多数在数月内自然消退。如长期不消退,又不治疗,少数病例可恶变。

三、梅毒

梅毒是由梅毒螺旋体引起的一种慢性性传播疾病。早期病变主要累及皮肤和黏膜,晚期则累及全身各器官,特别是心血管系统和中枢神经系统,其危害仅次于艾滋病。新中国成立后基本消灭了梅毒,但近年来又有上升的趋势。

1. 病因及发病机制

病原体为梅毒螺旋体,梅毒病人为唯一的传染源。其传染途径分两种:① 后天性梅毒:95%以上通过性接触传染,少数因输血或接触病变部位感染。② 先天性梅毒:梅毒孕妇血中的梅毒螺旋体经胎盘使胎儿感染。梅毒的发病机制尚不完全清楚。梅毒螺旋体的致病性可能与其表面的黏多糖酶有关,还可能与细胞免疫反应以及梅毒螺旋体逃避机体的免疫反应有关。

2. 基本病理变化

(1)闭塞性动脉内膜炎和小动脉周围炎

闭塞性动脉内膜炎表现为小动脉内皮细胞及纤维细胞增生,血管壁增厚,管腔狭窄闭塞;小动脉周围炎表现为小动脉周围可见单核细胞、淋巴细胞和浆细胞浸润。血管炎病变可见于各期梅毒。

(2)树胶样肿

即梅毒肉芽肿,又称梅毒,是梅毒的特征性病变。病灶大小从肉眼不可见至数厘米不等,因其质韧而有弹性,似树胶,而得名。镜下结构与结核结节非常相似,中央为形似干酪样坏死的坏死物,但坏死不彻底。坏死组织周围肉芽组织中有较多的淋巴细胞和浆细胞、上皮样细胞和少量的朗汉斯巨细胞。树胶样肿后期可被吸收、纤维化,引起组织器官变形,但极少发生钙化。树胶样肿仅见于第三期梅毒,可见于任何器官,最常见于皮肤、黏膜、肝、骨和睾丸。

3. 类型及病变特点

(1)后天性梅毒

后天性梅毒按其病程经过分为一、二、三期。一、二期梅毒称为早期梅毒,有传染性;三期梅毒又称晚期梅毒,常引起内脏病变。① 一期梅毒:梅毒螺旋体进入机体后约有 3 周潜伏期,外生殖器初期可见局部微红、逐渐变为边界清楚的无痛性硬结,继而出现水疱,破溃后形成质硬、底部洁净、边缘隆起的溃疡,称硬下疳,常单个,直径约 1cm。镜下可见溃疡底部有闭塞性动脉内膜炎和小血管周围炎。硬下疳出现 1~2 周后,局部淋巴结肿大,1 个月左右硬下疳自然消退,局部肿大淋巴结也消退。此期若及时治疗,螺旋体被彻底杀灭,就不会继续发展为二期梅毒。② 二期梅毒:出现梅毒疹。潜伏在体内的螺旋体大量繁殖,免疫复合物沉积引起全身皮肤、黏膜广泛梅毒疹和全身淋巴结肿大,好发于躯干与四肢,常对称性分布,呈斑疹和丘疹。镜下见典型血管周围炎改变,可找到螺旋体。梅毒疹可自行消退或发展为三期梅毒。③ 三期梅毒:病变特点是树胶样肿形成。发生于感染后 4~5 年,多累及皮肤、黏膜,皮肤发生树胶样肿可形成溃疡,黏膜病变局限在鼻、唇,引起马鞍鼻和唇缺损。病变破坏内脏器官,如梅毒性主动脉瘤、主动脉瓣关闭不全、麻痹性痴呆和脊髓痨等。

（2）先天性梅毒

先天性梅毒又称胎传梅毒，即由患病孕妇经胎盘传染给胎儿的梅毒，有早发性和晚发性之分。前者是指胎儿或 2 岁前婴幼儿期发病的先天性梅毒；后者是指 2 岁以后发病的先天性梅毒，大多在 5~7 岁至青春期发病，表现出晚发性先天性梅毒的三个特征性病变，即间质性角膜炎、神经性耳聋和楔形门齿。另外，患儿还可有智力低下、发育不良，骨膜炎和马鞍鼻等。

四、艾滋病

艾滋病是获得性免疫缺陷综合征（AIDS）英文缩写的音译，是由人类免疫缺陷病毒（HIV）感染引起的、以严重免疫缺陷为主要特征的一种慢性传染病。

AIDS 的传播速度快、病死率极高，是人类主要的致死性传染病之一。HIV 在人体内的潜伏期平均为 8~9 年，发病以前可以没有任何症状地生活和工作多年。发病后总死亡率几乎 100%。

1. 传播途径

HIV 属反转录病毒科中慢病毒亚科的单链 RNA 病毒，HIV 分为 HIV-1 和 HIV-2 两个亚型。AIDS 患者和无症状病毒感染者是本病的传染源。AIDS 的传播途径主要有：

（1）性传播

包括异性和同性之间的性接触，最常见，约占 HIV 感染的 3/4。

（2）血液传播

包括用污染的针头作静脉注射和输血、接受器官移植等。

（3）母婴垂直传播

感染了 HIV 的母体通过胎盘、哺乳、黏膜接触等方式将病毒传染给胎儿、婴儿。

2. 病理变化

HIV 把人体免疫系统中最重要的 T 淋巴细胞作为主要攻击目标，尤其是大量破坏 $CD4^+T$ 淋巴细胞，使人体丧失免疫功能引发机会性感染和恶性肿瘤。

（1）免疫损伤变化

严重细胞免疫缺陷，$CD4^+T$ 细胞减少，HIV 抗体阳性。

（2）淋巴结变化

早期淋巴滤泡增生，生发中心活跃，有"满天星"现象。晚期胸腺、脾、淋巴结萎缩，结构及淋巴细胞消失，仅残留巨噬细胞和浆细胞。

（3）机会性感染

机会性感染是指在人体免疫功能严重破坏、免疫缺陷的特定条件下引起的感染。由于严重的免疫缺陷，感染所致的炎症反应往往轻而不典型。如肺部结核菌感染，很少形成典型的肉芽肿性病变，而病灶中的结核杆菌却很多，并且可为正常情况下对人不致病的鸟型结核杆菌。70%~80%患者可经历一次或多次肺孢子虫感染。此外，还有刚地弓形虫、白色念珠菌等感染。全身各器官均可被感染，以肺、中枢神经系统最常见。

（4）恶性肿瘤

由细胞免疫缺陷导致免疫监视功能丧失，易并发恶性肿瘤，如 Kaposi 肉瘤、非霍奇金淋巴瘤。

3. 临床病理联系

按 AIDS 病程可分为以下三个阶段。

（1）早期或称急性期

感染 HIV3~6 周后可出现咽痛、发热、肌肉酸痛等一系列非特异性临床表现。病毒在体内复制，但由于患者尚有较好的免疫反应能力，经 2~3 周这种症状可自行缓解。

（2）中期或称慢性期

机体的免疫功能与病毒之间处于相互抗衡的阶段，某些病例此期可长达十数年。此期病毒复制处于低水平，临床无明显症状或出现全身淋巴结肿大，常伴发热、乏力、皮疹等。

（3）后期或称危险期

机体免疫功能全面崩溃，患者表现为持续发热、乏力、消瘦、腹泻，并出现神经系统症状，发生明显的机会性感染及恶性肿瘤，血液检查可见淋巴细胞明显减少，$CD4^+T$ 细胞减少尤为显著，细胞免疫反应丧失殆尽。

对于艾滋病，目前尚无确切有效的疗法，预后差。因此，预防至关重要。

【模拟考场】

13. 梅毒的特征性病变是（   ）

A. 树胶样肿   B. 闭塞性动脉内膜炎

C. 血管周围炎   D. 血管中毒性损坏

∽ 第八节   阿米巴病 ∽

一、肠阿米巴病

肠阿米巴病称阿米巴痢疾，是由溶组织内阿米巴寄生于结肠而引起的肠壁损害的炎症性疾病。本病典型的临床表现有腹痛、腹泻及果酱样黏液血便。

1. 病因与发病机制

溶组织内阿米巴的生活史有滋养体期及包囊期两个阶段，滋养体又分大滋养体（组织型）、小滋养体（肠腔型）两种。滋养体是阿米巴的致病阶段，因对外界的抵抗力极弱，排出体外后很快死亡，故无传染性。成熟的四核包囊是阿米巴的传染阶段，对外界有较强的抵抗力，包囊见于慢性阿米巴病患者或包囊携带者的成形大便中。因此，慢性患者及包囊携带者是阿米巴病的重要传染源。

肠阿米巴病是由于食入被成熟包囊污染的食物或水而引起，包囊进入消化道后能抵抗胃酸的作用而进入回肠末段、结肠上段，在碱性消化液的作用下发育成小滋养体。在肠道功能正常时，小滋养体不侵入肠壁而转变成包囊随粪便排出体外，此类感染者无症状，为无症状带虫者。在肠功能紊乱、免疫力降低等情况下，小滋养体附着于肠表面或下行到结肠，侵入肠壁并继续分裂增殖，转变为大滋养体，大滋养体直径 $20~40\mu m$，能吞噬红细胞和组织细胞碎片，破坏肠壁组织，形成溃疡，此为致病型阿米巴，可不断向周围组织侵入蔓延，使病变扩大。部分未侵入的滋养体，变成包囊随粪便排出体外。大、小滋养体可以互相转化。

2. 病理变化

阿米巴痢疾的基本病变是结肠的变质性炎,以形成口小底大的烧瓶状溃疡为特点。病变主要位于盲肠、升结肠,其次位于乙状结肠和直肠,严重者可累及整个结肠及小肠下段,由于主要病变部位与菌痢不同,故患者里急后重症状少见。病变按病程可分急性期与慢性期两类。

(1)急性期

病变肠腔内的阿米巴大滋养体先在肠腺隐窝内繁殖,并逐步破坏黏膜层和黏膜下层结构。早期肠黏膜表面散布灰黄色、点状坏死区,其中心可见针孔大小溃疡。随着病变的进展,滋养体继续繁殖穿过肌层、侵入疏松的黏膜下层,溶解组织并沿下层蔓延扩散,形成大小不等,圆形或卵圆形、口小底大的烧瓶状溃疡,具有特征性的诊断价值。溃疡边缘不整齐、肿胀,溃疡间大致正常,病变严重时溃疡底部在下层相互沟通呈隧道样,表面剥脱似絮片状,脱落后溃疡面直径增大可达 8~12cm,少数溃疡深及浆膜层导致穿孔及腹膜炎。镜下病变以组织细胞的液化性坏死为主,溃疡底部及边缘为残留的坏死组织,其附近组织炎症反应轻,仅有少量淋巴细胞、浆细胞和巨噬细胞浸润。坏死区与正常组织交界处及肠壁小静脉内可见阿米巴滋养体,其核小而圆,胞质内含有糖原空泡或吞噬的红细胞、淋巴细胞和组织碎片等。

临床上,患者由于炎症反应轻,腹痛、腹泻较细菌性痢疾轻;肠组织坏死、液化、出血,坏死物与血液混合成腥臭、果酱样血便;粪便检查可找到溶组织内阿米巴滋养体。

急性阿米巴痢疾经适当治疗后可痊愈。少数因治疗不彻底而转入慢性阶段。

(2)慢性期

肠道病变较为复杂,阿米巴不断引起肠壁坏死、溃疡,继而肉芽组织增生及瘢痕形成,新旧病变交替出现,导致肠壁纤维组织增生使肠壁变硬、增厚甚至肠腔狭窄,局部组织过度增生还可导致息肉形成,有时因肉芽组织增生过度形成局限性肿块称阿米巴肿,易被误诊为结肠癌。

慢性患者和带囊者是阿米巴病的主要传染源。

二、肠阿米巴病和细菌性痢疾的鉴别(表 12-8-1)

表 12-8-1 肠阿米巴病和细菌性痢疾的鉴别

	肠阿米巴病	细菌性痢疾
病原体	溶组织内阿米巴	痢疾杆菌
好发部位	盲肠、升结肠	乙状结肠、直肠
病变性质	局限性坏死性炎	弥漫性假膜性炎
溃疡深度及形状	一般较深,烧瓶状	一般表浅,不规则"地图状"
溃疡间黏膜	大致正常	为炎性假膜
溃疡边缘	潜行性、挖掘状	不呈挖掘状
全身症状	轻,发热少	重,常发热
肠道症状	右下腹压痛,腹泻不伴里急后重	左下腹压痛,腹泻常伴里急后重
粪便检查	味腥臭,果酱样血便,血色暗红,镜检红细胞多,找到溶组织内阿米巴滋养体	粪质少,黏液脓血便,血色鲜红,镜检脓细胞多

三、肠外阿米巴病

肠外阿米巴病大多是肠阿米巴病的并发症,阿米巴常侵犯肝、肺、脑等脏器,少数可累及脑膜、皮肤或泌尿系统,其中以阿米巴肝脓肿最常见。

1. 阿米巴肝脓肿

阿米巴肝脓肿是肠阿米巴病最常见的并发症,常继发于阿米巴痢疾后 1~8 个月内,亦可在阿米巴痢疾症状消失数年后发生。肠道的阿米巴滋养体可经门静脉或穿过肠壁经腹腔侵入肝,引起局部组织坏死、液化而形成"脓肿",但并非化脓性炎。肉眼观,阿米巴肝脓肿可有单个或数个,大小不等,大者可占据整个肝右叶,脓液呈棕褐色果酱样,脓肿壁上有汇管区结缔组织、胆管等未完全坏死的成分,形成破絮状外观。炎症反应不明显,脓肿常位于肝右叶。镜下脓液为淡红色液化性物质,脓肿壁有不等量尚未彻底液化的坏死组织,有少量炎细胞浸润,在坏死组织与正常组织交界处可查见阿米巴滋养体。慢性阿米巴肝脓肿周围可有肉芽组织及纤维组织包绕。

临床上,患者常表现为长期不规则发热,伴右上腹痛、肝大伴压痛、全身乏力、消瘦及黄疸等。若脓肿不断扩大、溃破至肝表面,可引起膈下脓肿、脓胸或腹膜炎等。

2. 阿米巴肺脓肿

发病较少,绝大多数由阿米巴肝脓肿向上蔓延穿过横膈直接侵入肺引起,少数经肠-血源性感染所致。脓肿多位于右肺下叶,多为单个,大小不等,有时肺脓肿与肝脓肿相通。脓肿破入支气管,患者可咳出褐色的脓样痰液,痰中可查见阿米巴滋养体。

3. 阿米巴脑脓肿

极少见,偶由其他脏器阿米巴滋养体经血道侵入脑组织所致。

∞ 第九节　血吸虫病 ∞

血吸虫病是由血吸虫寄生于人体引起的一种地方性寄生虫病。在我国流行的血吸虫病多是由于感染日本血吸虫所致,称为日本血吸虫病,简称血吸虫病。这是一种人畜共患病,主要发生在长江中下游及其以南的广大地区。

一、病因及感染途径

日本血吸虫的生活史包括虫卵、毛蚴、胞蚴、尾蚴、童虫及成虫等阶段。血吸虫的虫卵随患者或病畜的粪便排出进入水中,在适当条件下孵出毛蚴;毛蚴钻入中间宿主钉螺体内,经过胞蚴阶段后发育成尾蚴,尾蚴离开钉螺,再次入水(疫水),如遇人或牛、马、羊、猪等终宿主,尾蚴可借其头腺分泌的溶组织酶和机械性运动钻入皮肤或黏膜,脱去尾部变为童虫;童虫穿入小静脉和淋巴管进入血液循环,经右心到达肺,再由肺毛细血管、肺静脉进入体循环;少数童虫可直接穿出肺、胸膜并穿破横膈侵入肝内。但一般只有抵达肠系膜静脉者才能发育为成虫并大量产卵,其余都在沿途死亡。虫卵随血流入肝,或逆流入肠壁,沉积于组织中引起病变,并随粪便排出体外,重演其生活史。

血吸虫的致病性除了由各阶段虫体机械性损伤引起外,还有变态反应的参与。其变应原包括各阶段虫体的代谢产物、分泌排泄物、死后分解产物,以及血吸虫抗原成分引起机体变态反应性损伤。

二、病理变化

血吸虫病的病变包括由尾蚴、童虫、成虫及虫卵引起多种组织损伤,其中以虫卵沉积引起肠、肝、脾等脏器的病变最为重要。

1. 尾蚴引起的病变

在血吸虫感染过程中,尾蚴、童虫、成虫以及虫卵等均可对宿主造成损害,但以虫卵引起的病变最严重,对机体的危害也最大。造成损害的原因和机制主要是不同虫期血吸虫释放的抗原诱发宿主的免疫反应所致。可自然消退。光镜下见真皮毛细血管充血、出血及局部水肿,并伴有中性粒细胞、嗜酸性粒细胞和巨噬细胞的浸润,称为尾蚴性皮炎。可能与迟发性超敏反应有关。

2. 童虫引起的肺部病变

童虫经静脉移行至肺并穿过或穿破毛细血管,引起局部充血、出血、水肿、嗜酸性粒细胞和巨噬细胞浸润、血管炎和血管周围炎。但一般病变轻,病程短。患者可出现发热、一过性咳嗽和痰中带血等症状。移行至其他器官时,可引起类似的病变。

3. 成虫引起的病变

成虫主要寄生于门静脉系统,其代谢、分泌产物或死亡虫体主要引起门静脉系统的静脉内膜炎、静脉周围炎、血栓形成或栓塞;成虫摄取红细胞及释放毒性代谢物使机体轻度贫血;肝、脾内单核巨噬细胞增生,并吞噬成虫摄取红细胞后生成的黑褐色血红蛋白色素(血吸虫色素);死亡虫体周围组织坏死,并有大量嗜酸性粒细胞浸润。

4. 虫卵引起的病变

是血吸虫病最主要的病变。虫卵在肝、肠、肺、脾等组织中长期、大量沉积,形成特征性的虫卵结节。按其病程,可分为急性和慢性两种。

（1）急性虫卵结节

病灶为灰黄色,结节状,粟粒至绿豆大小。镜下结节中央常见多个成熟虫卵,卵壳薄,有折光性,表面附有放射状嗜酸性棒状体(Hoeppli 现象),用免疫荧光法证明为虫卵抗原-抗体复合物。虫卵周围见大量嗜酸性粒细胞聚集并发生坏死,形成嗜酸性脓肿,其间可见菱形或多面形蛋白质结晶,系嗜酸性粒细胞中嗜酸性颗粒融合而成。晚期嗜酸性粒细胞逐渐被巨噬细胞、淋巴细胞代替,并出现围绕结节呈放射状排列的上皮样细胞层,构成晚期急性虫卵结节。晚期急性虫卵结节逐渐演变成慢性肉芽肿性虫卵结节。

（2）慢性虫卵结节

在晚期急性虫卵结节的基础上,结节内坏死物质被吸收,虫卵破裂或钙化。周围有许多上皮样细胞增大并出现多核异物巨细胞,伴有淋巴细胞浸润,其形态类似结核样肉芽肿,故称为假结核结节,即慢性虫卵结节。最后,结节纤维化玻璃样变性,中央的卵壳碎片及钙化的死卵可长期存留。

三、主要脏器的病变与结局

1. 肠道病变

虫卵主要沉积在直肠、乙状结肠和降结肠。早期,黏膜层或黏膜下层有许多急性虫卵结节,呈灰黄色细颗粒状或呈细小溃疡,虫卵可由溃疡处排入肠腔,故虫卵粪检阳性;肉眼可见肠黏膜充血水肿及点状出血,急性期患者可出现腹痛、腹泻和便血等痢疾样症状。晚期,虫卵反复沉积,形成许多新旧不一的虫卵结节,最终因虫卵结节纤维化导致肠壁增厚变硬,使虫卵难以排入肠腔,故虫卵粪检阴性;由于虫卵和慢性炎症刺激,常可发生萎缩或增生形成息肉。慢性患者可有结肠梗阻症状或并发息肉,甚至可癌变。据统计,血吸虫病患者大肠癌的发病率远比非血吸虫病患者高,而且发病年龄也较轻。

2. 肝脏病变

虫卵主要沉积在汇管区门静脉分支内。早期,汇管区内有大量虫卵结节形成,使肝表面及切面呈粟粒状灰白或灰黄色结节。汇管区邻近的肝窦扩张充血,kupffer 细胞增生,并吞噬血吸虫色素。晚期,由于纤维组织增生和收缩,导致血吸虫性肝硬化。肉眼观,肝体积缩小,变形、变硬,尤以肝左叶为甚。表面起伏不平,有散在地图状浅沟纹,将肝划分为若干个大小不等、形态不规则的微隆起区。切面见大量增生的纤维组织沿门静脉分支呈树枝状分布,构成典型的血吸虫病肝纤维化,又称为干线型或管道型肝硬化。镜下可见汇管区有许多慢性虫卵结节,并因显著纤维化而增宽,伴有慢性炎细胞浸润。由于虫卵主要沉积在汇管区门静脉分支周围,因而汇管区纤维化尤为明显,正常肝小叶未遭受严重破坏。无小叶结构的改建,不形成假小叶,这与结节性肝硬化病变不同。同样,因纤维组织增生主要压迫汇管区的门静脉分支,引起窦前性的门静脉高压,在临床上较早出现腹水、巨脾和食管下端静脉曲张等体征,而肝功能损害一般较轻。

3. 脾脏病变

早期由于成虫代谢产物的作用致使脾内单核巨噬细胞增生。后期因门脉高压引起重度淤血性脾肿大,脾的重量可增加到 4000g 以上。切面呈暗红色,质地坚韧,被膜增厚,脾小梁清楚,脾小体萎缩或消失,并见棕黄色含铁小结。镜下脾窦扩张,脾髓纤维化,单核巨噬细胞增生并有血吸虫性色素沉着。临床上患者可有脾功能亢进症状,表现为贫血、白细胞和血小板减少等。

4. 其他病变

肺脏有大量虫卵沉积时,形成急性虫卵结节,X 线照片颇似支气管肺炎或肺粟粒性结核。虫卵可能通过门-腔静脉或门-肝静脉交通支进入肺。临床上可有咳嗽、气促、哮喘等表现。脑内虫卵主要沉积于大脑顶叶、额叶和枕叶,可出现脑炎、癫痫发作、头痛等症状。血吸虫病患者如能早期接受病原学治疗,大多数预后良好;晚期可出现各种并发症,预后较差。

【模拟考场答案】

1-5 DCDBC　　6-10 DBCAC　　11-13 BCA

∞ 本章同步强化训练 ∞

【同步强化训练】

一、名词解释

1. 干酪样坏死

2. 结核结节

3. 伤寒肉芽肿

二、填空题

1. 浸润性肺结核病变中央常发生_____,周围为_____性炎。

2. 肺结核原发复合征包括_____、_____和_____。

3. 流脑是由_____引起的急性_____性脑脊髓膜炎。

4. 细菌性痢疾的主要病变部位是_____和_____。

5. 伤寒病是累及_____的急性增生性炎症,其特征性病变是形成_____。

三、单项选择题

1. 引起流行性脑脊髓膜炎的病原体是( )

A. 脑膜炎双球菌   B. 金黄色葡萄球菌

C. 肺炎双球菌   D. 乙脑病毒

2. 伤寒的典型病变是( )

A. 肠道淋巴组织增生   B. 脾肿大

C. 败血症   D. 伤寒肉芽肿

3. 肠伤寒病变主要发生在( )

A. 空肠下段   B. 十二指肠

C. 回肠上段   D. 回肠末端

4. 急性细菌性痢疾黏膜溃疡形成的原因是( )

A. 血栓形成   B. 细菌毒素

C. 血液循环障碍   D. 中性粒细胞释放的蛋白酶使假膜溶解脱落

5. 伤寒病属于( )

A. 变质性炎症   B. 浆液性炎症

C. 增生性炎症   D. 化脓性炎症

6. 流行性脑脊髓膜炎典型的病理变化是( )

A. 神经细胞变性坏死   B. 脑软化灶形成

C. 噬神经细胞现象   D. 蛛网膜下腔脓性渗出物堆积

7. 结核病的基本病变属于( )

A. 急性增生性炎   B. 出血性炎

C. 化脓性炎   D. 特殊性炎

8. 以单核巨噬细胞系统为主要病变部位的肉芽肿性病变是( )

A．伤寒小结 　　　　　　　　B．矽结节

C．结核结节 　　　　　　　　D．梅毒树胶样肿

9．结核结节中最具有诊断意义的细胞成分是（　　　）

A．朗汉斯巨细胞和上皮样细胞 　　B．朗汉斯巨细胞和淋巴细胞

C．淋巴细胞和上皮样细胞 　　　　D．上皮样细胞和异物巨细胞

10．肠伤寒溃疡病变的形态特点不包括（　　　）

A．溃疡边缘及底部较整洁 　　　　B．深及肌层

C．溃疡长轴与肠道长轴垂直 　　　D．多累及血管

11．急性细菌性痢疾的典型肠道病变性质为（　　　）

A．化脓性炎 　　　　　　　　B．卡他性炎

C．蜂窝织炎 　　　　　　　　D．假膜性炎

四、简答题

1．试述伤寒肠道四期病变的特点。

2．简述急性细菌性痢疾的病理变化。

【同步强化训练答案】

一、名词解释

1．干酪样坏死：结核性坏死灶由于含脂质较多而呈淡黄色，均匀细腻，质实，状似奶酪，故称干酪样坏死。

2．结核结节：结核病时，由上皮样细胞、朗汉斯巨细胞、外周局部聚集的淋巴细胞核少量反应性增生的成纤维细胞等构成。典型者中央有干酪样坏死，称为结核结节。

3．伤寒肉芽肿：伤寒病时，增生活跃的巨噬细胞胞质内含有被吞噬的伤寒杆菌、红细胞、淋巴细胞及一些坏死组织碎屑，这种细胞是本病的特征性病变，故称"伤寒细胞"。若伤寒细胞聚集成团，则称其为伤寒肉芽肿或伤寒小结。

二、填空题

1．干酪样坏死　渗出

2．原发病灶　结核性淋巴管炎　肺门淋巴结炎

3．脑膜炎双球菌　化脓

4．乙状结肠　直肠

5．回肠末端　伤寒细胞

三、单项选择题

1．A 　2．D 　3．D 　4．D 　5．C 　6．D 　7．D 　8．A 　9．A 　10．C 　11．D

四、简答题

略。可参考正文。